临床常见精神疾病的诊疗与实践

主 编 ◎周佳男 李 涛 随广红 刘娜娜

U0323574

天津出版传媒集团

天津科技翻译出版有限公司

图书在版编目(CIP)数据

　临床常见精神疾病的诊疗与实践 / 周佳男等主编
. — 天津：天津科技翻译出版有限公司，2024.1
　ISBN 978-7-5433-4391-7

　Ⅰ.①临…Ⅱ.①周…Ⅲ.①精神病–诊疗 Ⅳ.
①R749

中国国家版本馆CIP数据核字(2023)第147365号

临床常见精神疾病的诊疗与实践

LINCHUANG CHANGJIAN JINGSHEN JIBING DE ZHENLIAO YU SHIJIAN

出　　　版：天津科技翻译出版有限公司
出 版 人：刘子媛
地　　　址：天津市南开区白堤路244号
邮政编码：300192
电　　　话：(022)87894896
传　　　真：(022)87893237
网　　　址：www.tsttpc.com
印　　　刷：天津中图印刷科技有限公司
发　　　行：全国新华书店
版本记录：787mm×1092mm　16开本　13印张　304千字
　　　　　　2024年1月第1版　2024年1月第1次印刷
　　　　　　定价：58.00元

编 者 名 单

主 编
> 周佳男　　天津市安定医院
>
> 李　涛　　天津市安定医院
>
> 随广红　　天津市安定医院
>
> 刘娜娜　　天津市南开区王顶堤医院

副主编
> 刘媛媛　　天津市安定医院
>
> 白凤凤　　天津市安定医院
>
> 李宝珠　　天津市安定医院
>
> 李　雪　　天津市安定医院

编　委
> 闪文亮　　天津市南开区王顶堤医院
>
> 周佳男　　天津市安定医院
>
> 李　涛　　天津市安定医院
>
> 随广红　　天津市安定医院
>
> 刘娜娜　　天津市南开区王顶堤医院
>
> 刘媛媛　　天津市安定医院
>
> 白凤凤　　天津市安定医院
>
> 李宝珠　　天津市安定医院
>
> 李　雪　　天津市安定医院

前　言

　　精神科是临床医学的一个分支,它是以研究各种精神疾病的病因、发病机制、临床表现、发展规律,以及治疗和预防为目的的一门学科。随着全球疾病谱和疾病负担的变化,精神疾病和精神卫生问题将成为 21 世纪人类所面临的主要健康问题之一。精神疾病因其病因复杂、诊治困难,常常需要患者自身和家庭及专家的共同努力,并进行防治指导才能促进患者康复。

　　本书用通俗的语言来表达深奥的专业术语,对临床常见精神病的表现、病因、种类和防治等方面做了简明地阐述。在内容编排上,首先介绍了精神病学的概况、分类、诊断及精神障碍的症状,然后详细介绍了各类精神障碍的诊断与治疗。本书力求突出重点,语言简练,通俗易懂,可作为心理医师开展心理咨询与心理治疗的参考书;也可供各科临床医生在诊治、处理过程中遇到有精神障碍患者时参考使用。

　　在编写过程中,虽然尽了最大努力,但由于编写时间有限及编者知识水平所限,书中难免有不足之处,敬请广大读者予以批评指正。

编　者

目　录

第一章 绪 论

第一节 精神病学概况

一、精神病学相关概念

（一）精神病学

精神病学是医学的重要组成部分，是研究精神疾病发病原因、发病机制、临床症状、疾病发展规律，以及疾病的诊断、治疗、康复和预防的一门临床医学学科。

精神病学所涉及的研究内容众多，按照研究对象、研究方法及研究领域等方面的差异，又包括了儿童精神病学、老年精神病学、女性精神病学、临床精神病学、生物精神病学、精神药理学、司法精神病学及社会精神病学等分支学科。

目前，随着精神病学的不断发展及社会的进步与需求，精神病学所针对的人群已发生明显的改变，从传统的重性精神障碍，如精神分裂症、抑郁症，逐渐向轻性精神障碍，如神经症、适应不良行为或一般心理问题转变。人们也越来越关注自身的心理精神健康，精神病学学科的发展将不断前进，也会和其他更多的医疗卫生领域相结合。同时，随着科学技术及社会的不断发展，医学模式已经由生物医学模式转变为生物-心理-社会医学模式，精神病学所涵盖的范围也越来越广泛，这也突出了精神病学在整个医学领域以及对人类身心健康发展的重要作用。

（二）精神障碍

精神障碍是一类具有诊断意义的精神方面的问题，特征为认知、情绪、行为、与他人的关系等方面的异常，可伴有痛苦体验和（或）功能损害，如精神分裂症、抑郁症、智力障碍、药物滥用所致精神障碍等。

精神心理健康问题是需要解决并持续关注的严重社会问题。而需要注意的是，关注精神障碍并不意味着只针对患病人群，而是从精神卫生这个广义的概念出发，也关注一般人群，涉及个体的自我评价、工作能力、社交能力、适应能力甚至是生活质量等问题，也对精神障碍的高危人群进行关注，从预防的角度出发，减少各类心理及行为障碍的发生，促进全民身心健康。

二、精神疾病的负担

1993 年，哈佛大学公共卫生学院与世界银行、世界卫生组织合作，引入了伤残调整生命年（DALY）来量化疾病所造成的负担，指因死亡或残疾而丧失的健康生命年数，该指标综合地考虑了死亡、患病、伤残、疾病严重程度、年龄、时间偏好等多种因素，客观地反映疾病对人类社会造成的危害程度。根据该指标，全球疾病负担（GBD）研究数据显示，在全球范围内，神经精神疾病（主要指精神疾病）所造成的疾病负担在总疾病负担中位居第二，在发达国家位居第一，在中国也位居第一。2008 年，世界卫生组织公布的调查数据显示，在中国神经精神疾病所致负担占总疾病负担的 17.6%，其中以抑郁症最为严重，其次是自杀和自伤、双相情感障碍、精神分裂症、强迫症、阿尔茨海默病等。预测到 2020 年中国精神疾病所造成的疾病负担比例还会升高,加上自杀和自伤(大多与精神障碍相关),所致负担将高达 20%,这也提醒我们人类已由躯体疾病时代进入精神疾病时代,精神障碍是 21 世纪的流行病,精神障碍的防治任重而道远。

2014 年底,据我国国家卫生健康委员会公布的数据显示,我国精神卫生机构欠缺,与国际水平差距较大。目前我国面临着巨大精神卫生服务的需求量与相应资源缺乏之间的矛盾,这也是我国精神卫生工作所面临的巨大挑战。目前虽然公众的心理健康意识较之前已有显著提升,可是总的来说仍然较为薄弱。在此背景下,必须强化精神卫生健康基础设施建设以及精神卫生专业工作者的培养,提高该领域专业人员的数量。

三、精神医学发展简史

精神医学是临床医学的一个重要分支,是研究精神障碍病因、发病机制、临床表现、病程转归以及预防和治疗的一门学科。精神障碍伴随人类社会的发展而一直存在,但是精神障碍留给人类的大多是痛苦且与社会文明相背离的记忆。因此,精神医学的发展历史漫长而曲折,是一部与精神障碍做斗争的历史。

(一)国外精神医学的起源

国外精神医学起源于公元前古希腊最伟大的医学家希波克拉底,也被称为精神医学之父。他提出脑是思维活动的器官,提出了精神障碍的体液病理学说。他认为人体内存在四种基本体液,即血液、黏液、黄胆汁和黑胆汁,就像自然界存在的火、土、空气和水一样。四种体液平衡就健康,如果其中某一种过多或过少,或它们之间相互关系失常,人就会生病。他将各种病态的精神兴奋归类于躁狂症,而将相反的情况称为忧郁症,这是精神病理现象最早的概括和分类,忧郁症是过多的黑胆汁进入脑内,破坏了脑内活动所致。他认为精神障碍是人脑的产物,在精神障碍治疗上,主张等待精神障碍的自然痊愈,而不过多地干预。他的这些理论至今都还对现代精神医学有深远的影响。与希波克拉底同时代的哲学家柏拉图也主张在理想国中,精神障碍患者应当受到家人和社会很好的照顾,而不应让他们在外游荡,如果家人不这样做,则应处罚金。公元 5 世纪前,古希腊和古罗马处于繁荣时期,已对某些精神障碍的病因进行了探索,认为应人道地对待精神障碍患者的思想,显示出欧洲古老文明思想的不朽与光辉。

(二)中世纪宗教神学对精神医学发展的影响

公元 3 世纪后,古罗马文化渐渐衰落。中世纪时代的西欧医学已沦为宗教和神学的附属,出现了严重的倒退。到了中世纪末叶,精神障碍患者受到监禁刑罚。

(三)18 世纪工业革命对精神医学的影响

随着 17 世纪后工业革命的兴起,医学也开始摆脱了中世纪宗教神学的束缚。精神医学出现了重大的转折,精神疾病被认为是一种需要治疗的疾病。18 世纪末,法国大革命后,法国精神病学家比奈是第一个被任命为"疯人院"的医生,他去掉了精神障碍患者身上的铁链,主张人道地对待患者,这也被公认为精神医学的首次革命性的运动。同一时期的希区开始在疗养院使用受过训练的女护士,从此精神障碍的治疗模式进入了医院模式。

(四)现代精神医学

随着神经解剖学、生理学、病理学、神经生物学的发展及临床资料的积累,国外精神医学真正发展是从 19 世纪逐渐开始。特别是 19 世纪末到 20 世纪初,现代精神病学之父克雷丕林将内外科疾病的研究方法运用于精神障碍,提出了精神障碍分类原则。他创立了"描述性精神病学",明确地区分了躁狂忧郁性精神病与早发性痴呆。他认为精神疾病是一个有客观规律的生物学过程,可以分为数类。每一类都有自己的病因、典型的病理解剖所见、特征性的躯体和精神症状、与疾病本质相关的联系与转归。Kraelelin 始终认为精神分裂症存在生物学基础,受他的观点影响最成功的例子是阿尔茨海默病。他在老年痴呆患者中发现了老年斑和神经纤维缠结,因为他的贡献,这种病被命名为阿尔茨海默病。20 世纪以来,许多精神医学的专家对精神障碍的病因、发病机制分别从神经解剖学、生理学、神经生物学、认知科学和心理学等不同角度进行了大量的研究和探讨,以期阐明精神障碍的发生机制,形成了精神医学的各种学派。

与描述性精神病学派不同,动力精神病学强调人的意识活动内部各种力量矛盾运动的学说,由弗洛伊德首创。他认为人的一切思维、情感和行为都有其内在的原因。口误、笔误、记忆错误这些日常生活中的心理现象好像是偶然的,其实都有在意识层面上不易察觉的动机。人类精神活动尤其是情感活动也是能量活动,遵循能量守恒的原则。如果情绪能量积累过多而没有机会及时发泄或没有正常渠道发泄,这些能量不会自己消失,而会以改头换面的形式表现出来,例如焦虑症的各种症状。

自称为精神生物学派的阿道夫·迈耶,也是这一学派的创始人。他结合了心理学和生物学的双重观点,而有别于其他学派。他认为一切生物都是由简单到复杂、从低级到高级进化而来。人脑皮质的结构和功能是进化的最高产物,但人类又保留了较低级的神经系统的结构和功能,当高一级水平的功能受到损害时,低一级水平的功能就突出化了,所有的人体器官都是在神经系统支配下作为一个整体在行使功能。此外,研究精神疾病应把患者放在社会环境中,他认为人的行为和精神障碍都是一种对人体内外变化的反应形式。

现代精神医学史上最为重要的革命性事件是 1953 年氯丙嗪抗精神病作用的发现和应用,不仅极大地促进了临床精神障碍的防治工作,也使人们对精神障碍的生物学机制有了更为深刻的了解。越来越多的人主张精神医学应向"生物-心理-社会"三合一的现代医学模式转变,而且这种新的医学模式在精神医学中显得最恰当、最适用,也最需要。精神医学不仅要服务于精神病院内,也要面向社区精神卫生服务。

(五)我国精神医学的起源与发展

在公元前 11 世纪,我国已有"狂"这一病名,如最早的有关精神障碍现象的文字记载见于《尚书·微子》:"我其发出狂"。在我国最古老的医典《内经》中就将人的精神活动归结于"心神"活动的功能,并对情志与精神障碍进行了较为系统的论述,如"怒伤肝,喜伤心,思伤脾,忧伤肺,惊伤肾"等。秦汉时期的《难经》《伤寒论》《金匮要略》等医书中对诸多精神症状做了相对详细的描述,如将精神症状归类为"狂""躁""谵妄""癫""痴""痫"等,并以其独特的理论与实践对这些精神障碍的病因、发病原理与症状进行了论述。如"邪入于阳则狂",认为"狂"症的发病机制是阴阳不平衡所致,并提出对"狂"症与"癫"症的鉴别方法:"重阳者狂,重阴者癫"。此后1500 多年,我国精神医学基本上是沿这条思路缓慢地向前发展的。到金元时期,精神疾病的分类更为细致,治疗方面也有大量的尝试。但是由于我国精神医学的理论基础源于阴阳五行学说,所以在精神医学理论上并未有突破性发展。

19 世纪末开始,现代精神医学随着外国传教士的传教活动进入我国,继之各地大城市建立了精神病患者的收容机构或精神医学的教学机构。我国精神疾病的防治工作主要由卫生行政部门、民政部门和公安部门管理,相继在各省建立了新的精神病院及康复医院,主要工作是收容和治疗无家可归或影响社会治安的精神病患者。改革开放以来,精神医学取得了长足的进步,精神卫生服务已基本覆盖全国各地,上海、北京的精神健康三级防治网络逐渐推广,与国际精神病学界的交流逐渐增多,各种抗精神病药物与新治疗方法和理论的引进丰富了国内精神医学的临床与研究,其主要任务也已由收容性质转变为向社区居民提供优质的精神卫生服务,且逐渐与国际精神医学的发展趋势接轨。

《全国精神卫生工作规划(2015-2020)》要求到 2020 年,在省、市、县三级普遍建立精神卫生工作政府领导与部门协调机制。70%的乡镇(街道)建立由综治、卫生计生、公安、民政、司法行政、残联、老龄等单位参与的精神卫生综合管理小组。要健全省、市、县三级精神卫生专业机构,服务人口多且地市级机构覆盖不到的县(市、区)可根据需要建设精神卫生专业机构,其他县(市、区)至少在一所符合条件的综合性医院设立精神科。

希望常见精神障碍和心理行为问题防治能力得到明显提升。公众对抑郁症等常见精神障碍的认识和主动就医意识普遍提高,医疗机构识别抑郁症的能力明显提升,抑郁症治疗率在现有基础上提高 50%。各地普遍开展抑郁症等常见精神障碍防治,每个省(区、市)至少开通 1条心理援助热线电话,100%的省(区、市)、70%的市建立心理危机干预队伍;发生突发事件时,均能根据需要及时、科学地开展心理援助工作。

第二节　精神障碍的病因

目前虽然关于精神障碍的病因学的研究较多,但大多数功能性精神障碍尚未发现明确的病因与发病机制,也没有敏感、特异的体征和实验室异常指标。但随着科学研究的发展,我们发现精神障碍与其他躯体疾病一样,均是生物、心理、社会因素相互作用的结果,即环境-遗传的交互作用结果。过去数十年医学界对精神障碍病因学的探索也取得了一些成就。

一、精神障碍的生物学基础

精神障碍是遗传-环境交互作用的结果,但是其中的具体机制尚不清楚。目前的研究发现,影响精神健康的主要生物学因素大致可以分为遗传、神经发育异常、炎症、躯体疾病、创伤、毒物等。这里主要介绍遗传相关因素、环境、炎症与精神障碍的关系。

1.遗传与表观遗传

基因是影响人类和动物正常与异常行为的主要因素之一。功能性精神障碍(如精神分裂症、情感障碍、自闭症、儿童多动症、惊恐障碍等)的家族聚集性研究(包括从了解这些障碍的遗传方式、遗传度到基因扫描等)发现,这些疾病具有遗传性,是基因将疾病的易感性一代传给一代,虽然精神障碍并不完全由遗传所导致,但是遗传是重要的致病因素之一。

而且目前绝大多数的精神障碍都不能用单基因遗传来解释,而是多个基因的相互作用。在多基因遗传病中,遗传和环境因素的共同作用,导致了精神障碍的发生。同时研究发现,即使某种疾病受遗传影响较大(有较高的遗传度),环境因素(家庭环境、社会心理、营养等)在疾病的发生、发展、严重程度、表现特点、病程及预后等方面仍起着非常重要的作用。在此基础上,有学者提出了精神障碍发病的表观遗传假说,并取得了一定的成果。遗传学是指基于基因序列改变所致基因表达水平的变化,如基因突变、基因杂合丢失、微卫星不稳定等。而表观遗传学是指基于非基因序列改变所致基因表达水平的变化,如 DNA 甲基化、组蛋白修饰等。由于环境的作用,影响了基因的表达,从而可能导致某些疾病情况,这种表观遗传的改变有遗传至下一代的倾向。表观遗传过程受到研究者们的极大重视,因为外界环境促发了疾病的发生,导致了疾病的易感性。同时,表观遗传改变可能具有可逆性,这就构成了积极干预的基础,从这一意义上说,发现与疾病发生关系最为密切的环境因素并积极干预,以表观遗传改变作为疾病转归标志物,将会是当前预防精神障碍的重点,也对精神障碍的诊疗具有重要意义。

2.神经发育异常

神经发育学说认为神经发育障碍患者的大脑从一开始就未能有正常发育,由于遗传和某些神经发育危险因素的相互作用,在胚胎期大脑发育过程中就出现了某些神经病理改变,这些改变的即刻效应并不显著,随着进入青春期或成年早期,在外界环境因素的不良刺激下,最终导致疾病的发生。科学家们认为神经发育异常可能是精神障碍的共同发病机制。这些精神疾病共同表现为脑结构和功能可塑性改变,包括额叶、颞叶、丘脑、海马、杏仁核等脑区,常常表现为白质或灰质的减少,脑区体积的减少或者功能连接异常,临床上表现为发育迟滞、认知功能损害等。

3.神经生化

大脑的神经生化非常复杂。神经元的电信号在突触处转化为化学信号,然后再转化成电信号。在这些转化中,神经递质起着关键的作用。脑内具有多种神经递质,这里主要涉及目前研究发现的与精神障碍密切相关的部分神经递质。

(1)单胺类神经递质:神经递质只有与相应的受体结合,才能产生生物效应。目前研究发现与精神障碍相关的单胺类神经递质主要有 5-羟色胺、多巴胺、去甲肾上腺素、组胺、乙酰胆碱等。

1)5-羟色胺(5-HT):5-HT 功能活动降低与抑郁症患者的情绪低落、食欲缺乏、失眠、内分泌功能紊乱、性欲减退、活动减少及社会回避等症状密切相关。目前有许多抗抑郁药物就是以 5-HT 为靶点,通过抑制该神经递质的再摄取,提高其在突触间隙的浓度,从而产生抗抑郁作用。

2)多巴胺(DA)及其受体:DA 及其受体与精神分裂症有关。精神分裂症患者的阳性症状(幻觉、妄想等)可能与皮质下边缘系统多巴胺功能亢进有关,而阴性症状(情感淡漠、意志力减退等)及认知功能损害可能与前额叶皮质多巴胺功能相对低下有关。

3)去甲肾上腺素(NE):NE 能维持脑电和行为的觉醒,与精神活动有关,该神经递质还与体温调节、摄食、记忆和血压调节等相关。去甲肾上腺素能使神经元适当兴奋可产生愉悦情绪,过度兴奋则导致躁狂与冲动性行为。研究发现,去甲肾上腺素类似物可使动物出现类似于精神病发作的症状。

4)组胺(HA):HA 是多种中枢活动的重要调节剂,参与神经内分泌调节、饮水摄食调节、体温调节、学习记忆、睡眠与觉醒、运动及攻击性行为等。

5)乙酰胆碱(ACh):ACh参与大脑的学习记忆功能,在阿尔茨海默病时中枢乙酰胆碱能使神经元发生退行性改变,乙酰胆碱功能不足,使得认知功能受损。

(2)氨基酸类神经递质:谷氨酸与天门冬氨酸是中枢神经系统最常见的兴奋性神经递质,其过度激活能产生神经毒性作用,并可引起兴奋性神经元持续去极化,导致钙离子内流,细胞内钙离子超载而引起细胞坏死。研究表明,这可能是某些神经系统退行性疾病的病理机制之一,例如阿尔茨海默病、精神分裂症、双相情感障碍等,可能涉及谷氨酸能传递异常。同时,研究还发现,服用抗精神病药物出现的迟发性运动障碍也与兴奋性氨基酸的参与有关。

γ-氨基丁酸(GABA)与甘氨酸是主要的抑制性神经递质,当这些神经递质与其受体相结合时,离子通道开放,氯离子就进入神经元,使之超极化而产生强的对抗兴奋作用。由于GABA受体与抗焦虑药物受体在空间构象上的密切关系,焦虑障碍被推测与内源性苯二氮䓬类受体激动剂功能不足有关。GABA降低,抑制性神经冲动不足,使得多巴胺功能亢进,从而参与精神分裂症的发病。研究还发现癫痫发作、帕金森综合征及亨廷顿舞蹈症等与大脑GABA含量降低有关。

(3)神经肽类神经递质:神经肽是生物体内主要起传递信息作用的生物活性多肽,主要分布在神经组织内。神经肽除了对神经元起作用外,还对部分神经组织的器官起作用,其主要功能是对脑和身体各系统功能起整合作用。研究表明,阿片肽参与应激反应,调节食欲、记忆、运动及免疫功能,介导镇痛和催眠作用。

4.神经内分泌

神经内分泌与精神活动密切相关,许多精神障碍有内分泌的异常,如抑郁症、双相情感障碍、精神分裂症、创伤后应激障碍等,且研究发现这些内分泌的异常,常随着疾病的好转或使用停止抗精神病性药物的治疗而恢复正常。临床上很多内分泌疾病,如甲状腺功能亢进症、甲状腺功能减退症、库欣综合征等,常伴有精神症状。大量研究显示,神经内分泌可作为多种精神障碍的状态或者特质生物学标志物。与精神障碍相关的内分泌轴主要有下丘脑-垂体-肾上腺(HPA)轴、下丘脑-垂体-甲状腺(HPT)轴及下丘脑-垂体-生长激素(HPGH)轴。

5.感染

早在20世纪初就有研究者发现感染因素能影响中枢神经系统,产生精神障碍,如梅毒后期梅毒螺旋体进入脑内,引起神经梅毒,患者就会出现神经系统的退行性变,主要表现为痴呆、精神病性症状及麻痹;人类免疫缺陷病毒(HIV)也能进入脑内,使患者出现认知功能损害,表现为记忆力减退、注意力不集中及情绪淡漠等,后期甚至会出现缄默、大小便失禁等严重症状。引起精神障碍的感染还包括单纯疱疹性脑炎、麻疹性脑脊髓炎、慢性脑膜炎、亚急性硬化性全脑炎等。近来关于精神障碍的免疫炎症机制的研究越来越广泛、深入,研究发现,抑郁症、精神分裂症、强迫症、自闭症等与体内免疫失衡密切相关,涉及体内细胞因子水平紊乱、外周炎症与中枢神经系统炎症的相互联系等。

二、精神障碍的心理、社会因素

应激生活事件、人格特征、性别、家庭环境(父母的养育方式、家庭类型等)、社会地位、经济状况、文化背景、宗教、人际关系等均构成影响疾病的心理、社会因素。这里主要简述应激、人格特征以及家庭环境与精神障碍的相关性。

1.应激

任何个体都不可避免地会遇到各种各样的生活事件(这里主要指负性生活事件),这些生活事件常常是导致个体产生应激反应的应激源。其中恋爱婚姻与家庭内部问题、学校与工作场所中的人际关系常是应激源的主要来源;社会生活中的一些共同问题,如战争、洪水、地震、交通事故、种族歧视等,以及个人的某种特殊遭遇,如身体的先天或后天缺陷,某些严重躯体或精神疾病,被虐待、遗弃、遭遇性侵等则是应激源的另一重要来源。

在临床上,与急性应激有关的精神障碍主要有急性应激反应和创伤后应激障碍(PTSD)。前者在强烈精神刺激后数分钟至数小时起病,持续时间相对较短(少于1个月),表现为精神运动性兴奋或抑制;后者主要表现为焦虑、恐惧、事后反复回忆和梦中重新体验到精神创伤的情景等。慢性应激反应可能与人格特征关系更大,临床上可见适应障碍等。应激一般只是精神障碍的诱因,只有少数情况下才是直接病因。

2.家庭环境

研究表明,一个个体的患病,很大程度上与家庭环境紧密相关。幼年时父母离异、父母争吵或者肢体冲突、受到家人的虐待或者忽视(躯体虐待、情感虐待、性虐待、躯体忽视、情感忽视)、父母不良的教养方式等,均可成为青春期或者成年早期发生精神障碍的重要原因之一。很多临床及心理学方面的研究也显示,在儿童、青少年患病群体中,家庭治疗等心理干预手段起到了不可忽视的作用。

3.人格特征

人格指个体在日常生活中所表现出的总的情绪和行为特征,此特征相对稳定并可预测。性格是在气质的基础上,由个体活动与社会环境相互作用而形成的,这里的气质指的是一个人出生时所固有的、独特的、稳定的心理特性。有些人的性格自幼就明显偏离正常、适应不良,达到了害人害己的程度,我们称为人格障碍。有些人格障碍与精神障碍关系十分密切,如具有表演型性格的人容易患癔症、具有强迫性格的人容易患强迫症,孤僻、内向、敏感多疑、幻想等是患精神分裂症的危险因素之一。

第三节　精神活动的生物学基础

一、精神活动与脑

精神病学是与躯体医学相对的临床医学学科。二者在解剖部位、生理功能、病理改变、临床表现、发展规律和治疗等方面均不相同,均属临床医学范畴,但二者各有特点,又是不能分割的整体。

精神活动的生物学基础特点主要是指精神活动与脑的关系。广义地讲,人类所有的精神活动均由大脑调控。正常的大脑功能与结构产生正常的精神活动,异常则导致异常的精神活动。大脑与精神活动不可分割,如果没有大脑的完整性,就不可能有完整的精神活动。如果没有环境的刺激、个体的经历、反映的对象,这种完整性也就毫无意义。

（一）脑结构与精神活动

脑结构最为复杂，它包含约 1000 亿个神经细胞和更多的神经胶质细胞。神经细胞间的联系和细胞内的信号传导更为复杂。平均每个神经元与其他神经元能形成 1000 多个突触联系，推算人类脑内有约几万亿至 10 万亿个突触联系。这些联系在大脑内形成了各式各样、大大小小的环路，构成人类行为和精神活动的结构基础。另外，1 个神经元可能为多个环路的一部分。大脑就是通过不同环路以各种复杂的方式处理信息。

如果脑结构完整性受到破坏，就会影响正常的精神功能。如额叶受到损伤时，往往会出现认知功能受损，就很难在时间和空间上完成复杂的行为。

（二）脑神经生化与精神活动

脑的神经生化非常复杂。神经元的电信号在突触处转化为化学信号，然后又转化为电信号，在这些转化中，神经递质起着关键的作用。若其合成、储存、释放或降解的某个环节受到干扰，或受体功能发生变化，便可能导致相应的神经精神功能异常。这些研究揭露了某些精神障碍的生化病理基础。

神经递质种类繁多，有 100 多种且功能不同。

受体种类更多，且几乎所有的神经递质均能与多种受体相结合，产生不同的生物学效应。如多巴胺（DA）有 5 种受体，而 5-羟色胺（5-HT）至少有 14 种受体。

神经元传导过程复杂。神经递质介导的突触反应快速而短暂，时程以毫秒计；如果经第 2 信使系统介导，则时程以秒或分计；如果经第 2、第 3 信使的参与，并参与转录水平的调节，其时程则以天计。

DA、5-HT 及其受体是精神医学中研究最广泛的神经递质和受体。他们的变化与精神分裂症、双相障碍和抑郁障碍等有关。

（三）神经内分泌与精神活动

神经内分泌与精神活动密切相关。许多精神疾病有内分泌异常，如常见的抑郁障碍、创伤后应激障碍、精神分裂症等，这些内分泌异常常随着疾病的好转，或停止精神药物的治疗而恢复正常。临床上许多内分泌疾病，如 Cushing 病、Addison 病、甲状腺功能亢进症等常伴有精神症状；而神经内分泌调节作为精神障碍状态或特质变量的潜在标记。

脑垂体营养激素可调控外周内分泌器官的分泌，同时又受下丘脑释放激素和释放抑制激素分泌的调控。如单相抑郁与多种内分泌改变有关，尤其是下丘脑-垂体-肾上腺轴、下丘脑-垂体-甲状腺轴及下丘脑-垂体-生长激素轴。

（四）脑可塑性与精神活动

脑神经可塑性或脑可塑性是中枢神经系统（CNS）在结构和功能活动上的可能性。即在一定条件下，CNS 的结构与功能能形成有别于正常模式或具有特殊性的能力。

可塑性是 CNS 的重要特征，是行为适应性的生物学基础。从发育阶段到成熟阶段，从 CNS 到外周，从神经元到神经环路，均可能发生，以适应信息的处理和储存。

CNS 的可塑性具体表现在多方面：在微观水平上，有神经元突触、神经环路的微细结构与功能的变化，包括突触形态亚微结构与神经化学物质、神经电生理活动等方面，在宏观上可以表现为脑功能的改变，如学习记忆功能及精神活动等的改变。这种可塑性变化可以表现为增强,形成新的联系,同样也可能弱化或破坏原来的联系,如果应激过于强烈、滥用药物或疾病则可能使神经元死亡。

神经可塑性的影响因素包括遗传和环境因素。神经科学证明在整个生命过程中,基因与环境相互作用,使大脑处于不断构筑与变化之中。因此,不管是躯体治疗还是心理治疗,都能作用于大脑,使之改变并产生治疗作用。

因此,从脑的解剖结构与功能、神经化学、内分泌活动及可塑性上来看,脑是高度复杂的有机体,决定了精神活动的复杂性。同时,精神活动还通过各种机制来影响脑的结构与功能。

二、精神与神经影像

(一)神经影像学简介

神经成像技术是指能观测脑结构和功能的任何成像设备、技术和方法。人脑解剖结构可以通过计算机辅助 X 线断层成像及磁共振技术获得,脑功能信息可以通过单光子发射断层摄影、正电子发射断层成像、功能磁共振成像、功能近红外成像脑电及脑磁图等非侵入式成像技术获得。此外还有非侵入式神经成像技术,但主要用于观测动物的脑活动的动态变化。神经成像技术的迅速发展使人类能够观测人的认知活动和脑疾病引起的脑功能活动、脑网络和脑结构的动态变化,由此引起有关脑影像和脑认知知识近年来爆炸性的增长。然而,各种神经影像获取方法由于其成像原理和方法不同均有各自的优点和局限性。目前无论是哪种成像模式,都只提供了某个时空段的信息。例如,功能磁共振成像具有毫米级的空间尺度,但是它的时间分辨率却是几百毫秒,甚至秒的量级;脑电和脑磁成像具有很高的时间分辨率,但是定位的空间分辨率却在厘米数量级;电子显微镜有很高的空间分辨率,但只能观测很小的组织样本。因此,神经影像领域面临的主要挑战是没有任何一项脑成像技术能同时达到准确理解脑活动需要的空间和时间分辨率。新原理与新方法的研究仍然是脑影像领域的研究热点和核心,这方面的任何突破都将对脑与认知科学及神经精神疾病的研究产生深远影响。另外,如何对脑影像技术获得的数据进行有效定量地分析和可视化,以及如何将各方面散乱的信息集成一个有关脑如何发展、起作用及失去作用的有意义的全景图,以便能为临床和研究所利用,也成为脑影像研究所面临的重要挑战和发展方向。

神经成像技术的出现使人类可以直接无创性地"看到"大脑的解剖结构和功能活动,就像射电望远镜的出现推动了天文学的发展,显微镜的出现推动了生物学的发展一样,如今脑与认知科学的研究也有了自己的"望远镜"和"显微镜"。这一划时代的进展必将有力地推动人类去探讨大脑这个神秘器官的各种功能。同时,神经成像已成为当今认识脑和保护脑,特别是各种神经疾病诊断的不可或缺的工具,对脑科学、神经病理学、认知科学和信息科学的研究有着举足轻重的影响,在临床上,脑成像对脑疾病的诊断和治疗有着重要的意义。

总之,神经成像技术的发展为揭示人脑在信息处理过程中的特有规律,加深对复杂脑疾病的病理机制的认识提供了新的证据,以期为临床诊断及治疗评价提供可靠与客观的生物指标。

(二)精神疾病的多模态磁共振成像研究

精神疾病的神经影像研究主要集中在磁共振成像研究,脑电、脑磁、功能近红外成像和正电子发射断层成像等方面的研究在文献中占比较小,所以,这里主要介绍精神疾病的磁共振影像研究方面的研究进展,包括结构磁共振成像、弥散磁共振成像和功能磁共振成像研究。

1.结构磁共振成像

磁共振成像（MRI）研究使准确评价精神疾病患者的脑结构成为可能，成为当前分析脑结构的主要方式。常用的指标包括脑灰质、白质体积、皮层厚度、皮层表面积等。皮层厚度反映了皮层功能柱内神经元、神经胶质细胞和神经纤维的大小、密度和排列，表面积则主要反映了皮层区域内功能柱的数量，灰质体积是皮层厚度和皮层表面积的产物。

结构磁共振成像技术在精神病学领域已经被广泛应用。研究发现精神分裂症患者的脑灰质体积异常几乎涉及所有皮质和皮质下结构。Shepherd 等对 32 项精神分裂症结构影像的综述和 Meta 分析进行了再分析，发现高质量的研究一致显示精神分裂症患者前扣带、额叶（尤其是内侧前额叶和额下回）、脑岛、丘脑、中央后回、内侧颞叶灰质体积减小，脑室和透明中隔腔体积增大，白质体积变化则仅见于胼胝体体积减小。ENIGMA 精神分裂症工作组对来自世界范围内 15 家神经影像中心的 2028 名精神分裂症患者和 2540 名正常对照的脑结构影像数据进行了前瞻性的 Meta 分析。分析发现，与正常对照相比，精神分裂症患者海马（Cohen's d=-0.46）、杏仁核（d=-0.31），丘脑（d=-0.31），伏隔核（d=-0.25）和颅内体积（d=-0.12）明显减小，而苍白球（d=0.21）和侧脑室体积明显增大（d=0.37）。壳核和苍白球体积增加与疾病病程和年龄正相关，海马体积减小在未服药患者中更严重。

对皮层厚度的研究发现，精神分裂症患者皮层萎缩通常见于额颞叶、顶叶皮层，可见于儿童期起病患者、近期发作患者、首发患者，以及慢性患者。至今为止最大的一项对首发未服药精神分裂症患者的研究发现，精神分裂症患者双侧前额叶和顶叶皮层多个脑区皮层萎缩（包括右侧背外侧前额叶皮层、左侧眶额皮层、左侧额下回、左侧中央前回和右侧中央前回/后回），而双侧前颞叶、左侧内侧眶额皮层和左侧楔叶皮层增厚。皮层萎缩与精神分裂症阳性症状严重程度相关，与阴性症状、未治疗期长短无关。随访研究发现，5 年后精神分裂症患者的广泛脑区出现皮层厚度萎缩，尤其是在双侧颞叶和左侧额叶皮层；但对首发精神分裂症患者的 3 年随访研究未发现患者皮层持续萎缩。此外，也有研究报道精神分裂症患者皮层表面积或皮层复杂度发生变化，比如，研究发现，精神分裂症患者左侧颞平面表面积减少引起左右非对称性降低。

情感障碍患者也存在脑结构异常。两项 Meta 分析一致发现抑郁症患者前扣带皮层灰质体积减小。多次发作的患者中，还存在外侧前额叶皮层灰质体积减小。未服药抑郁症患者外侧前额叶皮层和双侧海马、海马旁回灰质体积减小。双相情感障碍的脑结构影像研究结果则常常不一致。Meta 分析发现双侧额叶-脑岛皮层、前扣带皮层灰质体积减小。一项纳入了 321 名双相Ⅰ型患者和 442 名健康对照的已发表或未发表数据的跨国研究则发现双相Ⅰ型患者右侧侧脑室、左侧颞叶、右侧壳核体积增加。该研究发现服用锂盐和疾病病程是造成研究结果异质性的主要原因。服用锂盐会显著增加海马和杏仁核体积，疾病病程和大脑体积减小显著相关。研究还提示躁狂发作次数与前额叶功能降低及额叶灰质体积减小有关。一项为期 6 年的随访研究发现，与基线相比，在随访期至少有过 1 次躁狂发作的双相Ⅰ型患者，背外侧前额叶皮层和额下回灰质体积显著降低，而在随访期没有躁狂发作的双相Ⅰ型患者额叶灰质体积无显著变化。

如上所述，不同精神疾病患者的脑结构异常虽各有不同，但也有重叠。基于结构磁共振成像的发现,研究者提出表型相关的不同精神疾病可能有共同的神经生物学基础。Goodkind等进行了一项基于VBM研究的Meta分析,从脑结构影像角度来评价精神疾病患者和正常人局部脑区体积差异。该研究最终纳入了193项研究,包含7381名精神疾病患者和8511名正常人对照,涵盖了6种最常被研究的精神疾病,即精神分裂症、双相情感障碍、重度抑郁、物质滥用、强迫症和焦虑。研究发现,背侧前扣带皮层和双侧前脑岛在这6种精神疾病中均出现灰质体积减小。这三个脑区形成了一个紧密相连的脑功能网络,该脑网络的灰质体积减小可能和精神疾病患者执行功能障碍有关。进一步分析提示,这些异常不可能是源于药物治疗或者共病的影响。

2.弥散张量成像

作为一种非侵入性成像方式,弥散张量成像(DTI)通过衡量水分子的扩散运动提供关于细胞完整性及其病理改变的信息。其最常用的衡量指标是扩散各向异性(FA),反映各向异性的程度。自从1998年Buchsbaum开创性地将DTI技术用于研究精神分裂症以来,采用感兴趣区分析、全脑体素分析和纤维跟踪分析方法,研究者已经发现多种精神疾病存在脑白质完整性异常。

解剖学研究发现精神分裂症患者存在少突胶质细胞和髓鞘化异常,提示其存在白质异常。DTI研究则提供了进一步证据。基于感兴趣区的研究和纤维跟踪研究通常关注于前额叶-边缘系统环路中的主要纤维束,如扣带束、钩束、弓状束、穹隆等,研究通常发现精神分裂症患者FA值降低。对全脑体素分析研究的Meta分析发现,精神分裂症患者左侧额叶和左侧颞叶深部白质FA值降低。在首发精神分裂症患者中也发现了相似的结果,即右侧额叶和左侧颞叶深部白质FA值降低;进一步纤维跟踪分析提示,主要受累纤维束涉及扣带束、下纵束、下额枕束和胼胝体。近来的两篇综述回顾了精神分裂症的DTI研究,探讨了DTI异常与患者症状的关系:Kanaan只纳入了影响因子4分以上的杂志上的文章,得到的最一致的阳性结果是胼胝体和前扣带FA值降低。胼胝体是主要的半球间联络纤维,它的功能紊乱在听幻觉和阴性症状中有特殊意义;前扣带是边缘环路的中心,其功能异常与精神分裂症的注意缺陷有关。而Kubicki等用了较宽松的纳入标准,得到的阳性结果最多的区域是额叶和颞叶及联络这两个区域的纤维束(包括钩束、扣带和弓状束),前额叶白质各向异性降低与阴性症状、冲动性和攻击性有关;额颞叶连接纤维的FA值降低与认知功能有关,如扣带与执行功能有关,钩束与描述性情境语言记忆功能有关。这些研究有助于理解精神分裂症症状及其认知功能障碍产生的脑结构基础。

情感障碍的DTI研究相对较少。基于感兴趣区的研究发现,双相情感障碍患者额叶、扣带、枕叶深部白质FA值降低,受累纤维束包括胼胝体、前辐射、内囊和额枕纤维束。对10项基于全脑体素分析的DTI研究的Meta分析发现,邻近右侧海马旁回和右侧前扣带的白质FA值降低,提示参与情绪处理和调节环路的脑区髓鞘化异常。抑郁症患者虽然也存在情绪处理和情绪调节异常,但DTI发现的结果与双相情感障碍患者不同。一项Meta分析纳入了11项基于全脑体素分析的抑郁症DTI研究,发现4个区域一致出现FA值降低,分别是右侧额叶、右侧梭状回、左侧额叶和右侧枕叶。纤维跟踪显示主要受累纤维束包括右侧下纵束、右侧下额枕束、右侧丘脑后辐射和胼胝体膝部和体部的跨半球纤维。这些发现提示,抑郁症患者中连接前额叶皮层与皮层其他部位(如额叶、颞叶、枕叶皮层)和皮层下(杏仁核、海马)脑区的白质纤维完整性下降。也有研究探讨了抑郁症家族史和快感缺失与白质纤维完整性的关系。通过对比有和没有抑郁症阳性家族史的健康女性,研究发现阳性家族史者双侧扣带束 FA 值降低,尤其是左侧膝部前扣带;并发现快感缺失亚临床症状与双侧扣带束 FA 值降低有关。

3.功能磁共振成像

功能磁共振成像(fMRI)是最常用的一种非损伤性的活体脑功能检测技术,其狭义概念主要指应用血氧水平依赖(BOLD)进行脑功能研究。其基本原理是人体受到刺激后,局部脑组织产生兴奋,动脉血(含氧合血红蛋白)流入兴奋脑区,脑组织局部含氧量增加,造成局部逆磁性物质增加,而周围组织因没有神经活动,氧含量不增加,局部主要为顺磁性物质,这样就构成了信号对比。传统的基于 fMRI 的脑功能研究多是基于任务激活的,即通过对比任务状态与对照状态脑区信号的变化来判定任务激发的脑活动。目前 BOLD-fMRI 也被广泛用于静息状态脑功能的研究。由于 fMRI 的非侵入性,容易被精神疾病患者接受,可多次重复,这使得研究脑功能的发育性改变、脑功能随症状消长的变化、药物治疗及临床干预对脑功能的影响成为可能。目前,精神疾病脑功能成像研究的主要研究成果体现在以下几方面。

(1)任务态功能磁共振成像:结合实验任务和功能磁共振成像,研究者从多个角度研究了精神疾病患者在执行认知、情绪任务时的脑激活模式,在不同精神疾病中获得了一些典型发现。

1)工作记忆:工作记忆是一种短时储存信息的能力。基于灵长类动物单细胞记录和正常人脑影像学研究的证据,背外侧前额叶皮层是公认的工作记忆网络核心脑区。工作记忆障碍是精神分裂症患者常见的认知功能障碍,并被认为是精神分裂症思维紊乱的基础。精神分裂症患者工作记忆 fMRI 研究也多集中在背外侧前额叶皮层上,但研究结果不一致。与正常对照相比,精神分裂症患者额叶活动减弱、额叶活动增加或者额叶激活未改变,均有报道。有研究者提出一个"皮层无效性"模型来解释这种精神分裂症额叶高活动,该模型认为,精神分裂症患者为了维持和正常对照相似的工作记忆能力,需要额外的外侧前额叶皮层神经资源的投入。近期的一项 Meta 分析显示,精神分裂症患者和正常对照的背外侧前额叶皮层激活程度差异依赖于两组间工作记忆成绩差异。除了背外侧前额叶皮层之外,Meta 分析也发现在执行工作记忆任务时精神分裂症患者前扣带皮层激活降低,而额叶其他区域激活则代偿性增加。

2)心理理论:心理理论指的是对自己和他人的信念、意图等心理状态的了解以及据此推断他人行为的能力。这种社会认知能力若出现损伤,会导致推理偏差和行为异常。多种精神疾病都存在心理理论障碍,包括精神分裂症、抑郁症、双相情感障碍、孤独症等。

基于脑功能影像的研究发现,Frith 等认为内侧前额叶皮层/前扣带皮层、颞顶结合区以及颞极是心理理论网络的核心脑区。其中,内侧前额叶皮层负责区分内在心理状态和外在物理状态,颞顶结合区和颞极参与处理他人思维活动的表征。2009 年,Carriton 等对现有 41 篇心理理论影像学文献进行了定性分析,结果支持这一观点,并发现眶额皮层、后颞上沟也是心理理论网络的一部分。精神分裂症患者的内侧前额叶皮层、前扣带皮层、颞顶结合区、颞上沟等多个心理理论脑网络区域功能活动异常,但是异常的具体表现形式(增强或降低)尚无一致结论。

3)情绪知觉与处理:情绪知觉与处理异常是精神疾病情绪障碍的一个重要方面。面部情绪是研究情绪处理的一种有效途径。面部情绪知觉异常,可见于抑郁症、双相情感障碍和精神分裂症等多种精神疾病中。研究者通过 Meta 分析比较了抑郁症和双相情感障碍患者在面部情绪处理任务中脑激活区的异同,发现这两种疾病患者在处理面部情绪时脑边缘系统的活动都增加,但疾病特异性的异常则见于皮层、丘脑和纹状体。具体而言,双相情感障碍患者在处理面部情绪时腹外侧前额叶皮层激活降低,丘脑和纹状体激活增加;而抑郁症患者则表现为感觉运动皮层激活减弱。这些脑激活变化受面部刺激的情绪效价调节。研究者也通过 Meta 分析,比较了精神分裂症患者和双相情感障碍患者在完成面部情绪知觉任务中脑激活模式的差异,试图从情绪处理角度判断这两种精神疾病是否存在诊断相关的脑活动差异。和正常对照相比,双相情感障碍患者在面部情绪图片刺激状态下显示出海马旁回、杏仁核、丘脑过度激活,而情绪处理网络中的腹外侧前额叶皮层激活减弱,这与双相情感障碍患者情绪调节能力减弱的发现一致;精神分裂症患者则表现出情绪处理网络多个脑区的激活减弱,楔叶视觉处理区激活增加,提示异常的视觉信息整合可能是精神分裂症患者的核心缺陷。对比这两种精神疾病患者也发现,双相情感障碍患者丘脑激活更强,精神分裂症患者后部视觉联络皮层激活更强,提示了存在诊断特异性的脑激活模式。

4)其他:目前精神疾病的任务态脑功能影像研究已经涉及了人的认知和情绪功能的各个方面。比如,基于任务态的功能磁共振影像研究还发现健康成年人和精神分裂症患者在执行认知任务时(包括延迟匹配任务、工作记忆任务、AX-持续操作任务、stroop 任务),都激活了一个以外侧前额叶皮层和前扣带皮层为核心的认知控制网络,然而精神分裂症患者外侧前额叶皮层、前扣带、丘脑背内侧核激活程度较弱,其余前额叶皮层激活则代偿性增加。这些研究发现不仅有助于寻找精神疾病患者异常行为学表现背后的神经基础,从而发现诊断、鉴别诊断的影像学标记,并且有助于理解精神症状产生的神经机制。比如,一项针对抑郁症静息态脑血流和情绪诱发任务 fMRI 研究的 Meta 分析发现,抑郁症患者静息态双侧丘脑枕核脑血流活跃程度显著高于正常对照;负性情绪刺激诱发抑郁症患者的杏仁核、脑岛和背侧前扣带皮层产生较强的反应,诱发其背侧纹状体和背外侧前额叶皮层产生较弱的反应。研究者进一步提出了一个两阶段模型来解释负性偏倚产生的神经基础,即抑郁症患者在情绪基线时枕核的高活动性首先强化了警觉网络对负性信息的响应,然后可能由于纹状体多巴胺活动水平下降,这些感觉刺激不能通过皮层-纹状体-苍白球-丘脑环路传递至背外侧前额叶皮层,导致患者不能准确地处理和评估环境信息。

(2)静息态功能磁共振研究:基于静息状态的脑功能磁共振成像是 fMRI 技术的一种应用形式。所谓静息状态,是指清醒的休息状态或无任务状态。与传统的基于任务状态的 fMRI 研究不同,在数据扫描时参与者不需要执行复杂的认知任务,只需要保持全身放松,不进行任何系统的思考即可。由于其无须复杂的实验设计、实际应用的方便,更容易被精神疾病患者接受,因此近几年持续受到研究者的关注。在静息状态下,BOLD 信号存在自发低频振荡(<0.1Hz)。这种自发低频振荡已被证实不是随机噪声。研究低频振荡信号的方法可分为两类:研究低频振荡的属性,即利用低频振荡检测休息状态下某些脑区的局部活动;研究功能连接,即利用低频振荡检测脑区之间的功能连接情况,识别功能网络。本部分仅简介低频振荡属性在精神疾病领域的应用。

常用的研究低频振荡的属性方法有低频振荡振幅（ALFF）方法及比率低频振荡振幅（fALFF）、COSLOF 指数方法、局部一致性（ReHo）方法、静息状态下偶然自发激活的检测方法等。ALFF 和 fALFF 方法是从频域角度考察低频振荡振幅；COSLOF 和 ReHo 均是考察脑区内部体素时间序列的相关性，因此，可称为区域内的连接度量。这些方法已经分别被用于检测静息状态下注意缺陷多动障碍、阿尔茨海默病、精神分裂症低频振荡信号的异常。Hunter 等通过提取静息状态下听觉区比较活跃的时间点（该时间点上"体素取值超过该体素时间序列均值 2 倍标准差"的体素数目超过感兴趣区体素总数的 2.5%），发现了静息状态下听觉区与前扣带回的协同自发活动。这种静息状态下偶然自发激活的检测方法可能对精神分裂症有着特殊的意义，如幻听的检测。

（三）精神疾病的脑网络组学研究

脑的不同区域具有相对不同的功能，但要完成一项哪怕是非常简单的任务时也总是需要人脑多个不同的功能区域相互作用、互相协调，共同构成一个网络来发挥其功能，也就是说，大脑的功能执行总是依赖于多个脑区之间广泛地交互。因此，从网络的角度来研究人脑的功能是极为必要的。从脑网络角度来研究精神分裂症缺陷的机制，可追溯至 20 世纪末。Goldman-Rakic 等早在 20 世纪末就意识到精神分裂症患者工作记忆缺陷可能源于脑网络异常。随着结构和功能影像学技术的发展、行为学和神经心理学研究的深入，在近十来年的基于脑影像的功能连接研究中不断表明精神分裂症是一个连接异常的疾病。Spoms 于 2004 年进一步提出关于功能连接的更精确的定义："在解剖连接限定的范围内，神经元或神经元团块的非线性动态活动引起的活动依赖模式"。许多研究表明：精神分裂症是一种失连接症，即精神分裂症的症状及表现并不是源于单一脑区的病理改变，而是由于多个脑区交互作用发生了异常。越来越多来自 fMRI 和 DTI 的研究支持了这一观点。关于精神分裂症的功能连接研究大体上可以分为基于重要感兴趣区域、局部子网络、全脑的功能连接和网络拓扑结构研究。

由于背外侧前额叶皮层（DLPFC）是公认的工作记忆网络核心脑区。当前关于精神分裂症患者工作记忆的 fMRI 研究也多集中在 DLPFC 上，但是研究结果不一致。多数研究发现当执行工作记忆任务时患者该脑区激活减弱，但也有研究发现 DLPFC 激活增强。这种不一致可能源于所采用工作记忆任务所探察的认知成分侧重点不同、行为学成绩的组间差异、参与动机的组间差异，以及基于组平均的方法学局限性，比如配准可能抹杀了 DLPFC 结构上的个体差异、患者额叶功能低下的原因可能是由于精神分裂症患者 DLPFC 激活更分散等。研究者提出一个"神经低效性模型"以解释这种额叶激活的不一致。除 DLPFC 外，研究者也发现精神分裂症患者前扣带回和左侧额极激活强于正常被试。近期研究发现，患者任务表现不好时，顶叶功能低下，尤其是楔前叶激活异常。也有研究显示，前额叶和后部脑区（如视觉联络皮层）的功能连接与工作记忆的信息保持与加工有关，而这种功能网络的损伤是精神分裂症患者工作记忆受损的原因。此外，还有研究者观察到，在视觉空间信息保持阶段，患者表现出顶上-枕叶区域连接减弱。其他重要脑区，如丘脑、皮层下结构等脑区，在精神分裂症中也受到广泛的关注。

关于脑内重要子网络异常的研究，大量的研究关注精神分裂症患者的默认网络、执行控制网络、凸显网络，注意网络和听觉网络等。国内针对精神分裂症患者静息状态下默认网络功能连接以及认知任务核心脑区功能连接,已经开展了一系列工作。研究发现,首发精神分裂症患者双侧 DLPFC 与后扣带皮层功能连接减弱;偏执型精神分裂症患者默认网络脑区间、认知相关脑区间以及这两类脑区功能连接均已增强为主;并且这种默认网络功能连接异常增加的模式也存在于精神分裂症患者未患病同胞中,提示默认网络功能连接异常可能是疾病的素质性特征。其他研究者则研究了工作记忆任务状态对精神分裂症患者默认网络功能连接的调节模式,发现默认网络功能连接也存在于患者的工作记忆任务状态中,且和静息状态功能连接一样显著高于正常对照,并都与患者阳性症状评分有关,但没有对比任务和静息状态下功能连接的异同。

如前所述,脑高级功能不是由单个神经元或单一脑区所独立完成的,而是由许多脑区交互作用来实现的。对局部脑区以及脑区间交互作用的研究是脑网络组学研究的核心。脑区间的动态相互作用模式是人类认知过程和运行的基础;对人脑如何产生认知的理解最终依赖于对大尺度脑网络组织形式的了解。以脑影像数据为手段,基于图论的复杂脑网络分析可以在宏观尺度上对于脑内的复杂交互进行整体定量分析,克服了传统改变研究仅关注少数几个脑区的缺点。例如,结构连接可以基于结构磁共振或弥散磁共振成像;功能连接可以基于功能磁共振成像、脑电图、脑磁图等,有关脑网络及在神经精神疾病的应用可以参阅相关的综述文章。有关网络常用的测量指标和拓扑性质,如节点度、路径长度、效率、模块化等可以参考 Neurolmage 上的一个详细的介绍。

2006 年,Liang 等首次使用静息状态 fMRI 分析了精神分裂症的全脑功能连接,发现静息状态下精神分裂症患者的脑功能也存在广泛分布的失连接。更有意义的是,同年 Micheloyannis 等基于 EEG 数据的研究也报道了精神分裂症患者的脑功能网络小世界属性异常,但是 EEG 很难精确地检测皮层下的脑功能活动情况。因此,人们推测人脑功能网络高效的小世界拓扑结构在精神分裂症患者中遭到了破坏,精神分裂症患者的脑信息传递效率相对正常人降低,这一假设在基于 AAL 模板分区的全脑网络研究中得到了证实。总的来说,这些全脑网络的研究发现精神分裂症患者的脑网络效率降低、层级和模块化属性发生变异、连接强度降低等。更有意义的是,许多研究发现脑功能网络属性与临床评分之间密切相关,提示患病时间越长,宏观网络信息效率越低,脑网络的效率和阳性与阴性症状量表评分显著负相关。这些发现为精神分裂症的失连接假说提供了直接的解剖依据,提示脑组织间的连接损伤可能是精神分裂症大脑功能异常的潜在原因。

关于其他类精神疾病,不同模态的脑网络研究也从不同的层面揭示了异常网络变化和行为学之间的关系,同时提示网络指标可以较高的正确率区分正常人和患者,如抑郁症、伴随抑郁症的认知障碍等。关于脑网络和精神类疾病的更多研究可以参考一些最近的综述性文章,这些文章对脑网络的改变和疾病发生发展机制进行了较为详细的总结。总的来讲,脑网络组学的兴起和发展,为研究精神分裂症的神经机制带来了新的契机。从脑网络组的视角出发,必将为理解脑信息加工机制开辟新途径,为脑疾病的早期诊断和预后及疗效评价提供新视角。为实现脑网络组学研究的源头创新提供基础,为基础及临床神经科学提供全新的研究工具。当然,这些同时需要采用多模态磁共振影像技术(MRI、DTI、fMRI),对精神疾病导致的脑结构与脑功能损害以及治疗过程中脑结构与脑功能变化进行多模态影像研究,将模式识别方法与医学图像处理技术有机结合,通过发展准确、可靠的多参数磁共振脑影像特征提取、特征融合以及特征选择新方法,可能发现精神疾病的脑影像学诊断指标,在此研究基础上建立基于脑影像的个体水平上的辅助诊断与疗效评价系统,可能为疾病的准确诊断、对症治疗提供客观依据。

(四)精神疾病的影像遗传学研究

通过家系或全基因组关联等系列遗传学研究方法,研究者发现了多个精神疾病所对应的易感遗传学标记;通过基于影像水平的脑结构、功能和脑网络组的研究方法,研究者发现了多个精神疾病所对应的特定影像学标记。而影像遗传学或影像基因组学的研究,是将影像学和遗传学的信息相结合,试图发现特定遗传学标记对脑结构、功能和脑网络组的调控机制,从而解析脑功能及脑疾病的神经机制和内在遗传机制。因此,影像遗传学,也就是将基于影像学的脑结构和脑功能的变化作为疾病的内表型进行遗传学研究。影像遗传学是从基因、脑影像以及行为等多层次相结合的角度进行系统研究,开辟了从微观到宏观不同层次间研究的桥梁,为精神疾病的病理机制研究开辟了新的研究思路。相对疾病的临床表型来说,影像学内表型代表了相对直接和更为基本的遗传影响,有可能在较小样本的情况下就能达到较高的统计学检验效能。影像遗传学研究一方面能发现疾病易感性个体差异的生物学机制,从而找到调控具体脑结构或功能的基因;另一方面可为疾病与基因的相关性提供另一角度的验证,并具体解析患疾病风险的神经机制。

影像遗传学的研究策略自 2000 年被首次提出之后,已被广泛应用到各种神经精神疾病的研究中。据不完全统计,到目前为止,面向精神疾病的影像遗传学研究已经超过 1000 篇,这些研究涉及多个重要精神疾病易感基因与特定脑结构及脑功能的关系,极大地推动了对精神疾病遗传与神经机制的理解。下面就从影像学内表型的几个不同层次简要总结与回顾精神疾病影像遗传学领域的主要研究进展。

1.候选基因——特定脑结构或脑活动

早期的影像遗传学研究主要是采用基于重要精神疾病相关候选基因结合特定脑结构或脑活动的研究策略。例如,影响前额叶多巴胺水平的重要候选基因——COMT 基因,因为其有着可靠生物学证据,同时有明确的功能性基因多态位点(COMT val158met),研究者先后将其作为影像遗传学研究的代表性基因开展了系列研究。关于 COMT 基因和 fMRI 相关的第一个开创性的研究要属 Weinberger 研究组,他们在精神分裂症患者、患者亲属、健康对照人群中分别调查了 COMT val158met 基因型对于额叶功能活动中的作用。结果表明,即使在健康人群中,COMT val 携带者在工作记忆任务下显示出更强的前额叶脑区的激活,这一工作记忆状态下前额叶功能的低效性是精神分裂症及未患病亲属的一个重要特征。因此,这一研究提示了 COMT val 等位基因与精神分裂症相关的神经机制可能主要是由于这一作用所致。这一发现在此后的多个研究中得到进一步验证。Mattay 等的研究进一步将这种 COMT val158met 与前额叶功能活动的调控关系扩展为"倒 U 模型"。此外还有一些研究关注在情节记忆任务下 COMT val158met 与前额叶功能的关系以及对精神分裂症的影响。

2.候选基因——脑连接或脑网络

以上有关 COMT 的研究都是将特定任务状态下的脑活动作为影像学内表型进行研究。

也就是说,这些研究是从脑功能分化这一角度出发的。然而,已有研究已经提示基于脑功能整合原则的脑连接与脑网络在精神疾病中显著异常并与精神疾病症状显著相关,精神疾病中特定脑网络的功能紊乱被证实受遗传影响,而精神疾病风险基因影响这些脑网络的神经机制也许更有趣。因此,将脑连接和脑网络的变化模式作为精神疾病遗传学研究的内表型可为精神疾病的病理机制提供新的视角。

这里首先以默认网络相关的影像遗传学研究为例说明以脑网络为内表型的影像遗传学研究进展。一项基于 29 个家系的研究表明,默认网络的功能连接的遗传度约为 42%。以上研究提示默认网络功能连接作为精神疾病内表型的可能,以及寻找影响脑网络基因的重要性。目前已知,ApoE 是阿尔茨海默病的重要易感基因,携带 ε4 基因型的个体具有较高患阿尔茨海默病的风险及较差的疾病进展。而近年来通过影像遗传学的研究发现,ApoEε4 等位基因的年轻和年老携带者在神经退行性过程出现神经生理表达前,就已经表现出了异常的默认网络内的静息态脑活动模式。研究进一步发现,ApoEε4 等位基因携带者与其他被试的额前叶到另外几个脑区的功能连接显著不同,而这些效应在出现认知能力变化前就已经出现。我国研究者发现 COMT val158met 即使在正常人群中,也会影响前额叶有关的静息状态默认网络功能连接,这一发现从脑功能整合的角度提示 COMT 基因可能通过影响前额叶的多巴胺水平,从而影响前额叶相关的默认网络功能连接,这一调控关系有可能是精神分裂症发生发展的一个重要机制。通过使用 n-back 工作记忆范式,研究者进一步发现 COMT Val158met 多态性能够影响健康对照和精神分裂症患者的默认网络内任务态下的去激活。此外有研究结合药学遗传分析和影像遗传学研究探究潜在抗精神疾病药物的影响,发现 DMXB-A(7 型烟碱胆碱能受体部分激动剂)对精神分裂症患者默认网络活性的影响受 CHRNA7(7 型烟碱胆碱能受体亚基基因)基因多态性的调节。具体地说,他们发现 DMXB-A 对默认网络的影响包括后扣带、下顶叶和内侧额叶活性的降低;额前叶活性的增加;同时后扣带活性的下降最稳定,其受 CHRNA7 基因型的影响。以上这些研究提示默认网络活性和功能连接可作为精神疾病影像遗传学研究中有效的指标。

除了功能连接或者功能网络以外,大脑结构连接和神经完整性指标在精神疾病影像遗传学研究中也越来越受到人们的关注。近期文献详细综述了利用扩散张量成像等技术进行精神疾病的影像遗传学研究。例如,NRG1 和 ErbB4 基因是研究精神分裂症中额叶-丘脑连接和其他白质纤维完整性的有效的候选基因。我国研究者发现 COMT 特定的基因型和单倍体型影响脑内重要纤维束,如沟束的白质完整性。DISC1 基因也是多个精神疾病的重要易感基因,最近的一项关于中国汉族人群的研究,通过基于弥散张量成像跟踪全脑的纤维连接,从而构建出全脑解剖网络,在此基础上发现 DISC1 Ser704Cys 显著地影响全脑解剖网络的全局信息传递效率。进而通过弥散磁共振影像与功能磁共振影像相融合的研究,发现 DISC1 Ser704Cys 主要影响丘脑-前额叶皮层环路的结构与功能联系。这些研究提示发育过程中精神疾病易感基因与环境的交互作用引发了脑内的异常结构与功能连接,而这些异常的脑网络使得个人患精神疾病的风险增加。

3.GWAS 新发现基因的影像遗传学研究

除了传统精神疾病易感基因,最近越来越多的全基因组关联研究(GWAS)发现了一些新的、有研究前景的与精神疾病高度关联的基因,例如与精神分裂症关联的 ZNF804A、MIR137、TCF、NRCN、NKAPL、SNCA 等基因。然而,这些风险基因与精神疾病关联的神经机制还不清楚。通过使用影像遗传学的研究策略来建立精神疾病的遗传变异、脑连接或脑网络和精神疾病的临床症状之间的关联,可以帮助我们理解精神疾病脑网络功能紊乱的遗传机制,并且可以理解新发现的精神分裂症风险基因的神经机制,由此缩小风险基因与精神疾病之间的认识鸿沟。例如,n-back 工作记忆任务期间的背外侧前额叶和海马之间的功能连接,已经被认为是精神分裂症研究中最好的中间表型之一。研究发现,ZNF804A 这一在全基因组关联分析中发现的与精神分裂症存在很强关联的风险基因,显著调节任务态和静息态下的背外侧前额叶和海马之间的功能连接。另一项基于任务的研究也发现了通过全基因组关联分析发现的疾病风险位点对于神经连接的影响。另一个例子是 MIR137,MIR137 是在较大样本的基于 GWAS 数据的 Meta 分析中发现的与精神分裂症最为相关的易感基因,然而其关联的神经机制还不清楚。对中国汉族人群研究发现,MIR137 风险位点显著影响海马-背外侧前额叶的静息状态功能连接,并且这条功能连接对个体工作记忆的调节能力显著依赖个体 MIR137 基因型。基于功能磁共振影像的任务态、静息态功能连接,基于弥散张量成像的解剖连接和一些在精神疾病中出现功能紊乱的脑网络,都可以被用来作为研究特定精神疾病风险基因影响的可能的内表型。尤其是在解释 GWAS 新发现的精神疾病风险基因的神经机制方面有着较大优势,已取得了良好进展。

以上简要总结和回顾了精神疾病影像遗传学研究的主要进展。还有些其他的相关研究没有列举,例如,Potkin 等首次通过影像遗传学的方法,将任务状态下特定脑区 BOLD 信号的强度作为定量表型,在全基因组范围内筛选精神分裂症相关的新基因;还有基于多基因风险分数的影像遗传学研究近期也越来越受到研究者的关注。越来越多的研究证据支持精神疾病风险基因调控疾病相关的脑结构、脑功能或脑网络,但是精神疾病风险基因与脑结构、脑功能或脑网络之间仍然存在很大的距离,尤其是精神疾病风险基因中的特定变异位点如何影响特定基因的表达和基因功能的研究仍然有限。因此,需要更坚实的生物学证据帮助我们阐明精神疾病风险基因对脑结构或功能的遗传机制,并为精神疾病的诊断和治疗提供更好的策略。例如,经过对 DISC1 基因 10 年的研究,动物模型等实验证据支持 DISC1 基因在早期神经发育和突触调节过程中起重要作用。DISC1 的这些生物学实验结果可能帮助我们更好地理解基因变异、神经机制以及精神病学表型之间的关联。DISC1 转基因小鼠模型的脑网络研究,可能为研究该基因如何影响神经发育和脑网络提供证据支持。目前绝大多数的影像遗传学研究只发现了一些特定的脑结构、连接或脑网络受精神分裂症风险基因的调节,因此,系统地研究精神疾病相关脑网络或全脑网络神经连接的遗传影响是未来研究的另一个重要方向。将全基因组数据与脑网络组数据进行有效融合的方法学研究也是推动精神疾病影像遗传学研究取得重大进展的关键。尽管目前有个别相关研究,但并没有取得实质性进展。此外,重要影像遗传学发现如何在独立大样本中得到重复验证,或者如何挖掘多个单独研究发现进行重新统计也都是未来需要解决的问题。

第二章 精神疾病的分类及诊断

第一节 精神障碍的分类

一、精神障碍分类的简史

精神障碍的分类走过很漫长的历史,从历史久远的文献到以现代医学为基础的认识,从临床描述到病因学归因,从单个国家的临床应用到国际化通用。精神疾病在古时代时就已被认识,对于精神疾病的描述性的分类,在人类历史久远的文献上就有了记载。

公元前 2600 年前"忧郁症"和"癔症"就已在埃及被确认。印度的精神病学疾病分类学在公元前 1400 年前的吠陀经中曾有记载。我国的祖国医学也在很早以前就为区分不同的精神疾病做了许多尝试。在中国最早文字甲骨文中记载了殷代对精神疾病的认识,把它们归类于"心疾"和"首疾",在春秋战国时代收集古代医学而编纂的《黄帝内经》之《灵枢·癫狂篇》中描述了精神活动异常的表现。同期扁鹊在其编纂的《难经》中对内经的癫狂做了进一步分类,提出"重阳则狂,重阴则癫",将精神疾病分为以精神运动性兴奋为主的狂症和以精神运动性抑制为主的癫症。隋代巢元方依据其理解的病因和临床症状列出三十多种精神异常的综合征。

18 世纪以后,西方社会的科技革命推动了医学的进步。通常认为 Hippocrates(希波克拉底)是把精神疾病的概念引进医学的第一个人。而基于当时对精神病患者管理的需要和临床观察的现象学描述。18 世纪末,法国精神病学家 Philippe Pinel(菲利普·皮内尔)将收容在精神病院里的患者分为四类,即狂症、郁症、呆症和白痴。这与我国中医学上将精神病患者划分成癫症、狂症类似。19 世纪初,被誉为现代精神病学之父的德国精神病学家 Emil Kraepelin(埃米尔·克雷佩林),在当时时代背景的影响下,沿用 Rudolf Virchow(鲁道夫·菲尔绍)的疾病概念,并受德国 Griesinger(格利辛格)提出的"精神疾病是脑的疾病"的观念影响,从症状、病程和结局所揭示的临床综合征的基础上区分疾病,也把精神疾病作为器质性疾病单元来对待,他第一次将早发性痴呆作为疾病单元进行了描述,并认为青春痴呆、紧张症和早发性痴呆的表现虽然不同,但是同一疾病的不同亚型。后来,Kraepelin 发现相当多的患者并无脑组织病理改变,因此,他又接受 Kahlbaum 的分类学概念,把精神疾病分器质性和非器质性两大类;并按照 Morel 以病程作为分类依据的方法,沿用早发性痴呆来命名那些起病于青春期、具有慢性进行性病程和最终衰退的一组病。

1911 年,瑞士的 Eugen Bleuler(厄根·布洛伊勒)首先创用"精神分裂症"这个词来代替早发性痴呆,被全世界广为接受。后来,Kraepelin 发现躁狂症和抑郁症外表上虽然完全相反,本质上却是同一疾病的不同表现,可以在同一个患者身上发生,并且有反复发作和缓解的特点,故合起来统称躁郁性精神病,并根据此病有缓解期而将其与慢性进行性衰退的早发性痴呆区分开来,改变了过去的混乱状态。Kraepelin 还认识到偏执狂是早发性痴呆以外的一种疾病,被定为第三类严重精神病。他也把谵妄(急性器质性脑综合征)和痴呆(慢性器质性脑综合征)

做了区分,并在分类系统中做了有关心因性神经症和病态人格的记载,还将神经症(癔症和癫痫)、精神变态状态(强迫症和同性恋)和白痴状态列入单独的类别。Kraepelin 所建立的分类系统改变了过去精神疾病分类的混乱状态,推动了精神病学理论的发展,为精神疾病的分类学打下了基础。目前的国际分类、美国精神病学会的分类和中国分类也都包含了 Kraepelin 的基本概念。20 世纪初,奥地利的精神分析学家 Sigmund Freud(西格蒙德·弗洛伊德)就神经症的研究取得了与 Kraepelin 就精神病所取得的同样的成就。他通过对大量患者的观察,将神经症分为焦虑性、癔症性、恐怖性和紧张性四种,再加上抑郁性,至今仍为当前神经症的基本分类结构。Freud 和 Kraepelin 的结合形成了一个分类学的框架,整合了当时私人开业行医和精神病收容机构的不同体系。

20 世纪中叶以前,精神障碍没有国际公认的分类,各国所采用的诊断体系不一,名词繁多而易混淆,研究无法相互比较,学术成果难以交流。二次世界大战以后,由于交通的日益发达,各国的交流日益增多,形成统一的诊断分类系统显得愈发重要。因此,由世界卫生组织编写的《国际疾病分类》第 6 版中开始增加了精神疾病的分类。1950 年,《精神障碍诊断和统计手册》(DSM)也正式出版。这两种分类都是结合病因与症状的分类,反映了 Kraepelin 和 Freud 体系的扩展,增加了关于人格的新理论。而 1950 年以前,我国没有官方的精神疾病分类,后来由于精神卫生事业的发展,统一分类逐渐成为必要,因此在 1958 年第一次全国精神病防治工作会议上提出了一个精神病分类草案。之后,随着 ICD-8 和 DSM-Ⅱ传入我国,1958 年的草案逐渐无法满足工作的需要,因此在 1978 年、1981 年和 1984 年中华神经精神科分会的全国性学术会议上多次进行修订,最后修订稿作为《中华医学会精神疾病分类,1984》正式发表。

二、精神障碍分类的基本方法

1.病因学分类与描述性分类

病因学分类主要依据疾病的病理过程,因此,同一类疾病也应具有相似的病因。但是,因为大多数精神障碍的病因尚不明确,所谓的病因分类系统往往并非根据真正的病因,而是对疾病过程的推测。这种分类方法无疑具有一定的启发意义,且有利于对病因的进一步探讨。但由于分类者所依据的病因理论往往具有相当的倾向性(如过分相信心理社会因素在精神障碍发病中的作用),因而对持有不同观点的人(如所谓的生物学派)则往往启发性及实用性有限。

描述性分类方法的用途似乎更大,且适用范围更广。描述性分类主要依据于对临床症状的描述,而不偏向某一特定的病因理论。19 世纪克雷佩林对精神疾病的描述性方法贡献最大,其卓越的工作也形成了 DSM-Ⅲ 以及此后若干版本的基础。尽管争议仍然存在,但这一分类也得到大多数精神科医生以及其他相关学科的认可。

2.基于综合征与症状的分类

由于对诸多精神障碍的确切病因尚缺乏了解,因此,现有的分类主要着眼于对综合征的分类。所谓综合征,是指同时存在于某些个体的一组症状或行为表现。人们认为这一组症状之所以共同出现往往有其内在的原因,可能反映共同的病因过程,也可能反映共同的疾病转归、预后以及治疗等。

根据综合征的分类起始于 DSM-Ⅲ。几十年来,虽然人们一直希望这种根据综合征的分类可以增加分类的同质性,有利于发现同类诊断的病因,但遗憾的是,针对许多精神障碍的病因学研究进展仍然不尽如人意。来自流行病学及临床研究的数据显示,疾病之间的共患比例相当高,这与最初分类时关于不同障碍之间相互分离的假设不合。此外,流行病学研究还显示许多精神障碍在诊断上存在不稳定性,即一种诊断经过一段时间之后可能演变为另外一种疾病。其次,就治疗而言,现有治疗(包括药物治疗及心理社会治疗)的疗效往往缺乏特异性。如抗抑郁药 5-羟色胺再摄取抑制剂(SSRI)对多种精神障碍有效,包括抑郁症、惊恐障碍、社交焦虑障碍、强迫障碍、心境恶劣障碍、创伤后应激障碍、躯体形式障碍等。双生子的研究也同样不支持 DSM 系统关于诊断不同则遗传基础不同的假设。比如,研究发现,广泛性焦虑障碍与抑郁症可能具有共同的遗传风险,而与双相障碍相关联的易感性位点可能也是精神分裂症的风险因素。

根据综合征分类的方法具有一定的局限性,因此在使用现有的精神障碍分类系统时,千万不能认为每一特定的诊断类别属于真正意义上的不同疾病,而是将它们看成一种人为体系,在一般意义上帮助专业交流、资料归类管理以及指导临床工作。

3.分型法与维度法

对精神障碍而言,采用分型法分类的假设是,各种精神障碍是相互独立、没有重叠的疾病单元,各自具有独特的症状群或症状组合,或具有不同的病因。然而近年来越来越多的证据显示,共症状和(或)共病现象在各种精神障碍之间都非常常见,精神分裂症与心境障碍之间或抑郁症与焦虑障碍之间的界限越来越模糊,甚至有时它们与正常人之间的界限也并不特别清晰。因此,在过去的 20 多年,这种分型分类的方法受到越来越多的质疑,它可能难以反映精神障碍的真实状态。

相比之下,维度法可能存在一定的优势。首先,有人认为目前所公认的共病问题,原因之一就是目前的诊断类别过多。如果采用维度分类法,则可以根据患者不同症状的严重程度进行不同维度的评估。比如,若某患者同时符合重度抑郁症、广泛性焦虑障碍、惊恐障碍,同时有社交回避症状,按照现有体系,则需将所有诊断一一罗列。若采用维度法,则可以描述为:严重抑郁症、中度焦虑与惊恐症状,轻度社交恐惧。其次,采用维度法无须人为地设定区别正常与异常的界值。另外,维度评估法尤其适用于人格障碍分类。目前比较受推崇的是所谓的"五大因素模型",该模型包括 5 个重要的人格特质--开放性、尽责性、外向性、宜人性及神经质。采用维度法也有一些潜在的问题,①与传统的思维惯性相悖:绝大多数临床医生(甚至患者)已经习惯于分型法,在进行详细的问诊及检查后,医生及患者都希望知道患者的诊断,如果得出的结果是某患者具有严重抑郁、中度焦虑、轻度认知损害,那么多数患者可能会不知所云,无法接受;②与现有的知识体系不符:有关临床流行病学、病因学、临床表现、病程、预后及治疗等知识体系大都是建立在分型法之上,难以直接适用于维度评估法;③制定治疗方案有一定困难:现有体系比较有利于治疗方案的选择,而如果采用维度法,则选择治疗方案时往往较难。

尽管精神障碍的诊断与分类具有重要的临床意义,但对此的争论也从未间断,有些认为这种分类是不适当甚至是有害的,在 20 世纪五六十年代鼎盛的"反精神病学运动"传递出了相当犀利的批评之声。①把患者划分到某一个诊断类别,转移了对他们特有的个人困难的理解。虽然分类的使用能够在某种程度上考虑到患者具有临床特征,从而为治疗和判断预后提供一定的参考。但批评者们认为这种分类是用自己特异性的分类、以自己的术语来归纳了患者的临床资料。②一些社会学家们认为,给患者一个诊断类别就是简单地给偏离行为贴上了疾病标签,而这样的疾病标签只会增加患者的痛苦,如癫痫、精神分裂症之类的术语必然会给患者带来"病耻感",而且,如果精神障碍仅从社会偏离行为做出推论,将会导致"滥用",带来所谓的"被精神病"。③个体并不一定完全符合现有的精神障碍的类别。这些批评是非常重要的,但他们更多是反对不恰当地使用分类及其导致的后果。ICD-10 和 DSM-5 都强调了精神障碍的分类是正确诊断及制定治疗指南和进行学术交流的重要工具,并认为现有的分类是暂时的、是根据临床症状的分类,并非疾病病因的分类。临床医生和研究者们应该正确地运用精神障碍的诊断分类。

三、精神障碍分类的原则

(一)病因学分类原则

疾病按病因分类,是医学各科共同追求的理想原则。如传染病科肺炎划分为双球菌性、金黄色葡萄球菌性或病毒性。在精神疾病中,散发性病毒性脑炎所致精神障碍、多发性梗死性痴呆(指明病因与病变部位)、慢性酒精中毒性幻觉症、苯丙酮尿症(包括遗传染色体与生化代谢障碍)均是按病因命名与分类的。应激障碍和心理生理障碍也是按病因学原则分类的。这样的病因已明或比较确切的精神疾病在临床所占比例甚低。精神疾病全部按病因学原则分类,只能是将来的远景目标。

(二)症状学分类原则

按症状学分类是根据共同症状或综合征建立诊断。90%左右的精神障碍尽管可能存在遗传因素、神经生理和神经生化等病理生理改变,但至今仍然没有确切的病因,往往是多因素综合的作用,而不能归因于单一因素,只能按临床表现的主要症状或症状群的不同进行分类,例如精神分裂症、妄想性障碍、双相障碍、抑郁障碍、注意缺陷与多动障碍、特殊技能发育障碍等,都是以主要症状或症状群进行命名与分类的。同一种以症状命名的疾病,可以是生物性的(以生化改变为基础),也可以是心因性的,或者是药源性的,还有器质性的(如脑动脉硬化)或物质成瘾所致的。这种诊断只能反映疾病当时的状态,若主要症状改变,也可能导致诊断的改变;临床表现符合两种或多种疾病的诊断标准时,可以同时给予多个精神障碍的诊断。

症状学分类忽视了对主要的、决定性因素与次要的、促发性因素的区别对待,全盘否定传统的器质性与功能性、内源性与外源性、生物性与心因性等精神疾病的病因学命名与分类。若全部按症状学原则分类,如物质成瘾所致精神障碍、一般躯体疾患所致精神障碍等如何以症状学原则改变命名与分类,难以行得通。目前只能遵循病因学分类和症状学分类兼顾的原则。

世界卫生组织(WHO)组织编写的国际疾病分类第 10 版(ICD-10)基本上遵循病因病理学分类和症状学分类兼顾的原则,但美国的精神障碍诊断与统计手册第 5 版(DSM-5),仍然主要按照症状学分类原则进行。

第二节　常用精神障碍分类系统与诊断

一、精神障碍分类系统

(一)疾病及有关保健问题的国际分类系统(ICD 系统)

ICD 是国际疾病分类的英文的缩写,简称国际分类。

1889 年巴黎召开的国际精神病学会议通过的国际分类法划分 11 种精神疾病。20 世纪初,德国精神病学家 Kraepelin 划分早发性痴呆(即精神分裂症)、躁郁症、妄想狂(Esquirol 最早提出癫狂 monomanla 的诊断名称),为精神疾病分类学作出了重大贡献,影响至今。

1948 年由 WHO 颁布了《国际疾病分类第 6 版》(ICD-6),首次列入精神疾病一章,共有 26 种精神疾病的病名。1992 年出版的 ICD-10,对每种精神疾病都列出了诊断指南和鉴别诊断要点。目前正在进行 ICD-11 现场测试。ICD-10 在国际上有非常广泛的影响,包括我国在内的许多国家及地区政府卫生部门均指定为官方标准疾病分类系统。

ICD-10 主要分类类别如下:

F00-F09　器质性(包括症状性)精神障碍。

F10-F19　使用精神活性物质所致的精神及行为障碍。

F20-F29　精神分裂症、分裂型及妄想性障碍。

F30-F39　心境(情感性)障碍。

F40-F49　神经症性、应激性及躯体形式障碍。

F50-F59　伴有生理障碍及躯体因素的行为综合征。

F60-F69　成人的人格与行为障碍。

F70-F79　精神发育迟缓。

F80-F89　心理发育障碍。

F90-F98　通常发生于儿童及少年期的行为及精神障碍。

F99　待分类的精神障碍。

ICD-10 根据不同需要,出版了 3 种版本:临床诊断用版本、研究用诊断标准、基层医生用版本。

(二)美国精神障碍诊断与统计手册系统(DSM 系统)

1918 年,美国制订了第一个精神疾病分类学标准,形成了精神疾病诊断与统计手册(DSM)。美国精神病学会认为 ICD-6 不能满足临床需要,于 1952 年出版了《精神障碍诊断与统计手册》(DSM)第 1 版,称为 DSM-Ⅰ。以后相继出版了 DSM-Ⅱ(1968)、DSM-Ⅲ(1980)、DSM-Ⅳ(1994)和 DSM-5(2013)。自 DSM-Ⅲ 开始,制定了描述性诊断标准,主张 5 轴诊断。但是 DSM-5 弃罗马数字"Ⅴ"改用阿拉伯数字"5",取消了 5 轴诊断,分类与疾病的编码尽量与 ICD-11 保持一致,采用临床综合征及谱系障碍进行疾病诊断分类,将躯体疾病所致、物质/药物所致的某一精神障碍(临床综合征)放在各类障碍之中,使精神科医师和非精神科医师都方便使用。与 DSM-Ⅳ 相比,DSM-5 疾病诊断新增 15 个,删除 2 个,合并 28 个;强迫症及相关障碍、创伤和应激相关障碍作为新的疾病分类不再放在焦虑障碍类别之中;自闭症、亚斯伯格症及广泛性发育障碍综合为自闭症谱系障碍;简化双相和抑郁障碍的分类;提高重度和轻度神经认知障碍的特异性。放弃近 60 年使用"依赖"的传统,改用"成瘾"一词;特别是首次将近年来社会突出的网络成瘾现象,以"网络游戏障碍"放在第三部分"需要进一步研究的状况"中。

DSM-5 可分为以下几类疾病:

(1)神经发育障碍。

(2)精神分裂症谱系及其他精神病性障碍。

(3)双相及相关障碍。

(4)抑郁障碍。

(5)焦虑障碍。

(6)强迫及相关障碍。

(7)创伤及应激相关障碍。

(8)分离障碍。

(9)躯体症状及相关障碍。

(10)喂食及进食障碍。

(11)排泄障碍。

(12)睡眠-觉醒障碍。

(13)性功能障碍。

(14)性别烦躁。

(15)破坏性、冲动控制及品行障碍。

(16)物质相关及成瘾障碍。

(17)神经认知障碍。

(18)人格障碍。

(19)性欲倒错障碍。

(20)其他精神障碍。

(21)药物所致的运动障碍及其他不良反应。

(22)可能成为临床关注焦点的其他状况。

(三)中国精神障碍分类与诊断标准(CCMD 系统)

1949 年中华人民共和国成立之前,我国没有自己的精神疾病分类系统。1958 年 6 月国家卫生部在南京召开第一次全国精神病防治工作会议上,提出将精神疾病划分 14 类,1978 年 7 月中华医学会对其修订,并于次年正式公布,名为"精神疾病分类(试行草案)",将精神疾病分为 10 类。精神疾病的十分法,为我国较先采用,沿用至今,后来 ICD-10 亦使用十分法。

受到 DSM-Ⅲ(1980)制定精神疾病诊断标准的启示,我国相继制定了精神分裂症诊断标准(1981)、躁狂抑郁症临床工作诊断标准(1984)和神经症临床工作诊断标准(1985),内容包括症状学标准、病程标准、严重程度标准和排除标准,应可定为 CCMD-1 版《中国精神障碍分类与诊断标准》(CCMD)。症状学标准需要症状肯定无疑症状至少符合几条,病程标准需要肯定无疑症状至少持续数月或多久,严重程度标准指患者疾病严重程度及社会功能损害程度,排除标准指需要排除其他精神障碍。具体详见各章疾病诊断标准。

1989 年通过了 CCMD-2,并于同年 10 月出版了案例集。以后对其修订形成 CCMD-2-R(1994),2001 年公布了 CCMD-3。

CCMD-3 系统的分类兼顾症状学分类和病因学分类,有条件按病因分类者应按此分类,例如器质性精神障碍等。其他病类目前主要用症状学分类。

CCMD-3 主要分类如下:

(0)器质性精神障碍。

(1)精神活性物质与非成瘾物质所致精神障碍。

（2）精神分裂症和其他精神病性障碍。

（3）心境障碍。

（4）分离性障碍、应激相关障碍、神经症。

（5）心理因素相关的生理障碍。

（6）人格障碍、习惯和冲动控制障碍、性心理障碍。

（7）精神发育迟滞、童年和少年期心理发育障碍。

（8）童年和少年期多动障碍、品行障碍、情绪障碍。

（9）其他精神障碍和心理卫生情况。

二、精神障碍的诊断

临床医学（包括内、外等科）以及临床精神病学同属自然科学范畴，它们探讨的共同目标都是为人类健康和发展。临床医学属于实践科学体系，实践经验至关重要。一位合格的临床医生必须是具有专业理论知识，同时还必须是具有一定的临床经验和掌握一定临床技能和方法的执业医生。精神障碍多数确切病因不明，至今尚未发现可确切地帮助明确诊断并且客观的生物学指标。临床精神科医生还缺少像内外科医生所拥有的物理诊断、化学诊断和影像诊断等辅助诊断的工具。临床精神科医生长时间以来只能依靠的是最基本的临床医学科学观察方法，临床精神科医生需要在日常工作中努力实践，以掌握符合客观实际的、科学正确和可靠的技能和方法，以及科学的思维方法，就能做出正确诊断。

（一）精神科诊断原则与思路

诊断是指把一个具体患者的病情纳入疾病分类的某一项目中，其具体过程为医师凭借专业知识和技能，通过与患者进行面谈、观察和检查（包括实验室检查），对其个人、家庭、社会的状况或潜在健康问题和生命过程的重大事件所做临床判断。医师依此为基础，以治疗程序为框架，通过治疗部分或完全解决这些问题，达到治疗目标。不同的分类体系有不同的诊断名称，因而在诊断前首先应该掌握疾病的分类。

1.精神障碍的诊断原则

诊断的基本目的是选择合适的治疗和预测疾病的结果，当然也有利于统计分析和交流。疾病的治疗可分为两大类，即病因治疗和对症治疗。前者治疗方式比后者更彻底，因此病因诊断比症状诊断更有利于治疗，而根据病因的诊断分类远比症状性分类更理想。病因诊断是最理想的医学诊断思路，但许多精神疾病的病因尚未明确阐明。

因此，诊断的步骤主要从症状分析开始，越早认识症状就能越早做出诊断、及时进行治疗。有经验的医师就像老练的侦探一样，能够从错综复杂的蛛丝马迹或不典型的症状表现中找出诊断的依据。这种本领是无法从书本直接获得的，而需要靠不断总结实践经验习得。诊断的线索不但需要医师通过检查去发现，也可以通过其他人提供的线索去发现。对于精神科医师而言，一般不会忽视与精神状态相关的线索，但往往不太重视与躯体症状相关的各种线索，这是需要我们努力去改变的现状。

临床思维方法是指临床医师根据收集的感性资料，运用专业知识和经验，按客观规律进行分析综合，判断推理找出疾病本质特点，确定诊断和处置原则的过程。误诊的原因大致可归纳如下：①病史收集欠详细可靠；②病情表现不够充分；③病情观察不够客观，症状识别不正确；

④采用的诊断标准不够完善或不能正确使用诊断标准;⑤诊断思维过程不科学,例如对初始诊断假设采取固定和排他性思维方式,使自己陷于"先入为主"的主观偏见之中;⑥科学发展水平所限,对某些疾病尚不能很好识别。

目前,精神障碍大多病因复杂,症状多样,常需依赖症状群诊断。而轻度的精神症状与正常的精神活动之间常有交叉重叠之处,因此对某些疾病的诊断就存在松紧不一、尺度各异的现象。基于这种事实,很早之前就有学者提出针对某一疾病的特征性"诊断性症状",如诊断精神分裂症时就有 Eugen Bleuler 所提出的"4A"基本症状和 Kurt Schneider 提出"一级症状"等,这样的观点虽然一度获得较多的专家首肯但一直未能得到广泛的临床应用,并越来越受到"挑战"。鉴于此,WHO 及美国 APA 都先后依照疾病定义的方式制定了针对各个精神障碍的统一诊断标准,并根据学科发展的状况不断地进行补充与修订,成为国际上广为接受的 ICD 和 DSM 诊断系统。这些诊断分类系统目前已经成为指导我国精神病学临床工作的主要工具。

2.精神障碍的诊断思路

精神障碍的诊断主要遵循"症状-综合征诊断"(SSD)的过程式思维方法。具体的过程为:首先确定精神症状,再根据症状组合确定综合征,然后对精神症状或综合征的动态发展趋势,结合发病过程、病程、病前性格、社会功能等相关资料进行综合分析,提出各种可能的诊断假设,并根据可能性从小到大的次序逐一予以排除,最后做出结论性诊断,即做出症状性诊断或结合病因做出病因性诊断。精神障碍的诊断必须遵循实践、认识、再实践、再认识的原则,临床诊断确定以后,应继续观察和随访,通过实践检验诊断的正确性。临床工作中,具体病例的SSD 诊断过程,大致通过以下四个环节:①发病基础;②起病及病程;③临床表现;④病因与诱因。

(1)发病基础:包括一般资料、家族遗传史、病前性格、既往疾病史等。这些相关因素常可影响疾病的临床表现,病程发展或是疾病的病因或诱因。主要应注意以下几点:①就患者的职业而言,应注意患者有无接触有害物质的情况,农民的农药接触史,工人的化学物质接触史等;②应注意既往疾病史中有无急慢性躯体疾病及病情发展过程,躯体疾病与精神障碍的关系和病程发展特点,治疗情况及目前疗效等(有时精神障碍发生前的躯体症状,如发热、口角疱疹和上呼吸道感染症状可能是散发性脑炎的前驱症状);③应注意病前性格、家庭与学校教育对患者个性形成和发展的影响,个性健全与否或个性的某些偏向常与罹患某种疾病有一定联系;④家族成员中是否存在精神疾病、癫痫、精神发育迟滞及性格异常等病史,均可作为精神障碍诊断分析的相关参考。

(2)起病及病程:精神障碍起病与病程的时间界定尚无统一规定。按美国的研究用诊断标准(RDC)所描述的情形,发病时间在 2 周以内者为急性起病;2 周以上到 3 个月为亚急性起病;3 个月至 2 年为亚慢性发病;而慢性起病则为 2 年以上者。一般说来,急性发病多见于器质性精神障碍(如感染、中毒所致精神障碍等)或急性心因性精神障碍等,对这些疾病应特别注意寻找病因。此外,阵发性或反复发作的病程,常见于心境障碍、癫痫及转换性障碍等。

(3)临床表现:根据 SSD 思维方法,首先要确定精神症状。然后根据症状组合而确定综合征,并将每一症状或综合征与类似现象进行比较,弄清其性质特点及与心理背景、环境之间的相互关系。通过深入细致地分析综合,判断推理,使其成为诊断依据。如意识障碍或痴呆(包括相应综合征)常提示脑器质性精神障碍或躯体疾病所致精神障碍。需要指出的是,通常一种症状或综合征可见于多种精神障碍,例如脑衰弱综合征既可能是精神分裂症的早期症状,也可能为脑动脉硬化的前期表现,或者仅仅是神经症。要透过这一脑衰弱综合征外在表象去了解其后所代表的真正内涵与实质,就需要从临床实践出发,反复分析其中的主次关系,并根据不同疾病的其他特征性表现进行鉴别。

(4)病因与诱因:理想状态下,对精神障碍的诊断应该如同针对躯体疾病的诊断一样,尽量做出病因性诊断。精神科医师在收集病史及进行精神检查、体格检查与实验室检查时,应结合疾病特点和各种检查结果,综合分析,仔细比较,尽可能明确病因。一般而言,精神障碍的致病因素大致分为生物因素与心理社会因素。由生物因素引起的精神障碍,一般伴有相关阳性症状与体征,通过体格检查或实验室检查可获相应异常发现。心理社会因素引起的精神障碍,起病前必然有明显精神创伤或应激性事件存在。部分精神障碍,如精神分裂症或心境障碍等病因未明,可能为个体素质因素和环境影响共同作用所致,此种情况下通常将其病前心理社会因素归咎于诱因或偶然巧合,必须仔细分辨发病与这些心理社会因素的确切关系,特别注意发病与精神刺激的时间关系,在应激性事件前是否已明确存在或偶尔出现不适当的言行等。

(二)标准化诊断性精神检查工具

世界卫生组织曾在不同社会文化背景下对精神障碍诊断的可靠性、一致性进行研究,发现临床医生之间在疾病诊断上存在差异。分析差异产生的原因为所收集的资料来源不同;医生所使用的术语和对术语含意的理解不同;交谈检查的方法不同以及所采用的疾病分类法和诊断标准不同。为提高疾病诊断水平和可靠性,国外精神病专家在制定诊断标准的同时,还编制了标准化精神检查工具和计算机诊断系统用于临床诊断和研究。此种工具是由有临床经验的精神病专家根据诊断要点和(或)诊断标准所设计,它包括一系列条目,每一条目代表一个症状或临床变量、规定的检查程序、提问方式和评分标准,并附有本工具的词条解释。这是一种定式或半定式的面谈检查工具,医生或研究者严格按照规定进行询问和检查,遵循词条定义对所获结果进行评分编码,确定症状是否存在并判断其严重度。不同医生使用此种标准化检查工具检查患者,可以获得同样的诊断结果,大大提高了诊断的一致性。目前常用的诊断性精神检查工具有 CIDI,即复合性国际诊断交谈检查表和 SCID,即定式临床检查。前者可以分别得出ICD-10 和 DSM-Ⅳ 的诊断,后者只能得出 DSM-Ⅳ 的诊断,前者可由非精神科医生操作,而后者必须由经过训练的精神科医生使用。

近些年来,在一些流行病学研究中,也有采用了一个更为简化的诊断工具,即简明国际神经精神访谈 MINI。MINI 是由 Sheehan 和 Lecrubier 开发的一个简单、有效和可靠的定式访谈工具,主要用于筛查、诊断《精神障碍诊断和统计手册第四版(DSM-Ⅳ)》和《国际精神障碍统计分类手册(ICD-10)》中 16 种轴精神疾病和一种人格障碍,包括 130 个问题。与《定式临床检查患者版(SCID-P)》和《复合性国际诊断访谈表(CIDI)》一样,MINI 中每种诊断为一题组,大部分诊断都有排除诊断的筛查问题。已经有研究对 MINI 与 SCID-P 和 CIDI 的信度和效度比较,结果显示 MINI 具有非常可接受的信度和效度评分。目前 MINI 已经被翻译为多种文字,广泛应用于临床试验和临床实践。近年来,我国越来越多地参与国际性临床研究,已将 MINI 英文版 5.0.0 翻译为中文版,并进行了信效度检验,结果显示 MINI 中文版对抑郁发作、焦虑障碍、物质依赖、精神病性障碍的诊断与用 SCID-P 做出的诊断有很高的一致性。MINI 的使用确保了诊断过程的准确性和一致性,并且可以发现潜在的精神科共病,由于访谈过程简短,问题简洁,易于被患者接受,可在临床实践中广泛使用。

第三章　精神障碍的症状学

第一节　概　述

研究精神症状及其机制的学科称之为精神障碍的症状学或临床精神病理学。由于精神疾病诊断和分类主要是依据临床症状而非病因,因此,学习正确辨认精神疾病的症状是做好精神科护理工作的第一步。即使在非精神科工作,识别精神症状,也是护理工作的重要内容。

一、精神症状的本质

异常的精神活动通过人的外显行为如言谈、书写、表情、动作行为等表现出来,称之为精神症状。精神症状是大脑功能障碍的表现,这种障碍必定有其物质基础,只是其严重程度与性质不一。大致上可以分为以下几种情况:第一是大脑结构的改变所致,如阿尔茨海默病;第二是脑血管疾病所致的精神障碍,如脑血管病变导致的多发性梗死性痴呆;第三是颅脑外伤所致的精神障碍;第四是颅脑占位性病变所致的精神障碍;第五是颅内感染所致的精神障碍;第六是大脑代谢或生化病变所致的精神障碍,如躯体疾病所致的精神障碍;第七是目前病因或发病机制不明的所谓"功能性精神病"的症状,如精神分裂症、心境障碍等。虽然目前对精神疾病发病机制不十分明了,但可以肯定不久的将来一定会揭开这一谜底。

精神症状发生于中枢神经系统病变的基础之上,但是症状的内容却受心理社会因素的影响,随时代的演进而变化,表达的是客观现实的内容。如思维被扩散,以前认为是患者自己的思想虽没说出来,如同广播一样被广播出去了,现在很多患者觉得自己的思想虽没说出来,但如同网络一样被传播了。

二、精神症状的特点及其在诊断中的地位

每一种精神症状均具有以下特点:①症状的内容与周围客观环境不相符合,如各项躯体检查没有发现患者有器质性疾病,但是患者仍过分担心自己会有心脏病发作而害怕出门或独自待在周围没有人的环境;②精神症状的出现不受患者意识的控制;③症状会给患者带来不同程度的社会功能损害,这一点也是鉴别精神活动是否正常的关键。

在护理观察中首先应确定患者是否存在精神症状及存在哪些精神症状;其次应了解精神症状的强度、持续时间的长短,并评定其对社会功能影响的严重程度;第三,应善于分析各种症状之间的关系,确定哪些症状是原发的,与病因是否直接有关,是否具有诊断价值;哪些症状是继发的,有可能与原发症状存在因果关系;第四,应重视对各种症状之间的鉴别,减少对精神疾病的误诊和漏诊;第五,应学会分析和探讨各种症状发生的可能诱因或原因及影响因素,包括生物学和社会、心理因素,以利于建立针对性的护理计划来治疗和消除症状;第六,在尽可能的情况下,帮助患者或家属明白不正常的表现是什么,不正常的可能的原因是什么,如何才能消除这些不正常表现。

通常按心理过程来归类与分析精神症状。一般分为认知(感知觉、注意、思维、智能等)、情感、意志行为等。以下关于精神症状的讨论也按以上三个过程进行阐述。

第二节　常见的精神症状

一、认知障碍

认知是指人脑接受外界信息,经过加工处理,转换成内在的心理活动,从而获取知识或应用知识的过程。该过程包括记忆、语言、视觉空间、执行、计算和理解、判断等方面。认知障碍指的是上述认知功能的一项或多项受损。认知障碍主要包括感知障碍、思维障碍、记忆障碍和注意障碍。

(一)感知障碍

感知觉包括感觉和知觉两个精神(心理)活动过程。感觉是大脑对客观刺激作用于感觉器官所产生对事物个别属性的认识,如形状、颜色、大小、重量和气味等。知觉是在感觉的基础上,大脑对事物的各种不同属性进行加工(综合与理解),并结合以往的经验而形成的整体印象。感知障碍包括感觉障碍与知觉障碍。

1.感觉障碍

感觉障碍包括感觉减退、感觉过敏和内感性不适(体感异常)等,多见于神经系统器质性疾病和癔症。

(1)感觉减退:指对刺激的感受性下降,感觉阈值升高,表现为对外界的强烈刺激产生轻微的感觉体验或完全不能感知,如感觉缺失,可见于抑郁发作、木僵状态、意识障碍和分离(转换)障碍。

(2)感觉过敏:指对刺激的感受性增高,感觉阈值降低,表现为外界一般强度的刺激就能引起强烈的感觉体验,如感觉阳光特别刺眼、感到轻音乐特别刺耳等,多见于神经症、更年期综合征。

(3)内感性不适/体感异常:指躯体内部产生的不舒服和难以忍受的异样感觉,如咽喉堵塞感、胃肠扭转感、腹部气流上涌感等,多见于疑病症、躯体化障碍、精神分裂症、抑郁发作等。

2.知觉障碍

知觉障碍主要包括错觉、幻觉和感知综合障碍。

(1)错觉:指对客观事物歪曲的知觉。错觉可见于正常人,如正常人在光线暗淡、恐惧、紧张和期待等心理状态下可产生错觉,经验证后可以认识纠正。病理性错觉常在意识障碍时出现,多表现为错视和错听,常带有恐怖色彩,多见于器质性精神障碍的谵妄状态。

(2)幻觉:指没有现实刺激作用于感官器官时出现的知觉体验,是一种虚幻的知觉。幻觉是临床上最常见而且重要的精神病性症状,常与妄想合并存在。幻觉可根据其所涉及的感觉器官、来源、产生的条件进行不同的分类。

按照所涉及的感觉器官的不同,可分为幻听、幻视、幻嗅、幻味、幻触、内脏幻觉。①幻听:是临床上最常见而且具有诊断意义的幻觉,指患者可听到单调的或复杂的声音。评论性幻听、议论性幻听和命令性幻听为诊断精神分裂症的重要症状。②幻视:为常见的幻觉形式,内容多样,从单调的光、色、各种形象到人物、景象、场面等。在意识障碍时,幻视多为生动鲜明的形象,并常具有恐怖性质,多见于躯体疾病伴发精神障碍的谵妄状态。在意识清晰时出现的幻视常见于精神分裂症。③幻嗅:指患者闻到一些常人未闻到的难闻的气味,如腐败尸体的味道、浓烈刺鼻的药物气味等,往往引起患者产生不愉快的情绪体验,常与其他幻觉和妄想结合在一起。如患者坚信其所闻到的气味是有人要害自己而故意放的,从而加强了被害妄想,常见于精神分裂症。如果是单一出现的幻嗅,需考虑颞叶癫痫或颞叶器质性损害。④幻味:指患者尝到食物内有某种特殊的怪味道,因而拒食,常继发被害妄想,主要见于精神分裂症。⑤幻触:指患者感到皮肤或黏膜上有某种异常的感觉,如虫爬感、针刺感等,也可有性接触感,主要见于精神分裂症或器质性精神病。⑥内脏幻觉:指患者对躯体内部某一部位或某一脏器的一种异常知觉体验。如感到肠扭转、肺扇动、肝破裂、心脏穿孔、腹腔内有虫爬行等,常与疑病妄想、虚无妄想或被害妄想伴随出现,多见于精神分裂症及抑郁症。

按幻觉体验的来源分为真性幻觉和假性幻觉。①真性幻觉:指患者体验到的幻觉形象鲜明,如同外界客观事物形象一样,存在于外部客观空间,是通过感觉器官而获得的,患者常常坚信不疑,并对幻觉做出相应的情感与行为反应。②假性幻觉:幻觉形象不够鲜明生动,产生于患者的主观空间,如脑内、体内,幻觉不是通过感觉器官而获得,如听到肚子里有说话的声音,虽然幻觉的形象与一般知觉不同,但是患者却往往非常肯定地认为他的确是听到了或看到了,因而对此坚信不疑。

按幻觉产生的条件可分为功能性幻觉、反射性幻觉、入睡前幻觉和心因性幻觉。①功能性幻觉:指当某种感觉器官处于功能活动状态的同时,出现涉及该器官的幻觉,正常知觉与幻觉并存,如患者在听到脚步声的同时听到他人议论、评论自己的声音。多见于精神分裂症或心因性精神病等。②反射性幻觉:指当某一感官处于功能活动状态时,出现涉及另一感官的幻觉,多见于精神分裂症。③入睡前幻觉:该幻觉多出现在入睡前,患者闭上眼睛就能看见幻觉形象,多为幻视,如可见到各种动物、风景或人体的个别部分等,它与睡梦时的体验相近似,常见于精神分裂症。④心因性幻觉:指在强烈心理因素影响下出现的幻觉,幻觉内容与心理因素有密切联系,多见于心因性精神病、分离(转换)性障碍等。

(3)感知综合障碍:指患者对客观事物能感知,但对某些个别属性,如大小、形状、颜色、距离、空间位置等产生错误的感知,多见于癫痫。主要有视物变形症、自身感知综合障碍、时间感知综合障碍、空间知觉障碍和非真实感。①视物变形症:指患者感到周围的人或物体在大小、形状、体积等发生了变化。其中看到物体的形象比实际增大称作视物显大症,看到的物体比实际缩小称为视物显小症。多见于癫痫患者。②自身感知综合障碍:指患者感到自己身体的某一部分在大小、形状等发生了变化,多见于精神分裂症、癫痫等。③时间感知综合障碍:指患者对时间的快慢出现不正确的知觉体验,如感到时间在飞逝,或者感到时间凝固了,岁月不再流逝。可见于正常人或者情感性精神障碍群体。④空间知觉障碍:指患者感到周围事物的距离发生了改变,如候车时汽车已驶进站台,而患者仍感觉汽车离自己很远。可见于癫痫、精神分裂症患者。⑤非真实感:也称为现实解体,指患者感到周围事物和环境发生了变化,变得不真实,视物犹如隔了一层窗纱。可见于抑郁症、神经症和精神分裂症等。

(二)思维障碍

思维是人脑对客观事物间接概括的反应,它可以揭露事物内在的、本质的特征,是人类认识活动的最高形式,通过言语或文字来表达。思维包括分析、综合、比较、抽象、概括、判断和推理等基本过程。正常人的思维有以下几个特征:①目的性:思维指向一定的目的,有意识地进行。②连贯性:指思维过程中的概念是前后衔接,相互联系的。③逻辑性:指思维过程符合思维逻辑规律,有一定的道理。④实践性:正确的思维是能通过客观实践检验的。思维障碍的临床表现多种多样,主要包括思维形式障碍和思维内容障碍。

1.思维形式障碍

包括思维联想障碍以及思维逻辑障碍。常见的思维形式障碍如下。

(1)思维奔逸:又称观念飘忽,指联想速度加快、数量增多、内容丰富。患者说话增多,语速加快,说话主题容易产生音联(音韵联想)、意联(字意联想)、随境转移(说话的主题极易随环境而改变)。多见于躁狂症。

(2)思维迟缓:即联想抑制,指联想速度减慢、数量的减少和困难。患者表现语速减慢、语量减少、语声甚低、反应迟缓。患者自觉脑子变笨,反应慢,思考问题困难。多见于抑郁症。

(3)思维贫乏:指联想数量减少,概念与词汇贫乏。患者表现为沉默少语、言语空洞单调、回答简单,严重的患者也可以什么问题都回答不知道。可见于精神分裂症、脑器质性精神障碍及精神发育迟缓。

(4)思维散漫:指思维的目的性、连贯性和逻辑性障碍。患者表现为联想松弛,内容散漫,说话东拉西扯,缺乏主题。对问话的回答不切题,以致检查者感到交谈困难。常见于精神分裂症。

(5)思维破裂:指概念之间联想的断裂,建立联想的各种概念内容之间缺乏内在联系。表现为患者的言语或书写内容有结构完整的句子,但各句含意互不相关,变成语句堆积,整段内容令人不能理解。常见于精神分裂症。

(6)病理性赘述:思维活动停滞不前、迂回曲折,联想枝节过多,做不必要的过分详尽的赘述,无法使他讲得扼要一点,一定要按他原来的方式讲完。多见于癫痫、脑器质性精神障碍及老年性精神障碍。

(7)思维中断:又称思维阻滞,指患者在无意识障碍,又无外界干扰等情况下,思维过程突然中断,表现为患者说话时突然停顿,片刻之后又重新说话,但所说内容不是原来的话题。常见于精神分裂症。

(8)思维插入:指患者感到有某种思想不是属于自己的,不受他的意志所支配,是别人强行塞入其脑中。见于精神分裂症。

(9)强制性思维:指患者体验到强制性涌现大量无现实意义的联想,症状往往突然出现,迅速消失(突发突止)。对诊断精神分裂症有重要意义。

(10)思维化声:指患者思考时体验到自己的思想同时变成了言语声,自己和他人均能听到。多见于精神分裂症。

(11)思维扩散和思维被广播:患者体验到自己的思想一出现,就人尽皆知,感到自己的思想与人共享,毫无隐私而言,为思维扩散。若患者认为自己的思想是通过广播而扩散,为思维被广播。这两种症状均为诊断精神分裂症的重要症状。

（12）病理性象征性思维：属于概念转换，以无关的具体概念代替某一抽象概念，不经患者解释，旁人无法理解。如患者反穿衣服，以表示自己表里如一。常见于精神分裂症。

（13）语词新作：指概念的融合、浓缩及无关概念的拼凑。患者自创一些新的符号、图形、文字或语言并赋予特殊的概念。多见于精神分裂症青春型。

（14）逻辑倒错性思维：指推理缺乏逻辑性，既无前提也无根据，或因果倒置，推理离奇古怪，不可理解。可见于精神分裂症、偏执性精神病等。

（15）强迫观念：即强迫性思维，指在患者脑中反复出现的某一概念或相同内容的思维，明知没有必要，但又无法摆脱。强迫性思维常伴有强迫动作，并常伴有内心痛苦体验。多见于强迫症。

2.思维内容障碍

思维内容障碍主要表现为妄想，它是在病态推理和判断基础上形成的一种病理性的歪曲信念。其特征为：①妄想的内容与事实不符，缺乏客观现实基础，但患者仍坚信不疑；②妄想内容均涉及患者本人，且与个人有利害关系；③妄想内容具有个人独特性，是个体的心理现象，并非集体信念；④妄想内容与患者的文化背景和个人经历有关，且通常伴有浓厚的时代色彩。

妄想是精神科临床上常见且重要的精神症状之一，可根据其起源、结构、内容进行分类。

（1）根据妄想的起源：分为原发性妄想和继发性妄想。

1）原发性妄想：指没有发生基础的妄想，常突然发生，内容不可理解，不能用既往经历、当前处境及其他心理活动加以解释。是精神分裂症的典型症状，对精神分裂症具有重要诊断价值。

2）继发性妄想：指发生在其他病理心理基础上的妄想，或在某些经历、情境等有关的妄想基础上产生另一种妄想等。如因亲人死于某种疾病后过分关注自己的身体健康，而逐渐产生疑病妄想；在抑郁症基础上产生的自罪妄想等。

（2）根据妄想的结构：分为系统性妄想和非系统性妄想。

1）系统性妄想：指内容前后相互联系、结构严密的妄想。此类妄想过程较漫长，逻辑性较强，与现实具有一定的联系。多见于偏执性精神障碍。

2）非系统性妄想：指一些片段、零散、内容不固定、结构不严密的妄想。此类妄想往往产生很快，缺乏逻辑性，内容明显脱离现实。多见于精神分裂症。

（3）根据妄想的内容：分为被害妄想、关系妄想、被控制感、夸大妄想、自罪妄想、疑病妄想、钟情妄想、嫉妒妄想、被洞悉感等。

1）被害妄想：是最常见的妄想。患者坚信自己被跟踪、被监视、被诽谤、被隔离等。患者受妄想的支配可拒食、控告、逃跑或采取自卫、自伤、伤人等行为。主要见于精神分裂症和偏执性精神病。

2）关系妄想：指患者将环境中与他无关的事物都认为是与他有关的。如认为周围人的谈话都是在议论他，别人的一举一动都与他有关系。常与被害妄想伴随出现，主要见于精神分裂症。

3）被控制感：又称物理影响妄想。患者觉得自己的思想、情感和意志行为都受到外界某种力量的控制,如电波、超声波等。此症状是精神分裂症的特征性症状。

4)夸大妄想:指患者认为自己是重要的人物,具有非凡的才智、至高无上的权利和地位,拥有大量的财富和发明创造。常见于躁狂症,也可见于精神分裂症及某些器质性精神病。

5)自罪妄想:又称罪恶妄想。患者毫无根据地坚信自己犯了严重的、不可宽恕的罪恶,应受严厉的惩罚,患者常主动要求劳动改造以赎罪或伴有自杀自伤行为。主要见于抑郁症,也可见于精神分裂症。

6)疑病妄想:指患者毫无根据地坚信自己患了某种严重躯体疾病或不治之症,因而到处求医,即使通过一系列详细检查和多次反复的医学验证都不能纠正。严重时患者认为客观存在的物质已经不复存在,如认为"自己内脏腐烂了""胃肠消失了",称为虚无妄想。多见于抑郁症、精神分裂症、围绝经期精神障碍。

7)钟情妄想:指患者坚信自己被异性钟情。因此,患者采取相应的行为去追求对方,即使遭到对方严词拒绝,仍毫不置疑,而认为对方在考验自己对爱情的忠诚,仍反复纠缠不休。主要见于精神分裂症。

8)嫉妒妄想:指患者无中生有地坚信自己的配偶对自己不忠,另有外遇。为此患者跟踪、监视配偶的日常活动,以寻觅私通情人的证据。可见于精神分裂症、偏执型精神病。

9)被洞悉感:又称内心被揭露。患者认为其内心所想的事,未经语言文字表达就被别人知道了。该症状对诊断精神分裂症具有重要意义。

(三)记忆障碍

记忆是既往事物经验在大脑中的重现,包括识记、保持、再认和回忆 3 个基本过程。记忆障碍常涉及记忆的各个过程。这里关于记忆障碍主要指记忆增强、记忆减退、遗忘、虚构与错构。

1.记忆增强

这里指病理性增强,表现为对患病前已经遗忘且不重要的事都能回忆起来,甚至包括具体细节。多见于躁狂发作、偏执状态。

2.记忆减退

记忆减退指记忆各个基本过程的普遍减退。轻者表现为近期记忆减退,如记不住刚见过的人的名字,记不住昨天吃了什么。多见于神经症、脑器质性精神障碍,也可见于正常老年人。

3.遗忘

遗忘指记忆痕迹在大脑中的丧失,表现为对既往感知过的事物不能回忆。主要包括顺行性遗忘、逆行性遗忘、界限性遗忘和进行性遗忘。

(1)顺行性遗忘:指对紧接着疾病发生以后一段时间内的经历不能回忆。主要见于脑挫伤。

(2)逆行性遗忘:指对疾病发生之前一段时间内的经历不能回忆。主要见于脑外伤、脑卒中。

(3)界限性遗忘:指对某一特定时间段的经历不能回忆,遗忘的发生通常与该时间段内的不愉快时间有关。主要见于分离(转换)性障碍。

(4)进行性遗忘:指随着疾病的发展,遗忘逐渐加重。主要见于老年性痴呆。

4.虚构

虚构指在遗忘的基础上,患者以想象的、未曾经历的事件来填补记忆的缺失。由于进行虚构的患者有严重的记忆障碍,因而虚构的内容自己也不能再记起。多见于痴呆、慢性酒精中毒性精神障碍。

5.错构

错构指在遗忘的基础上,患者对过去所经历的事件,在发生的地点、情节,特别是时间上出现错误的回忆,并对此坚信不疑。临床上多见于痴呆、慢性酒精中毒性精神障碍。

(四)注意障碍

注意指个体的精神活动在一段时间内集中地指向于某一事物的过程。注意的指向性表现出人的心理活动具有选择性和保持性。注意可分为主动注意(随意注意)和被动注意(不随意注意)。主动注意是由外界刺激引起的定向反射,为既定目标的注意。被动注意是由外界刺激被动引起的注意,没有自觉的目标,不需任何努力就能实现。通常所谓的注意是指主动注意。注意障碍指精神活动在一段时间内过度或不能集中指向某一事物的过程。主要有注意增强、注意减退、随境转移、注意范围缩小和注意迟钝。

1.注意增强

这里的注意增强为主动注意增强,指患者特别容易为某事物所吸引或特别注意某些活动。如有妄想观念的患者,对周围环境的变化特别注意,过分地关注别人的一举一动并认为这些行为是针对自己的。见于神经症、偏执型精神分裂症、躁狂发作等。

2.注意涣散

注意涣散又称注意减退,且为主动注意减退。指注意稳定性降低,注意不易集中或不能持久。多见于神经症、精神分裂症和儿童多动症。

3.随境转移

随境转移指被动注意明显增强,主要表现为主动注意不能持久,注意稳定性降低,极易受外界环境的影响导致注意的对象不断变换。主要见于躁狂症。

4.注意狭窄

注意狭窄指主动注意范围的显著缩小,当患者的注意集中于某一事物时,就不能再注意其他事物。常见于意识障碍或智能障碍患者。

5.注意迟钝

注意迟钝指患者的主动注意与被动注意均减退,外界的刺激不易引起患者的注意。常见于衰竭状态、严重脑器质性疾病患者。

二、智能障碍

智能也称为智力,是一个复杂的综合精神活动的功能,是人们获得和运用知识解决实际问题的能力。智能包括观察力、记忆力、注意力、思维能力、想象能力等。它涉及感知、记忆、注意和思维等一系列认知过程。智能障碍分为精神发育迟滞和痴呆两大类。

(一)精神发育迟滞

是指先天或发育成熟以前(18岁以前),由于各种致病因素(如遗传、感染、外伤或缺氧等)使得大脑发育不良或受阻,影响智能发育并造成智力低下和社会适应困难的状态。随着年龄增长,患者的智能水平明显低于正常的同龄人。

（二）痴呆

痴呆指智力发育成熟以后，由于各种原因损害原有智能所造成的智力减退状态。痴呆的发生常具有脑器质性病变基础。根据大脑病变性质、范围及智能损害的程度，可将痴呆分为全面性痴呆、部分性痴呆和假性痴呆。

1.全面性痴呆

全面性痴呆表现为大脑的弥散性器质性损害，智能活动的各个方面均受到损害，从而影响患者全部精神活动，常出现人格的改变、定向力障碍及自知力缺乏。可见于阿尔茨海默病和梅毒性痴呆等。

2.部分性痴呆

部分性痴呆表现为大脑的局部性损伤，患者只产生记忆力减退，理解力削弱或分析综合困难等，但其人格仍保持良好，定向力完整，有一定的自知力，可见于脑外伤后以及血管性痴呆的早期。

3.假性痴呆

假性痴呆指在强烈的精神创伤后可产生一种类似痴呆的表现，而大脑组织结构无任何器质性损害。预后较好，常见于分离（转换）性障碍、反应性精神障碍等。

三、情感障碍

情感和情绪在精神医学中常作为同义词，是指个体对客观事物的主观态度和相应的内心体验。情感反应包括内心体验、相应的机体外部表现和内部生理变化三方面表现，如：喜、怒、哀、乐、爱、憎、忧、思、悲、恐等内心体验；情感反应同时机体发生相应的一系列身体动作变化，称为表情动作，如面部表情、体态表情、言语表情等；情绪与自主神经系统、内脏器官活动相互影响；不仅如此，情绪与其他心理过程（感知、记忆、思维和意志活动）之间也相互影响。心境是指一种较弱而持续的情绪状态。情感障碍必定涉及情绪和心境。情感障碍通常包括情感性质的改变、情感稳定性的改变和情感协调性的改变。

（一）情感性质的改变

多为持续较长时间的心境障碍。

1.情感高涨

情感高涨指正性情绪增强，表现为不同程度的病态喜悦，自我感觉良好，有与环境不相符的过分的愉快、欢乐体验，患者语音高昂，眉飞色舞，喜笑颜开，表情丰富；表现可理解的、带有感染性的情绪高涨，且易引起周围人的共鸣，常伴有与情绪高涨一致的思维奔逸、意志活动增多，多见于躁狂症。

2.欣快

欣快表现不易理解的、自得其乐的情感高涨状态，多见于脑器质性疾病或醉酒状态。

3.情绪低落

情绪低落负性情绪增强，患者表情忧愁、唉声叹气、心境苦闷，觉得自己前途灰暗，严重时悲观绝望而出现自杀观念及企图，常伴有思维迟缓、动作减少及某些生理功能的抑制，如食欲缺乏、闭经等。多见于抑郁症。

4.焦虑

焦虑患者具有无故过分担心发生威胁自身安全和其他不良后果的心境体验，并有紧张、恐惧、坐立不安、搓手顿足、惶惶不可终日等行为表现,还可有心跳加快、紧张性出汗等交感神经兴奋的表现。按其发作的典型形式可分为惊恐发作与广泛性焦虑。

5.恐惧

持续性地对特殊的人、物或情境产生惧怕,并有相应回避的现象。可分为广场恐怖症、社交恐怖症、单纯恐怖症和学校恐怖症等。

(二)情感稳定性障碍

情感稳定性障碍是指情绪反应阈值发生了变化。

1.情感淡漠

情感淡漠对外界任何刺激均缺乏相应的情感反应,患者表情平淡,缺乏相应的内心体验与外部的非语言情绪表现,如面部表情与肢体表情动作。多见于精神分裂症。

2.情感麻木

情感麻木指在强烈精神刺激下引起的暂时性情感反应的抑制状态,患者表现为呆若木鸡,并有相应的言语、行为抑制。多见于心因性精神障碍。

3.情感脆弱

情感脆弱指轻微外界刺激即引起明显的伤心体验。较轻的情感脆弱称为情绪不稳;严重的情感脆弱称为情感失禁,多见于脑血管病所致的精神障碍。

4.情感暴发

情感暴发指在强烈的精神刺激下,突然出现短暂的情感宣泄状态,整个症状杂乱无章,变化很大,具有浓厚的情感色彩,也呈戏剧性的表演色彩,可伴轻度的意识障碍。

5.病理性激情

病理性激情指一种突发的、强烈而短暂的情感反应,常伴有意识障碍,发作后可有遗忘,可产生无指向性的冲动且难以控制。多见于癫痫所致精神障碍。

6.易激惹性

易激惹性指患者对刺激的反应性增高,一般性刺激即引起强烈而不愉快的情绪体验。多见于躁狂发作,也可见于抑郁症、焦虑症、精神分裂症。

(三)情感协调性障碍

1.情感倒错

情感倒错指情感表现与其内心体验或处境不相协调,伴有表情倒错。如听到令人高兴的事时反而表现伤感,或在描述他自己遭受迫害时却表现为愉快的表情。多见于精神分裂症。

2.情感幼稚

情感幼稚指成人的情感反应如同小孩一般幼稚,缺乏理性控制,反应迅速而强烈,没有节制和遮掩。

3.矛盾情感

矛盾情感指同一时间出现两种截然相反、相互矛盾的情感体验。如对同一事物产生又喜又厌的情感体验,对同一人既爱又恨的态度,并不意识到两者是相互矛盾的,也不能判断哪种态度是对的。多见于精神分裂症。

4.被强加的情感

被强加的情感指患者所体验到的情感并不是自发产生的,而是外界力量强加的,它与其他被动体验一起构成精神自动症。多见于精神分裂症。

5.病理性心境恶劣

病理性心境恶劣指无任何外界原因而出现的短暂的心境低沉、苦闷、怨恨,可伴有强烈的敌意、攻击、自伤和自杀行为,持续数日。主要见于癫痫所致的精神障碍,也见于人格障碍。

四、意志行为障碍

意志是指人们自觉地确定目标,并克服困难用自己的行动去实现目标的心理过程。在意志过程中,受意志支配和控制的行为称为意志行为。简单的随意和不随意行动称为动作;有动机、有目的而进行的复杂随意运动称为行为。

(一)意志障碍

1.意志增强

意志活动增多。多伴有情绪高涨、思维奔逸,在病态情感或妄想的支配下,患者可以持续坚持某些行为,如疑病妄想的患者到处求医等。多见于躁狂发作、偏执性精神障碍等。

2.意志减弱

指意志活动的减少。患者表现出动机不足,常与情感淡漠或情感低落有关,缺乏积极主动性及进取心,对周围一切事物无兴趣以致意志消沉,不愿活动,严重时日常生活都懒于料理。常见于抑郁症及慢性精神分裂症。

3.意志缺乏

指意志活动缺乏。表现为对任何活动都缺乏动机、主动要求,生活处于被动状态,处处需要别人督促和管理,严重时本能的要求也没有,行为孤僻、退缩,且常伴有情感淡漠和思维贫乏。多见于精神分裂症晚期精神衰退时及痴呆。

4.矛盾意向

指对同一事物同时出现两种完全相反的意向和情感,表现为遇事缺乏果断,常常反复考虑,不知如何是好,如碰到朋友时,一面想去握手,一面却把手马上缩回来。多见于精神分裂症。

(二)动作与行为障碍

1.精神运动性兴奋

指动作和行为增加。可分为协调性和不协调性精神运动性兴奋两类。

(1)协调性精神运动性兴奋:动作和行为的增加与思维、情感活动协调一致时称作协调性精神运动性兴奋状态,并和环境密切配合。患者的行为是有目的的,可理解的,整个精神活动是协调的,多见于躁狂发作。

(2)不协调性精神运动性兴奋:主要是指患者的言语动作增多与思维及情感不相协调。患者动作单调杂乱,无动机及目的性,使人难以理解,所以精神活动是不协调的,与外界环境也是不配合的。多见于紧张型精神分裂症、青春型精神分裂症及谵妄。

2.精神运动性抑制

指行为动作和言语活动的减少。临床上包括木僵、蜡样屈曲、缄默症和违拗症。

(1)木僵:指动作行为和言语活动的完全抑制或减少,患者长时间保持一种固定姿势,尽管这种姿势并不令人感到舒适。严重的木僵称为僵住,患者不言、不动、不食、面部表情固定,大小便潴留,对刺激缺乏反应,如不予治疗,可维持很长时间。轻度木僵称作亚木僵状态,可见于严重的抑郁症、心因性精神障碍、器质性精神障碍等;严重的木僵见于紧张型精神分裂症。

(2)蜡样屈曲:指在木僵的基础上出现的患者肢体任人摆布,即使是不舒服的姿势,也较长时间似蜡塑一样维持不动。如将患者头部抬高似枕着枕头的姿势,患者也不动,可维持很长时间,称之为"空气枕头",此时患者意识清楚,病好后能回忆。见于紧张型精神分裂症。

(3)缄默症:患者缄默不语,也不回答问题,有时可以手示意。常见于紧张型精神分裂症。

(4)违拗症:患者对于要求他做的动作,不但不执行,而且表现抗拒及相反的行为,可分为主动违拗与被动违拗。多见于紧张型精神分裂症。

(5)刻板动作:指患者机械刻板地反复重复某一单调的动作,常与刻板言语同时出现。多见于紧张型精神分裂症。

(6)模仿动作:指患者无目的地模仿别人的动作,常与模仿言语同时存在,见于紧张型精神分裂症。

(7)作态:指患者做出古怪的、愚蠢的、幼稚做作的动作、姿势、步态与表情,如做怪相、扮鬼脸等。多见于青春型精神分裂症。

五、意识障碍

意识指大脑皮质的觉醒程度。在精神病学领域,意识状态是指人们对客观环境和自身主观状态的认识。其中对客观环境的认识称为环境意识(包括对环境中各种事物的内容、性质及其发生的时间、地点等方面的认识)。对自身主观状态的认识称为自我意识(包括对自己正在感知、注意、记忆、思维、体验以及自我评价和调整)。

意识障碍在精神科临床中较为常见,包括环境意识障碍和自我意识障碍,常见于器质性疾病所致精神障碍及中毒所致精神障碍。常见意识障碍如下。

(一)对周围环境的意识障碍

对周围环境的意识障碍包括以意识清晰降低为主、以意识范围改变为主和以意识内容改变为主的意识障碍 3 种类型。

1.以意识清晰度降低为主的意识障碍

(1)嗜睡状态:此时意识的清晰度水平降低较轻微,在安静环境下,患者经常处于嗜睡状态,呼叫或推动患者肢体,患者可立即清醒,并且也能进行一些简短而正确的交谈或做一些简单的动作,但刺激一消失就又入睡。此时,吞咽、瞳孔、角膜等反射均正常。

(2)意识混浊状态:意识清晰度轻度受损。表现为患者反应迟钝、思维缓慢,注意、记忆、理解困难,对周围环境定向障碍,能回答简单问题,但对复杂问题则茫然不知所措。此时吞咽、角膜、对光反射尚存在,但可出现强握,吸吮等原始反射。

(3)昏睡状态:意识清晰度水平较前者更低,环境意识及自我意识均丧失,没有言语功能。以言语接近消失为特征,表现为患者对一般刺激没有反应,只有强痛刺激才引起防御反射,角膜和睫毛反射减弱,瞳孔对光的反射存在,深反射亢进,病理反射阳性。

(4)昏迷状态:意识完全丧失,以痛觉反应和随意运动消失为特征。任何刺激均不能引起反应,肌张力普遍增高或降低,腱反射尚存在,病理反射阳性。

2.以意识范围改变为主的意识障碍

蒙眬状态:指患者意识清晰度的降低的同时伴有意识范围缩小或狭窄。在狭窄的意识范围内,患者可以正确感知外界刺激,并做出正确的反应,进行一些日常生活的习惯性动作,有时还可以简短地与人对话。当超出这一狭窄的意识范围以外,就不能正确的感知。其表现为联想困难,计算、理解判断能力缺乏,可出现片段的错觉、幻觉和妄想观念及相应行为。常突然发生和中止,持续数分钟至数小时,事后遗忘或部分遗忘。

3.以意识内容改变为主的意识障碍

(1)谵妄:指在意识清晰程度降低的同时,出现大量恐惧性错觉、幻觉和不协调性精神运动性兴奋;意识清晰度处于意识模糊水平;可表现出感觉过敏,大量的生动鲜明的错觉和幻觉,以幻视多见,如看到蛇、昆虫、虎等动物形象;思维不连贯,片段的妄想;情绪恐惧,焦虑,行为冲动、杂乱无章;有定向障碍,意识水平波动,昼轻夜重。一般持续数小时至数日,意识恢复后可有完全或部分遗忘。

(2)梦样状态:指在意识清晰度降低的同时伴有梦样体验。其表现为完全沉湎于幻觉幻想中,与外界失去联系,但外表好像清醒。持续数日或数月,恢复后对梦样内容能够部分回忆。

(二)自我意识障碍

自我意识是指个体对自身精神状况和躯体状况的认识。自我意识障碍是指对自己主观状态不能正确地认识及体验,多见于分离性障碍和分裂症。其主要表现如下。

1.人格解体

人格解体是指患者对自身状况产生一种不真实的体验,属于存在意识障碍。如患者体验到自己的精神活动变得不真实了,不能产生正常的情绪和感受。有些患者感到世界变得不真实或不复存在(现实解体)。人格解体可以单独存在,但常伴随现实解体。

2.双重人格

双重人格是指患者在同一时间内表现完全不同的2种人格。如患者体验到两种不同的内心体验,一方面是甲的,而另一方面又是乙的。若同时体验到2种以上的人格特征时,称为多重人格。

3.交替人格

交替人格是指患者在不同时间内表现为2种完全不同的人格。

4.人格转换

人格转换是指患者否认了原来的自我,自称是另外一个人或动物。

六、自知力障碍

自知力是指对自己精神状态的认识和判断能力。即能否察觉或辨识自己有病和精神状态是否正常,能否正确分析和判断,并指出自己既往和现在的表现与体验中哪些是属于病态。有的把自知力归于自我意识障碍中。依据认识程度可以分为自知力完整、部分自知力和自知力的丧失3种情况。

自知力的丧失是重性精神障碍的重要标志,自知力障碍的程度也是判断病情恶化、好转或治愈的一个标准,自知力对疗效、防止复发有极其重要的意义。

第三节 常见综合征

一、幻觉妄想综合征

幻觉妄想综合征以幻觉和妄想为主要表现,可伴发情绪和意志行为异常,幻觉以听幻觉和视幻觉最常见。妄想以被害妄想的关系妄想最常见。主要见于精神分裂症偏执型,也可见于慢性酒精中毒、中枢神经系统病变。

二、急性脑综合征

急性脑综合征也称谵妄,常表现为意识障碍昼轻夜重、神思恍惚、注意力不集中,对周围环境和事物的觉察清晰度降低。主要见于颅内感染及中枢神经系统疾病。

三、慢性脑综合征

慢性脑综合征主要表现为痴呆、慢性精神病症状,如抑郁状态、类躁狂状态、类精神分裂症,伴明显的人格改变和记忆障碍。可见于慢性躯体疾病、严重躯体疾病。

四、遗忘综合征

遗忘综合征又称科萨可夫综合征,以近事遗忘、虚构和定向障碍为特征。无意识障碍,智能完好。主要见于慢性酒精中毒、感染、脑外伤等。

五、躁狂综合征

躁狂综合征是指在心境持续高涨的情况下,出现联想加快、言语增多、自我评价过高、睡眠需求减少、活动增多等现象的综合征。主要见于情感性精神障碍、脑器质性病变和躯体疾病等。

六、抑郁综合征

抑郁综合征主要表现为情绪低落、思维迟缓和意志活动减退等症状。主要见于情感性精神障碍、脑器质性病变和躯体疾病等。

七、脑衰弱综合征

脑衰弱综合征主要表现为精神活动易兴奋、易疲劳等特点,情绪不稳定、情感脆弱。是最缺乏特异性的综合征。可见于中枢神经系统病变及躯体疾病。

第四章 器质性精神障碍

第一节 谵妄

谵妄又名急性脑病综合征,是一种病因非特异的综合征,其特征是急性发生的意识清晰程度降低、注意、知觉、思维、记忆、精神运动行为、情绪和睡眠觉醒周期发生改变的功能紊乱。可发生于任何年龄,但以老年患者,尤其住院患者更为多见。谵妄状态通常病程短暂,严重程度有波动,多数患者在4周或更短的时间内恢复,但病程持续达6个月的持续性谵妄并不少见。谵妄往往起病迅速,病情明显波动,临床表现多种多样,严重程度可从轻微到极为严重差别很大。

越来越多的临床研究发现,谵妄可导致患者住院时间延长、原有认知功能障碍加重、丧失自我照顾能力而需要人员照顾或入住护理机构、患者病死率增加,从而增加患者的医疗花费和社会负担。临床医生对谵妄知识的深入了解,有助于早期对可校正的危险因素进行干预、并在急性期给予更好的治疗,从而整体改善老年患者的预后。

谵妄在老年住院患者中非常常见,根据住院患者的特征不同、医院类型不同以及使用的检测工具敏感性不同,不同研究方法所报道的谵妄发生率存在一定差别。据国外文献报道,老年患者在入院时谵妄的发生率为14%～24%,在综合医院住院过程中,综合医院患者人群的发生率为6%～56%。对于术后患者,谵妄的发生率为15%～53%,重症监护病房(ICU)为高达70%～87%,而终末期患者则可以高达84%。在已有的研究中,谵妄患者的病死率为22%～76%,说明谵妄患者的病死率很高。

一、诊断标准

(一)诊断要点

现有的 ICD-10 标准对谵妄的诊断要点描述如下。

为明确诊断,应或轻或重地存在下列每一方面的症状。

1. 意识和注意损害(从混浊到昏迷;注意的指向、集中、持续和转移能力均降低)。

2. 认知功能的全面紊乱知觉歪曲、错觉和幻觉--多为幻视;抽象思维和理解能力损害,可伴有短暂的妄想;但典型者往往伴有某种程度的言语不连贯;即刻回忆和近记忆受损,但远记忆相对完好,时间定向障碍,较严重患者还可出现地点和人物定向障碍。

3. 精神运动紊乱活动减少或过多,并且不可预测地从一个极端转变成另一个极端;反应时间增加;语流加速或减慢;惊跳反应增强。

4. 睡眠-觉醒周期紊乱失眠,严重者完全不眠,或睡眠-觉醒周期颠倒;昼间困倦;夜间症状加重;噩梦或梦魇、其内容可作为幻觉持续至觉醒后。

5. 情绪紊乱如抑郁、焦虑或恐惧、易激惹、欣快、淡漠或惊奇困惑。

(二)谵妄的易感因素和诱发因素

谵妄是一个多病因疾病,易感人群(具有一个易感因素)在诱发因素的作用下,通过复杂的交互作用而导致谵妄发生、发展。

谵妄的易感因素包括:

(1)人口学因素:年龄≥65 岁,男性更为易感。

(2)认知功能状态:包括痴呆、认知功能障碍和抑郁症。

(3)患者的功能状态:包括功能不全、需要他人照顾,制动,活动少,跌倒史。

(4)感觉障碍:如视力障碍、听力障碍。

(5)经口摄入减少:从而导致脱水、营养缺乏。

(6)药物:使用多种精神活性药物、使用多种药物、酒精滥用。

(7)合并疾病:包括患有严重疾病、同时存在多种疾病、慢性肾脏或肝脏功能不全、脑卒中史、神经系统疾病、代谢紊乱、骨折或外伤、终末期疾病。

(8)免疫缺陷病毒感染。

谵妄的诱发因素包括药物、神经系统疾病、全身系统疾病、外科手术、环境因素和睡眠剥夺等。可诱发谵妄的药物包括镇静安眠药、麻醉药、抗胆碱能药物、使用多种药物治疗、酒精或成瘾性药物的戒断反应等。对于某些药物,如利多卡因,与谵妄、脑病的关系非常清楚,且有剂量-效应关系。而某些药物,如抗生素,只在患者已有易感因素的情况下,才会诱发谵妄。

二、治疗原则

(一)谵妄的预防

预防谵妄是减少谵妄的发生及其并发症的最有效手段。目前的研究提示,通过多种途径减少谵妄的危险因素,能有效预防谵妄(表 4-1)。

表 4-1 可干预的危险因素和干预措施

危险因素	干预措施
认知功能障碍	定向方案:使用名牌告知医务人员的姓名、每天的日程安排,与患者交流、为其提供周围环境的定向资料
	治疗活动方案:所有患者每天干预一次;对于 MMSE<20 分的患者或定向力得分<8 分的患者,每日进行 3 次认知刺激活动(例如,讨论目前发生的事件,结构化地回忆或单词游戏)
视力障碍	视力方案:双眼近视力测试<20/70 的患者,每日强化使用视力辅助设施(如眼镜或放大镜)和适应性工具(如大号字体的电话键盘、大号字体的书籍、呼叫铃上使用荧光标签)
听力障碍	听力方案:在耳语试验中,12 个单词只能听清 6 个的患者,给予便携式助听设施、耵聍嵌塞取出术,日常加强交流
脱水	脱水方案:血中尿素氮与肌酐的比值≥18 的患者,需早期识别脱水、补充容量(即鼓励多喝水)

危险因素	干预措施
睡眠剥夺	非药物治疗方案:所有患者需要每日干预一次睡觉前的热饮料(牛奶或药茶)、放松音乐、后背按摩 睡眠促进方案:所有患者需降低病房噪音,调整作息时间(如调整用药和治疗、操作时间)
卧床少动	早期活动方案:每日3次离开床活动;如果患者慢性卧床、使用轮椅、制动(如骨折或深静脉血栓形成)或医嘱需要卧床休息,则进行全范围关节活动;尽可能不适用可导致制动的设施(尿管或躯体束缚)

二、谵妄的治疗

一旦谵妄发生,对于谵妄的治疗目标包括:发现可能的病因、针对病因进行治疗,提供支持、避免并发症,针对行为症状进行治疗。由于谵妄是临床急症,治疗的首要目标是立即发现谵妄的易感因素和诱发因素。支持性治疗包括保护患者气道、维持水电解质平衡、改变体位和活动以防止压疮和深静脉血栓形成,避免使用躯体束缚,满足患者的日常照顾需求。每个谵妄患者均要进行非药物治疗,当患者的症状会危害本人或他人的安全,或导致必要的治疗(如机械通气、中心静脉插管)无法进行时,要考虑药物治疗。

2.非药物治疗

非药物治疗是所有谵妄患者的一线治疗,包括为患者提供定向资料和行为干预。照料者需要给患者提供清晰的指令、与患者保持经常的眼神交流;对于有视力或听力障碍的患者,通过使用辅助设备最大限度地减少这些障碍对患者带来的影响。由于束缚会减少患者活动、加重激越、存在损伤的风险,并有可能延长谵妄的持续时间,因此应尽量避免使用。其他环境干预包括减少病房和医务人员的更换,为家属提供机会让他们陪伴在患者身边(包括晚上),为患者提供安静的环境,夜间提供低亮度的照明。减少夜间的噪音,使患者拥有一个不被打扰的睡眠,对于治疗谵妄非常重要。尽管验证上述认知、情绪和环境干预的临床试验不多,但目前已作为谵妄患者的常规治疗用于临床、未发现明显不良反应。

为了减少患者安眠药的使用,需要对患者的睡眠进行非药物干预,包括睡前热饮、放松音乐和后背按摩。

2.药物治疗

当患者出现激越、幻觉或危险的行为紊乱(如患者有危害自身或他人的行为、高度兴奋、中断必要治疗如拔管的危险)时,应考虑药物治疗。谵妄治疗使用的药物见表4-2。

氟哌啶醇是治疗谵妄行为紊乱的一线药物。低剂量氟哌啶醇与非典型抗精神病药(奥氮平、利培酮)的疗效相当,且不良反应相当;但高剂量的氟哌啶醇会出现更多不良反应。非典型抗精神病药对谵妄的行为症状有效。

当患者的谵妄是酒精或镇静药物戒断所致,或患者有可能是路易体病时,苯二氮䓬类药物是一个良好选择。但对于其他类型的谵妄,苯二氮䓬类药物常可加重谵妄精神症状或导致过度镇静,因而不是谵妄治疗的一线治疗药物。当抗精神病药无效或导致不可接受的不良反应时,可考虑换用和联合使用苯二氮䓬类药物。短效药物,如劳拉西泮 0.5～1mg,每 2 小时给药 1 次(24 小时最大剂量为 3mg),必要时可使用 0.5～1mg 劳拉西泮肌内或静脉注射。

表 4-2 谵妄治疗使用的药物

药物类型及名称	剂量	不良反应	评论
抗精神病药		锥体外系不良反应,尤其	是经常选用的药物
氟哌啶醇	0.5～1.0mg,2 次/天,口服,如果	日剂量＞3mg/d 时;心	效果已被随机对
	需要可以每 4 小时追加一次	电图 Q-T 间期延长;避	照临床试验所证
	剂量(达峰时间 4～6 小时)	免用于戒断综合征、肝	避免静脉注射,
	0.5～1.0mg,肌内注射,必要时	功能不全、恶性综合征	因为药效持续的
	在 30～60 分钟后重复上述剂	患者	时间很短
	量(达峰时间 20～40 分钟)		
非典型抗精神病药			目前仅有小型、非
利培酮	0.5mg,2 次/天	锥体外系副反应与氟哌	对照的试验证实
奥氮平	2.5～5.0mg,1 次/天	啶醇相当或稍弱	其有效性;对于
喹硫平	25mg,2 次/天	心电图 Q-T 间期延长	患有痴呆的老
			人,可导致病死
			率增加
苯二氮䓬类			临床试验证实可延
劳拉西泮	0.5～1.0mg 口服,如果需要每	逆转性兴奋作用,呼吸抑	长或恶化谵妄的
	4 小时重复该剂量*	制,过度镇静	症状
			用于镇静药或酒精
			戒断、帕金森病
			患者,以及恶性
			综合征患者
抗抑郁药			
曲唑酮	入睡时,25～150mg,口服	过度镇静	只在非对照试验中
			验证了其有效性

＊紧急情况时可考虑使用静脉用劳拉西泮

3.为患者和家属提供的信息和支持

应为处于谵妄高风险的患者、罹患谵妄的患者或家属/照料者提供如下信息。

(1)告知他们谵妄是常见的,且通常是暂时的。

(2)描述谵妄时患者的感受。

(3)鼓励高风险的患者及其家属(照料者),在患者的行为有任何突然的变化或波动时,将此告知其医疗团队。

第二节　痴　呆

痴呆是一组进行性的、以多种神经精神功能障碍为特点的临床综合征。

随着病情的发生发展,患者会出现以下改变:记忆障碍、语言障碍、定向力障碍、人格改变、日常生活能力困难、自我忽视、精神症状(如淡漠、抑郁或精神病性症状)以及行为异常(如激越、睡眠异常或性行为脱抑制)。很多痴呆患者仍能保留一定的功能。

在住院患者中,请求精神(心理)科会诊的常见原因是与谵妄相关的行为紊乱。与其他常见原因所导致的谵妄患者相比,痴呆患者更容易出现急性脑病综合征。就是说,痴呆患者更可能因为较轻的全身疾病如泌尿系感染、肺部感染甚至制动就出现谵妄。因此,对于临床谵妄的患者,高度警惕他们是否同时合并痴呆非常重要。

仅仅因为认知功能障碍请求精神(心理)科会诊的情况较少见。而另一个请求精神(心理)科会诊的原因是与痴呆相关的抑郁症状。对于精神科医生来说,仔细区分抑郁症状究竟是痴呆的原因、是与痴呆合并出现的问题还是痴呆所导致的抑郁是非常有价值的,当然这也是有一定困难的。进行鉴别诊断思考时,需要详细了解患者病史;既往有无精神疾病史、有无抑郁发作史;出现抑郁和认知功能障碍的时间关系等。

其他一些医疗问题也促使临床医生要考虑患者是否存在痴呆。如患者忘记是否吃药导致无法遵从医嘱;患者因为忘记关火或者电源导致意外烫伤;患者无法适应住院的陌生环境而出现焦虑、烦躁不安、激越或偏执症状等。后者往往是因为,在痴呆早、中期的认知功能障碍并不明显妨碍患者应付熟悉的环境,而当他们住院时对环境不熟悉、由不熟悉的护理人员照顾、生活上与家里的作息时间也不一致等情况下,他们的应对机制不能正常发挥作用。

一、诊断标准

ICD-10 关于痴呆的诊断要点如下:诊断痴呆的基本条件是存在足以妨碍个人日常生活的记忆和思维减退。典型的记忆损害影响新信息的识记、储存和再现,以前学过的和熟悉的资料也可能会丢失,但这种情况尤见于痴呆晚期。痴呆不仅仅是记忆障碍,还有思维和推理能力损害以及观念的减少;信息摄入过程受损,使患者逐渐感到难以同时注意一个以上的刺激,例如参加几个人的交谈,以及将注意的焦点从一个话题转移到另一个话题。如果痴呆是唯一的诊断,则需提供意识清晰的证据。然而,谵妄附加痴呆的双重诊断也很常见。上述症状和功能损害至少肯定存在 6 个月或以上,方可确定痴呆的临床诊断。

(一)阿尔茨海默病

以下是临床确诊的基本条件。

1.存在如上所描述的痴呆。

2.隐匿起病,缓慢退化,通常难以指明起病的时间,但他人会突然觉察到症状的存在。疾病进展过程中会出现明显的平台期。

3.无临床依据或特殊检查的结果能够提示精神障碍是由其他可引起痴呆的全身疾病或脑的疾病所致(如甲状腺功能低下减退、高血钙、维生素 B_{12} 缺乏、烟酸缺乏、神经梅毒、正常压力脑积水或硬膜下血肿)。

4.缺乏突然性、卒中样发作;在疾病早期无局灶性神经系统损害的体征如轻瘫、感觉丧失、视野缺损及运动协调不良(这些症状会在疾病的晚期出现)。

(二)血管性痴呆

诊断的前提是存在如上所述的痴呆;特征有认知功能的损害往往不均衡;可能有记忆丧失、智能损害及局灶性神经系统损害的体征;自知力和判断力保持较好;突然起病或呈阶梯性退化。局灶性神经系统症状和体征加大诊断的可能性。但某些病例只有通过神经影像学或实施神经病理学检查才能确诊。

其他特征包括：高血压、颈动脉杂音、伴短暂抑郁心境的情绪不稳、哭泣或暴发性大笑、短暂意识混浊或谵妄发作、因梗死而加剧的认知损害等；人格相对保持完整，部分患者的人格改变多见淡漠、缺乏控制力或原有人格特点如自我中心、偏执或易激惹更加突出。

（三）可在他处归类的其他疾病的痴呆

多种疾病可导致痴呆，如颅内局灶病变、创伤性疾病、感染性疾病、内分泌疾病、营养和代谢性疾病以及自身免疫性疾病等。此外主要累及脑部组织的疾病也包含于此如额颞叶痴呆、路易体痴呆、帕金森病所致痴呆、克-雅病性痴呆、亨廷顿病性痴呆等。

额颞叶痴呆包含了一组以额颞叶萎缩为特征的痴呆综合征。常见有皮克病、额叶痴呆和原发性进行性失语。通常于40～70岁之间起病。与其他类型的痴呆早期出现认知功能障碍不同，这类痴呆患者明显的人格和行为改变如行为幼稚、无自制力、说谎、嗜酒、懒惰、无礼貌、好恶作剧、冲动、易激惹、漫游、判断理解力差、偷窃、性行为脱抑制等比记忆障碍出现得更早也更显著。部分患者首发症状可为社交退缩、缺乏主动性或抑郁情绪。

路易体痴呆（DLB）是一组在临床和病理上可能重叠于帕金森病和阿尔茨海默病之间的神经系统变性疾病所致的痴呆，患者以发作性谵妄和波动性认知功能障碍、突出的精神症状（尤其是视幻觉）、锥体外系症状（帕金森病）为临床特点。以路易体为其病理特征。

根据国际路易体痴呆工作组1996年的报告，临床诊断路易体痴呆需要满足以下条件：

1.必备的条件是进行性认知功能下降，足以影响正常社会和职业功能。疾病早期可以不出现突出而持久的记忆障碍，但随病程进展一般会出现上述障碍。

2.临床很可能为路易体痴呆需要具备以下两项或两项以上，临床可能为路易体痴呆需要具备以下1项。

（1）认知功能障碍波动，尤以注意力和警觉障碍明显。

（2）反复出现视幻觉，典型表现为成形的、生动的视幻觉。

（3）自发的帕金森病。

3.支持诊断的特点

（1）反复跌倒发作。

（2）昏厥。

（3）短暂意识丧失。

（4）对神经阻滞剂耐受性差。

（5）系统化妄想。

（6）其他形式的幻觉。

4.不支持诊断的特点

（1）提示脑卒中的神经系统症状、体征或影像学改变。

（2）提示其他足以引起痴呆综合征的系统性或脑部疾病。

（四）非特异性痴呆

当满足痴呆的一般性诊断标准但又无法确定为哪一型时，使用本诊断。

二、鉴别诊断

临床评定痴呆患者的一个重要目标是寻找引起痴呆的原因。尽管临床上仅有10％的痴呆是可逆的,但如果我们一旦能发现这些可逆性原因并针对疾病进行适当的治疗,就可以大大地改善患者的生活质量和病程,因此,我们在进行诊断时需要进行全面检查。表4-3为常见的引起痴呆的原因。

(一)痴呆的常见原因

尽管很多疾病可以导致痴呆,但阿尔茨海默病是痴呆的最常见原因。其次是多发梗死性痴呆。最近几年,路易小体痴呆作为一个疾病实体,而非并发于阿尔茨海默病和帕金森病的疾病,越来越被国内外医生所认识。西方国家的研究认为,路易小体痴呆是痴呆的一个常见原因,国内关于这方面的报道还不多。其他原因导致的痴呆较为少见。

(二)可治性原因导致的痴呆

可治性原因所致痴呆,包括正常颅压脑积水、颅内占位性病变、维生素 B_{12} 缺乏、甲状腺功能降低以及神经梅毒,均罕见。但是,需要做出正确、及时的诊断非常重要,因为针对性的治疗可以停止或逆转认知功能的恶化。

(三)引起痴呆的其他重要原因

亨廷顿病导致的痴呆,一旦确诊,将为患者及其家属的遗传咨询提供资料。克-雅病性痴呆和艾滋病痴呆综合征的确诊,可以帮助防止疾病的传播;通过抗病毒治疗还可以改善艾滋病痴呆综合征的预后。进行性多灶性白质脑病提示了自身免疫受到抑制,原因可能是人免疫缺陷病毒(HIV)感染、淋巴瘤、白血病或其他疾病。

(四)有争议的引起痴呆的原因

某些原因并不直接引起痴呆。例如,是否存在原发性酒精性痴呆就存在争议,因为这类患者引起痴呆的更直接原因可能是头部外伤和营养缺乏。

(五)假性痴呆

在疑有痴呆,需要进一步评估的患者中,15％是假性痴呆,如抑郁症。药物中毒可以是痴呆的一个原因,但药物中毒更容易引起急性意识障碍。

表 4-3　引起痴呆的原因

疾病	临床特点
脑部疾病	
不伴有锥体外系症状	
阿尔茨海默病	突出表现为记忆障碍、语言障碍、视空间障碍、抑郁、焦虑、妄想
Pick 病	情感冷淡、脱抑制、疾病感缺失、速语症、模仿语言、言语重复
皮质-纹状体-脊髓变性	肌阵挛、共济失调、脑电图周期放电
正常颅压脑积水	尿失禁、步态障碍
伴有锥体外系症状	
路易小体痴呆	认知功能波动,视幻觉,帕金森病

（续表）

疾病	临床特点
皮质基底节变性	帕金森病,失用(包括口面部肌肉失用出现模仿语言),皮层感觉缺失,偏侧肢体忽略综合征
亨廷顿病	舞蹈症,精神病
进行性核上性麻痹	核上性眼肌麻痹,假性延髓性麻痹
系统疾病	
癌症	
脑肿瘤	头痛,局灶神经系统体征,视盘水肿
脑膜肿瘤	偏侧肢体无力和感觉障碍,腱反射减低,锥体束征,头痛
感染	
艾滋病	机会感染,记忆障碍,精神运动性迟滞,共济失调,锥体束征,头颅 MRI 显示脑白质病变
神经梅毒	脑脊液 VDRL 反应阳性,精神病,阿-罗瞳孔,脑卒中,脊髓痨
进行性多灶性白质脑病	视觉障碍,头颅 MRI 显示白质病变
代谢障碍	
酒精中毒	明显的记忆障碍,眼球震颤,共济失调步态
甲状腺功能减退	黏液性水肿,脱发,皮肤改变,低体温,头痛,听力丧失,耳鸣,眩晕,共济失调,牵张反射延迟
维生素 B$_{12}$缺乏	巨细胞性贫血,血清维生素 B$_{12}$水平降低,精神病,感觉障碍,痉挛性截瘫
器官衰竭	
透析性痴呆	构音困难,肌阵挛,癫痫
获得性肝脑变性	肝硬化,食管静脉曲张,精神状态波动,构音困难,锥体束征和锥体外系体征,共济失调
肝豆状核变性	肝硬化,构音困难,锥体束征和锥体外系体征,共济失调,Kayser-Fleischer 环,血清铜蓝蛋白降低
外伤	头痛,锥体束征和锥体外系体征
血管病	
慢性硬膜下血肿	头痛,偏瘫,头颅 CT 和 MRI 显示硬膜外异常信号
血管性痴呆	高血压,糖尿病,阶梯式进展病程,偏瘫,失语,头颅 CT 和 MRI 显示有梗死灶
假性痴呆	
抑郁症	抑郁情绪,体重下降,快感缺乏,食欲下降,睡眠异常、自杀倾向

三、治疗原则

对痴呆患者的治疗包括三个部分：内科和外科手术治疗、行为治疗和药物治疗。

(一)内科和外科手术治疗

1.发现可以治疗的、可以导致痴呆的内科疾病或外科疾病非常重要。一旦发现，就要给予积极的干预和治疗。

2.减少可能影响认知功能药物的剂量。例如，对于帕金森病患者来说，当其存在因使用多巴胺激动剂所导致的精神病性症状时，需要调整剂量来减轻精神病性症状。而对于苯二氮䓬类药物所致的记忆障碍，减药是必要的。减药应不要太突然以避免撤药综合征。

3.有些痴呆可以通过手术得以缓解，例如正常颅压脑积水，同样，对额叶存在硬膜下血肿的患者进行引流可有效地改善其认知和行为症状。

(二)痴呆患者的管理和监护

1.激越和攻击性

(1)首先进行仔细的医学评估，了解可能导致上述行为的躯体情况并予以相应治疗。

(2)对患者的其他总体情况进行评估。

例如，饥饿或睡眠剥夺，人际或情绪的应激，居住环境、照料者、室友的改变，经历挫折、孤独或过度刺激可诱发激越。因此，关注患者未被满足的需要、提供保证、将患者的活动进行调整以适应患者目前的状态可能会解决上述问题。

2.跌倒

(1)在可能的情况下停用可能与跌倒有关的药物，例如中枢神经系统镇静药、有心血管不良反应的药物(尤其是直立性低血压)。

(2)如果患者存在步态障碍，就要考虑使用手杖，除非患者有禁忌证(例如用手杖攻击他人)。

(3)对于跌倒高风险的患者来说，患者行走时需要更为严密地监护。

3.外出

(1)告知患者家属，患者在病程中可能出现徘徊，并因此离家，而上述行为是危险的。

(2)为患者提供足够的监护可以避免患者徘徊，但由于散步有利于帮助患者锻炼、维持适当水平的刺激，因此也不要对徘徊进行不必要的干涉。为患者提供足够大的、安全的区域进行徘徊是最理想的状态。

(3)药物治疗很少对徘徊有效，除非这种徘徊是躁狂所致。

(4)为防止患者走失，患者应当随身携带身份识别信息，例如，将患者的姓名及联系方式缝在衣服上，让患者带上有身份识别信息的腕带等。

应当根据患者的认知功能损害情况、居家环境等因素来决定患者的监护水平。例如，有显著认知障碍的患者独自在家就不安全，因为他可能不能正确服药、不能处理家中的突发情况、采用危险的方式使用家中的设备(如使用火炉)。在这种情况下，就应当增加患者的监护水平。

(三)药物治疗

对于痴呆患者进行药物治疗通常有两个目标：针对认知功能减退和疾病所致的精神行为异常。

1.针对认知功能减退的治疗

(1)多奈哌齐:建议最初 4～6 周服用 5mg/d,然后加量至 10mg/d,在晚上睡觉前服用,以减少胃肠道的不适,但对失眠的患者则建议白天服药。对于衰弱或对药物不良反应非常敏感的个体,可考虑剂量从2.5mg/d起始。多奈哌齐的最低有效剂量是 5mg/d。

(2)卡巴拉汀:推荐起始剂量是每日 2 次,一次 1.5mg;如对这个剂量水平耐受性良好,可考虑于 4 周后增加剂量。推荐的最大剂量是 2 次/日,每次 6mg(每天 12mg)。卡巴拉汀的最低有效剂量是 6mg/d。

(3)对于中重度阿尔茨海默病患者,可考虑使用美金刚治疗。美金刚的起始剂量为 5mg/d,服一周;第二周增加为 10mg/d,每日 2 次分服;第三周增加为 15mg/d,每日 2 次分服;直到第四周达到目标剂量 10mg/d,每日 2 次分服。由于美金刚主要通过肾脏代谢,当患者肾功能不良时,要考虑减少药物剂量(如 10mg/d)。

(4)无论是使用胆碱酯酶抑制剂还是美金刚进行治疗,在与患者及家属讨论治疗方案时,要让他们对药物的疗效和潜在的不良反应有一个现实的期待。对患者应进行定期随访,至少安排患者每 3～6 个月进行常规随访一次,并对患者进行量表评定,如简易智能状态测查,以了解治疗效果和疾病的进展过程。

2.针对精神行为症状的治疗

对于通过纠正全身情况和行为干预仍不能改善的精神行为症状,有时药物治疗是有效的。但是,有些精神行为症状药物治疗的效果并不好。例如阿尔茨海默病患者常见的运动性不安和徘徊,对药物并没有反应;而抗精神病药物的不良反应反而会使问题复杂化。一些其他症状,如视幻觉和妄想,对患者没有明显的影响,也不对自己和他人构成危险,就不需要药物治疗。在处理痴呆患者的精神病性症状、抑郁、激越时,如果必须使用药物,需要遵循老年药理学的黄金准则:"低剂量起始、缓慢加量、一旦没有必要就要考虑停药。"

(1)精神病性症状:在治疗痴呆患者的精神行为异常时,最开始应仔细寻找导致上述异常的促发因素(如躯体疾病),如果可能,考虑使用非药物治疗。抗精神病药物仅适用于中重度的精神行为异常、导致护理出现明显困难、对自己或他人有危险时、其他治疗(包括非药物治疗和胆碱酯酶抑制剂治疗)无效,或其他治疗不适用时。在仔细评估用药的风险、并取得患者家属的知情同意后,可适用小剂量的非典型抗精神病药。非典型抗精神病药不良反应比传统抗精神病药更少、脑卒中和增加病死率的风险也并不比传统抗精神病药高。

幻觉(通常是视幻觉)、妄想常见于阿尔茨海默病患者,但也可见于其他类型的痴呆。对上述症状的一线药物治疗是非典型抗精神病药,首选口服药物,尽管紧急情况或患者不能经口进食时也需要选择肌内注射。推荐药物从低剂量起始,例如 0.25～0.5mg/d 氟哌啶醇,0.25～1.0mg/d 利培酮,1.25～5.0mg/d 奥氮平,12.5～50mg/d 喹硫平,12.5mg/d 氯氮平。根据患者的靶症状对治疗的反应调整药物剂量,对于痴呆患者,上述药物常用的最大剂量为氟哌啶醇 2mg/d,利培酮 1.5～2mg/d,奥氮平 10mg/d,喹硫平 200～300mg/d,氯氮平 75～100mg/d。对于路易体痴呆、帕金森病所致痴呆患者,对这些药物的锥体外系副反应极为敏感,因此使用上述药物需要非常小心。

有时,药物不良反应可能对某些患者有益。例如,镇静效果强的药物如果在夜间入睡前使用,有助于帮助伴有失眠、精神病性症状和激越的患者入睡。抗精神病药物通常在夜晚使用,这样血药浓度在夜间达到高峰,促进痴呆患者的睡眠,并帮助控制夜间达到高峰的行为症状(日落现象)。

此外,应为患者安排规律的随访,定期评估并修订治疗计划,包括修改药物剂量、换药或停药。对于与治疗开始时症状严重的患者相比,治疗开始时症状较轻的患者更容易停用抗精神病药。

(2)激越:激越可能以运动性不安、言语攻击、躯体攻击的形式表现出来。多种药物可能对控制激越有效,如抗精神病药、苯二氮䓬类药物、β受体阻断剂、情感稳定剂等。

抗精神病药是最常使用的药物。推荐使用剂量与治疗精神病性症状相同。需要定期评估是否需要继续使用上述药物,因为随着病程的进展,患者的靶症状有可能已经缓解,而这个人群最容易发生迟发性运动障碍。

苯二氮䓬类药物也常用于治疗痴呆相关的激越,尤其当患者焦虑较为突出时。应避免长期使用此类药物,但对于只是偶然发生激越或为了特殊检查需要镇静的患者,可考虑必要时使用上述药物。由于药物可能导致脱抑制、恶化靶行为、过度镇静、跌倒、谵妄,因此应将该药的使用控制在最低剂量,如劳拉西泮1～3mg/d(或等效的其他苯二氮䓬类药物)。

有很多病例报告提示,曲唑酮可改善激越患者的行为症状。这种改善通常只是轻度的,但能非常有效地改善夜间失眠。起始剂量为25～50mg/d。

(3)抑郁应当评估痴呆患者的抑郁症状并予以积极的治疗。如果不清楚认知功能症状在多大程度上与情绪有关,要考虑使用抗抑郁药进行治疗试验。抗抑郁药的选择主要基于对药物不良反应的考虑,可考虑使用5-羟色胺再摄取抑制剂,如氟西汀、舍曲林、帕罗西汀和西肽普兰。避免使用三环类抗抑郁药。

第三节　阿尔茨海默病

一、概述

阿尔茨海默病(AD)属于一组原因未明的原发性脑变性病变,起病缓慢,以逐渐加重的痴呆为主要临床症状,病情发展虽可停顿一时,但不可逆转。病理改变主要为皮层弥漫性脑萎缩、神经元大量减少,并可见老年斑、神经原纤维缠结、颗粒性空泡小体等病变,胆碱乙酰化酶及乙酰胆碱含量减少。病理检查对明确诊断和排除其他精神障碍有重要意义。

二、临床表现

(一)记忆障碍

早期主要累及短程记忆,学习新知识困难,不能完成新的任务;记不住熟人姓名,难以进行有效的交谈;常放错或丢失东西等。随着病程进展,远程记忆也逐渐受累,可出现错构和虚构症。

(二)定向障碍

如常在熟悉环境或家中迷失方向,散步或外出不知回家的路,时间定向力也差。

(三)言语障碍

言语障碍先出现语义学障碍,表现为用词不当,说话重复,可有病理性赘述,也可出现阅读和书写困难,继之出现命名性失语。言语障碍最终发展为胡乱发音或缄默不语。

(四)失认或失用

其可表现为不能识别物体、地点和面容(失认);不能正确完成系列动作,不能按指令执行可以自发完成的动作(失用)。

(五)全面性智能减退

其包括理解、推理判断、抽象概括和计算等认知功能障碍。思维迟钝,内容贫乏,不能进行分析归纳,说话常自相矛盾。

(六)人格改变

人格改变可以是既往人格特点的发展,或向另一极端偏离。可表现为懒散,退缩,自我中心,敏感多疑,乖戾自私,不负责任;言语粗俗,行为不顾社会规范,不讲卫生,藏匿物品,捡拾破烂;可出现性脱抑制,不知羞耻,当众脱光衣服或公开手淫。

(七)妄想和情感障碍

有些是继发于人格改变,有的则是认知缺陷所致。妄想内容多为不系统的偷窃、被害、贫困和嫉妒。可出现情感淡漠、历时短暂的抑郁心境,也可出现欣快、焦虑和易激惹。

(八)激越反应

常为应激状况下产生的继发性激越,表现为突然而强烈的言语或人身攻击,发生和终止都很突然。

(九)进食、睡眠和行为障碍

常有食欲减退、睡眠节律紊乱。动作重复刻板或表现退缩。

(十)神经系统症状

可有肌张力增高、震颤等锥体外系症状,也可出现伸趾、强握、吸吮等原始反射。晚期可见癫痫发作。

(十一)其他

为慢性进行病程,总病程一般为 2～10 年,预后不良,部分患者病程进展较快,最终常因营养不良、肺炎等并发症或衰竭死亡。

三、诊断要点

1.临床诊断以病史和症状为主,辅以精神、智能和神经系统检查。老年或老年前期发生的进行性认知障碍,以记忆尤其是近记忆障碍、学习新知识能力下降为早期症状,继而出现智能减退、定向障碍和人格改变。

2.体检和神经系统检查未能发现肿瘤、脑血管病等证据。

3.血液、脑脊髓液、EEG 及脑影像学检查(脑 CT 或 MRI 等可见普遍性脑萎缩)不能显示特殊病因,无物质依赖或其他精神病史,加上各项心理测查、实验室检查,诊断正确率可达 90%。

四、分型

(一)老年前期型

1.起病年龄在 65 岁以前。

2.符合上述诊断要点。

3.病情恶化较快,常早期出现失语、失写、失读和失用等症状,额叶及顶叶病变较重,多有同病家族史。

(二)老年型

1.起病年龄为 65 岁或 65 岁以后。

2.病情缓慢加重,早期以记忆障碍为主要表现。

3.符合阿尔茨海默病的诊断标准。

(三)非典型或混合型

符合阿尔茨海默病的诊断标准,但临床症状不典型,或同时并发脑血管病。

(四)其他型

符合阿尔茨海默病的诊断标准,但不完全能归入上述三型的。

五、鉴别诊断

(一)年龄相关记忆缺损(AAMI)

为大脑的生理性衰老,仅有记忆减退,无其他认知功能的明显减退,亦无明显社会功能的缺损。

(二)抑郁症

部分老年期抑郁症患者可以有类似痴呆的表现,称为抑郁性假性痴呆。患者有突出的情感症状,抗抑郁治疗有较好效果。

(三)其他原因所致痴呆

可以引起痴呆的疾病很多,最常见者为血管性痴呆、Lewy 病、Parkinson 痴呆和 Pick 病等。鉴别诊断依靠病史、体格检查、脑影像学及病理学证据。

六、治疗

(一)治疗原则

1.目前大部分本病患者无法根治,但治疗能延缓病情进展,使精神障碍获得改善,减轻心理社会性不良后果以及减少并发疾病的患病率及病死率。

2.提倡早期发现、早期治疗。应用恰当的药物、心理治疗、心理社会康复等。

3.由于该病的慢性进行性病程,因此要采用长期的全程综合性治疗和护理。

4.努力取得患者及其家属的配合,增强执行治疗计划的依从性。

5.精神科医生除直接治疗患者外,还常作为合作伙伴或指导者,以团队工作方式与其他人员共同努力,最大限度地改善患者的社会功能和生活质量。

(二)治疗方案

1.一般治疗:注意饮食、营养(高蛋白、各种维生素)、水电解质平衡,防止缺氧、脑水肿的发生;鼓励患者适当活动和锻炼,预防感染,尤其是肺和尿道感染;预防便秘、尿潴留,卧床患者还需防压疮。

2.益智药(促认知药)与脑代谢改善药:常用胆碱酯酶抑制剂,对都分轻中度患者有一定效果。如多那培佐 5～10mg/d,艾斯能 3～6mg/d,加兰他敏 15～45mg/d,石杉碱甲 0.2mg/d等。如患者能耐受,剂量可增加。但要注意胆碱能的不良反应。其他非胆碱酯酶抑制剂,如美金刚、脑活素、银杏叶制剂、雌激素(用于女性)、非甾体抗炎药、盐酸吡硫醇(脑复新)、氢麦角碱(喜得镇)、细胞色素 C、辅酶 A 及 B 族维生素、大剂量维生素 E 和 γ-氨酪酸等,亦可试用。此外,有人主张用体外反搏、高压氧、脑血管扩张剂等,以改善脑功能。

3.精神症状的药物治疗:根据不同精神症状选用精神药物。此类患者的药物耐量低,应从小剂量开始,增量宜慢,治疗量宜采用个体化的最低有效量。

(1)焦虑不安:可选用艾司唑仑 1～2mg,每日 1～3 次;阿普唑仑 0.2～0.4mg,每日 1～3次;罗拉西泮0.5～2mg,每日 1～3 次。失眠,可选用氯硝西泮 1～4mg,晚服,必要时可肌肉注射。也可选用艾司唑仑或罗拉西泮等。

(2)抑郁:可选用:①选择性 5-羟色胺(5-HT)再摄取抑制剂类抗抑郁药(SSRI),如氟西汀 10～20mg/d,或帕罗西汀 10～20mg/d,或氟伏沙明 25～50mg/d,或舍曲林 25～50mg/d,或西酞普兰 10～20mg/d。②其他的新型抗抑郁药,如文拉法新、米氮平、噻萘普汀等也可选用。③一般不宜用 TCA,如果使用的话,应注意起始剂量要小,增量宜慢,治疗量也宜小。例如,阿米替林 12.5～25mg,每日 1～3 次。

(3)幻觉、妄想、行为紊乱等:可选用:①奋乃静 2～4mg,每日 2～3 次。②氯丙嗪 25～50mg,每日 2～3 次。③氟哌啶醇每日 4～8mg。④舒必利每日 400～800mg。⑤利培酮每日 2～6mg。⑥奥氮平每日 10～20mg。如上述药物效果不佳,可给予氯氮平 25～100mg,每日 2～3 次。必要时可用氟哌啶醇 5mg 肌内注射,每日 1～2 次,或氯丙嗪 25～50mg 肌肉注射,每日 1～2 次。

4.心理治疗及社会干预:适合患者及家属的心理治疗、社会干预、健康教育应贯穿整个治疗过程。

5.护理:本病各种治疗的效果尚不理想,因此护理工作尤为重要,需注意协助患者料理生活,督促和协助进食,预防感染;要加强管理,防止患者走失和外伤,坚持体操、手工和有利保持智能的康复训练等。

第四节　血管性痴呆

一、概述

血管性痴呆(VaD),是指由于脑血管病变引起的痴呆,是除 AD 以外最常见的痴呆类型,约占痴呆的 25%。多数的流行病学资料报道 AD 的患病率是 VaD 的 1.5～2 倍,VaD 男性高于女性。55 岁以上人群中 VaD 的患病率为 1.6%～3.6%。精神科曾沿用"动脉硬化精神病"这个古老的概念,20 世纪 70 年代中期使用的多发梗死性痴呆(MID),目前认为这些概念所描述的仅仅是 VaD 的个别类型。依据损害的部位、性质不同 VaD 的临床表现各异。曾使用VaD 是"由于缺血性或出血性脑血管疾病及缺血一低氧性脑损伤所致,并以智能损害为特征的一种复合性障碍"这个定义,比较简明实用。VaD 的发病率和患病率与卒中相平行,随年龄增加,VaD 的患病率明显增高,近年来 VaD 发病率有上升趋势。高血压、糖尿病、动脉粥样硬化、高胆固醇血症、心律失常和吸烟等脑血管病危险因素以及引起的脑灌注不足的心、脑血管疾病是 VaD 的危险因素。

和 MCI 与 AD 的关系相似,对 VaD 的认识也不仅仅局限在痴呆期,Hachinski 和 Bowler (1993 年)曾建议将 VaD 改为血管性认知损害(VCI),概括了由缺血性脑血管疾病所致的全部类型和各种程度的认知受损,即从早期认知损害直至痴呆阶段。Martinez-Lage 和 Hachinski (2001 年)试图将 VCI 取代 VaD 的概念并引发讨论。但对这个概念也有不同的认识,目前临床医生可能更易接受将由脑血管病所引起的认知损害尚未达痴呆阶段作为 VCI,如果达到痴呆的诊断标准那就诊断 VaD,以避免纠缠概念。

基于 VaD 复杂的病因和临床表现,如果将其作为一组综合征更为合适,它反映了①血管性病因(脑血管疾病与血管性危险因素);②脑内改变(梗死、白质损害、萎缩);③主体因素(年龄、教育);④认知功能之间的复杂相互作用。

二、病因和发病机制

VaD 的病因是各种脑血管病变引起的脑组织血液供应障碍,导致神经细胞的坏死,其中以缺血性脑损害表现为多见。包括:多发性梗死、关键部位(如丘脑、海马、角回和额叶底面等与认知功能关系密切的部位)梗死、分水岭区梗死、腔隙状态、脑的低灌注、脑出血、蛛网膜下隙出血和淀粉样血管病变等。

(一)依据脑血管病的性质分型

1.脑血栓形成

包括动脉粥样硬化性,血管炎性等原因引起的动脉管腔狭窄或血栓形成,导致脑的动脉血流中断引起血供区的梗死和组织坏死、神经功能丧失,是最常见的脑卒中类型。

2.栓塞

由循环系统内部(如心脏、动脉粥样硬化斑块脱落),全身其他部位的非血液成分(如空气、脂肪和羊水)进入脑血管引起阻塞。栓塞约占所有卒中的1/3。

3.腔隙灶

小的卒中常无明显临床症状,由于弥漫性脑内小动脉硬化引起的颅内小梗死灶,和弥漫性脑组织缺氧、缺血所产生的白质脑病。约占卒中的1/5。

4.出血性

由于脑实质出血引起的神经损害,主要原因是高血压伴脑内小动脉病变,当血压骤升造成血管破裂出血,其他的原因还有脑血管畸形破裂、淀粉样血管病、出血性疾病以及抗凝药治疗的并发症等原因。

(二)依据脑血管病变的部位及受累血管的直径大小分型

皮质性损害和皮质下损害;大血管病变和小血管病变(动脉血管直径<1mm)。

1.大血管病变

主要包括动脉粥样硬化斑块形成,斑块直接堵塞血流或血栓形成引起的血管闭塞,或者心血管系统或其他部位的栓子脱落引起栓塞,表现为血管支配区的缺血性改变或继发的出血性病变,由此损害认知功能。

2.小血管病变

Binswanger 病可能是高血压所致的小动脉硬化,并引起脑白质灌注减少,从而形成脑室旁的缺血性损害,故也称为皮质下动脉硬化性脑病。病理上可见脑部动脉和小动脉硬化,深部白质内有小的坏死灶伴弥漫性脱髓鞘改变,丘脑和基底节也有小的梗死灶。

目前影像学的研究发现老年人脑血管病损十分常见,但是否导致痴呆及其严重程度一般取决于:①病灶的部位和性质,如优势半球损害易出现痴呆,皮质和皮质下损害痴呆表现不同,关键部位的小梗死可能导致明显痴呆。②损害的数量和容积,如一个大的病灶或几个较小病灶的容积超过 $50\sim100mm^3$ 易出现痴呆。③脑血管性疾病是否伴发 AD 或其他变性病损。

三、临床表现

VaD 患者除具有痴呆的基本表现以外,多见相应脑血管病变的表现和脑血管病的危险因素。根据血管性病变的类型、部位和病程等不同其临床表现差异较大,起病缓急不一。典型多发性梗死性痴呆病例具有波动性、有阶梯样恶化的临床特点;Binswanger 病可以表现为与 AD 类似的缓慢进展的病程,临床上多数患者缺乏急性卒中事件;关键部位梗死性痴呆的临床表现取决于梗死部位。

尽管引起痴呆的病因不同而呈现多种脑功能受损的临床表现,且在不同时期症状特点相异,但仍有以下特点:早期 VaD 患者常有头晕、头痛、失眠、乏力和耳鸣等躯体不适等非特异性症状,患者注意力不集中、易激惹、情感脆弱,抑郁症状多见,部分患者在起病之初表现类似神经症,此时认知功能受损较轻微,易被上述症状掩盖。轻度 VaD 患者的认知功能损害为"局灶性",通常记忆和语言功能损害轻于 AD 患者,执行功能损害可以比较突出,此时生活功能保持尚可。随着病情的加重认知功能损害加剧,局灶性特点也不再明显,情绪不稳更为突出,抑郁多见,易激惹明显,部分患者可表现明显的 BPSD。

(一)痴呆综合征

本症与 AD 的临床表现相似,患者表现为认知障碍、生活功能损害和精神行为症状等。依据脑血管病损的部位,认知功能损害也有其特点。

1.皮质性 VaD

皮质性损害的症状表现取决于血管性病损在优势或者非优势半球,以及损害额叶、颞叶、顶叶或枕叶等特定部位,可见记忆、言语、失用、失认和执行功能障碍等,症状表现与 AD 相似。

2.皮质下性 VaD

可能损害广泛的皮质下区域,包括基底节、丘脑等部位,基底节损害表现运动障碍,丘脑与运动和感觉神经的传导有关。额叶皮质下环路与运动、认知速度、情感、动机等神经精神活动密切相关,正因为如此,皮质下损害同时表现出额叶受损的症状。典型的皮质下损害的认知症状包括:执行功能障碍,记忆障碍尤其是记忆的再认受损明显,注意力受损、思维迟缓突出。额叶皮质下受损明显的患者,还可以表现出明显的人格、情感方面的异常。

(二)神经症状和体征

多数患者可有神经系统表现,如偏瘫、偏身感觉障碍、共济失调及阳性锥体束征等表现。或者帕金森病如强直、运动不能和步态不稳等体征,有一定的定位和鉴别诊断价值。

(三)辅助检查

1.影像学表现

VaD 的影像学改变包括脑血管病变和相关的脑萎缩,与认知功能相关的脑血管病变主要分大血管和小血管损害,大血管病变主要是累及优势半球或双侧半球的大血管,如大脑前动脉供血的额叶,大脑后动脉供血的丘脑、颞内侧叶下部,大脑中动脉支配区的颞顶部、颞枕部和(或)角回,分水岭区域的双侧前(额颞部)、后(颞顶枕部)和(或)深部。小血管病变主要包括腔隙状态、双侧丘脑的小梗死灶。影像学上,Binswanger 病在 CT 和 MRI 表现为脑室周围白质、中央半卵圆区、有时向外涉及外囊、广泛的 CT 低密度、T_1W 低信号和 T_2W 高信号病灶。CT 和 MRI 尤其是 MRI 对 VaD 诊断很有帮助,在目前使用的 VaD 的诊断标准中,如 DSM-Ⅳ、NINCDS-AIREN 等,脑影像学证据都是诊断 VaD 的必备条件。

2.其他

有报道 APOE4 基因型也是 VaD 的危险因素,其他如高半胱氨酸血症对诊断有参考价值。目前除影像学之外,尚无可靠的生物学标志物检测指标。

四、诊断与鉴别诊断

(一)诊断

首先应确诊痴呆,通过病史、临床检查或者影像学检查证实有脑血管病的存在,脑血管病变与痴呆必须有相关性,能排除其他原因所致的痴呆,目前常用的诊断标准有 DSM-Ⅳ 和美国神经疾病和卒中研究所—国际神经科学研究学会(NINDS-AIREN)的诊断标准。

临床要点:早期诊断意义,VaD 的早期正确诊断特别重要,这是因为认知功能受损的某些血管性因素可能加以预防.也由于部分患者在适当治疗下可能有所改善;故 VaD 在这些方面与 AD 还略有不同,值得重视。

(二)鉴别诊断

VaD 与 AD 是常见的痴呆类型,临床表现有相似之处,但典型的 VaD 病例一般起病较急,呈波动性和阶梯样恶化病程,认知功能损害具有"局灶性"的特点,患者易激惹、情绪不稳突出。多伴脑血管危险因素,临床检查或影像学检查证实脑血管疾病的存在,HIS 评分常≥7 分。如果痴呆出现在脑卒中后 3 个月内,加之 MRI 或 CT 的支持,一般不难鉴别。Binswanger 病一般表现为缓慢发展的痴呆,部分患者病程可延续达 10 年之久,病程特点与 AD 相似。但多数 Binswanger 病患者同时具有亚急性进展的局灶性神经损害,包括步态不稳、假性延髓性麻痹、轻偏瘫、共济失调、尿失禁和锥体束征等,临床上不应忽视这些神经体征,结合 MRI 检查较易明确诊断。

五、治疗和预防

相对而言 VaD 比 AD 容易预防,脑血管病的治疗和危险因素的干预对 VaD 有预防作用。

(一)危险因素的干预

脑血管病的一级预防有重要意义,高血压、糖尿病、高胆固醇血症、房颤的治疗,戒烟、减肥和适当的运动等健康生活方式有助于预防脑卒中和 VaD。

(二)预防脑卒中再发

根据脑血管的病因及时选择相应治疗措施,采取抗凝、抗血小板治疗,控制引起血流动力学改变的高血压和心律失常等,对 VaD 的预防作用已得到证实。

(三)促认知药

与 AD 患者一样,VaD 也存在胆碱能缺陷,ChEI 的临床试验显示药物对 VaD 的认知功能和总体均有改善,其中多奈哌齐、加兰他敏都有数项临床试验的支持,但目前这些 ChEIs 并未获批准用于 VaD 的治疗。有报道 VaD 患者对美金刚有较好的耐受性,但认知功能和总体改善并不显著。其他药物种类繁多,可以选择尼莫地平、麦角碱类药物、银杏制剂中的 1～2 种试用于 VaD 的治疗(请参考 AD 的促认知药物治疗)。

(四)精神行为症状的治疗

和 AD 类似,VaD 患者可以有明显的 BPSD 表现。易激惹、情感脆弱,抑郁症状多见,如抑郁症状明显可以选用新型抗抑郁药物治疗。易激惹明显时可以选择小剂量非典型抗精神病药物治疗,需注意 VaD 患者多有行动迟缓和步态不稳,因此应注意 EPS、跌倒等药物的不良反应以及和心脑血管不良事件的风险。VaD 患者常有夜间意识模糊、吵闹以及日间嗜睡等昼夜节律紊乱的表现,对症治疗时尽可能选择半衰期短的精神药物,以免加剧次日困倦。

(五)康复治疗

康复治疗和功能训练常有一定疗效,要鼓励患者多与外界接触,参与一定社会活动。

六、预后

VaD 会缩短预期寿命,3 年病死率高于正常老人的 3 倍,其中 1/3 死于痴呆的并发症,其余死于脑血管病、心脏疾病或其他疾病。

第五节　麻痹性痴呆

一、现状和进展

从 19 世纪起,逐渐开始报道有关本病的临床描述而不知其病因,以后经历了发现梅毒螺旋体,进而逐步明确它与本病的病因关系,终于定名为神经梅毒中的一个疾病单元,即麻痹性痴呆(以下简称为 GPI)。这个过程差不多经过漫长的将近一个世纪,但却是一个重要的里程碑,就是精神病学历史上第一次有了一个符合规格的疾病单元。

许多年来,对该病临床表现的认识虽有一些改变,但大体上变化较少。我国著名学者刘贻德教授曾有精辟的描述。他在 1953 年早已提及“GPI 有一定的病原,一定的治疗,一定的病理解剖,精神病学中也只有它够得上疾病单元的称号”;他同时强调“千万不要以为精神科的诊断是很方便的事,……任何疾病的‘诊断错误’在后果上的严重性没有超出 GPI 的,因为 GPI 治疗的迟早对于痊愈率的影响远非忧郁症、狂躁症、神经衰弱所可比拟”,这就突出了临床上早期诊断及早期治疗 GPI 的重要意义而迄今仍有价值。

另外,刘教授还根据实际病例资料,指出“语言障碍、唇舌震颤、手部震颤……在我国是极少发现的症状”。从 20 世纪 40 年代中期起,逐渐应用青霉素治疗 GPI,迄今已有较多发展;还有近代在实验室检查方面已废弃华康反应等旧的试验而采用新的方法(如 VDRL、RPR、FTA-ABS 及 TPHA 等),故也有较大进展。

本病在新中国成立后几乎绝迹,但最近一个时期,神经梅毒在我国有抬头趋势,临床上常能看到 GPI 患者,应引起重视。

二、临床表现

GPI 在本质上是一种隐潜起病的痴呆过程,但疾病初期智力损害往往被其他表现所掩盖;情感或人格的改变常常和 Pick 病一样呈现异常。其痴呆过程可能被隐匿直至某些不能解释的行为差错出现而突然显露出真相,然后疾病呈现进行性发展并出现某些显著特征。

通常按照精神症状的突出表现而把 GPI 分为几种类型,这对于强调病型间的各异表现还是有用的;但目前各种类型的发生频率已有相当大改变,也可以看到许多非典型类型。

现根据 Huber(1981 年)、Huffmann(1988 年)、Toelle(1997 年)及 Lishman(1998 年)等的描述,扼要概括如下。

(一)前驱症状

此病一般发病在感染后 5～25 年,平均 10～15 年。在较为肯定症状出现之前数月,可有头痛、失眠、嗜睡等。随后隐袭地发生气质改变--恶劣心境、淡漠,或情绪控制减弱。其他早期变化如以行为粗鲁及丧失优美文雅作风等人格改变,提示了额叶受累及。

最初的认知改变通常是发作性遗忘,继以注意缺损、兴趣减少以及痴呆过程所具有的精神性与躯体性迟缓。曾强调计算困难为早期特征,言语和书写障碍也是如此。早期还有自知力受损。

(二)疾病类型

1.夸大或扩张型

过去是 GPI 的最常见类型,但 19 世纪后半期在欧洲已较少见,现今则相当少见。夸大型的特征是患者夸夸其谈和行为扩张过火,具有权力、财富及社会地位的妄想。心境呈现欣快及带着优越感待人。患者的叙述可能很有趣,但其诙谐性却罕有感染力,这是因为潜在的痴呆致使占优势的情感呈肤浅化。

2.单纯痴呆型

此型似乎已逐渐取代夸大型,而是目前很常见的类型。常见症状是明显的全面性痴呆,伴有记忆损害、思考缓慢、费力以及早期丧失自知力。病情的进行性可能不时被短暂性意识障碍发作所间断,当时行为变得更加错乱。情感是肤浅的,即使许多患者从一开始就迟钝和淡漠,仍常见轻度欣快。

患者可能像其他痴呆患者一样,呈现短暂和缺乏系统的妄想,大多属迫害性。但一般而言,那些患者在整个病程中是安静、嗜睡及顺从的。

3.抑郁型

此重要类型看来也是以取代夸大型为代价而有相当大的增长。患者呈现抑郁症的典型症状。如痴呆已经进展则情感可能有些肤浅,但比在原发性情感障碍时较容易从阴郁中解脱出来。妄想可具有典型的忧郁症形式,其虚无性和疑病性妄想可能达怪诞程度,而且心境也可能呈现不成比例地肤浅。

4.脊髓痨麻痹型

大约 20% 的患者出现合并 GPI 和脊髓痨的临床表现。除了痴呆以外,可观察到经典的脊髓痨症状和体征。精神症状经常较轻微些。此类型与单一 GPI 相比,则较常见真正的 Argyll-Roberson 瞳孔和视神经萎缩。

5.其他类型

本病的其他类型更不常见。偶尔可能表现真正的躁狂性情感高涨伴随意念飘忽,或呈现分裂症特征而掩盖了正确诊断;然后,常见偏执性妄想连同被影响观念、被动现象以及辱骂性或威胁性听幻觉。

在"神经衰弱型"中,显著的特征是软弱、疲乏、易激惹及诉说全身不适。有的显示急性器质性精神障碍表现,就显示出本病的活动性和快速进行性。可非常偶然地继发一种暴发性病程具有发热、抽搐及模拟脑炎的表现。

6.少年 GPI

此型极为罕见,现今已很难看到。感染通过胎盘传播而在儿童或青少年显露出本病。通常的起病年龄在 6～21 岁。起病于儿童期则导致在学校里的成绩落后,出现低能症状。常见癫痫发作。青少年时起病则通常导致单纯痴呆型 GPI。其神经系与脑脊液异常和此病的成人类型一样。

三、当前 GPI 的非典型类型

目前除了由于 GPI 较为罕见而忽略其危险性以外,还必须面对另一个附加的问题,即已经发生 GPI 的非典型及毒性减弱的类型;这可能大部分由于梅毒感染在早期不知不觉地被用于其他目的之抗生素治疗所抑制。British Medical Journal(1978 年)曾指出,当 GPI 与"脊髓痨的充分发展病例"成为罕见时,具有非典型表现和症状相对较少的修正型就出现增长趋势。

那些非典型病例无论是在临床表现或在脑脊液中,可能都不太像一种特殊病征性质的。因此,Hooshmand 等(1972 年)的"神经梅毒(包括 GPI、脊髓痨、脑膜血管型梅毒)诊断标准",对非典型病例仍具有价值。他们建议的"肯定诊断标准"如下(取下列三条之一)。

(1)血液的 FTA-ABS 试验阳性,并具有提示神经梅毒的眼部或神经系症状。

(2)血液与脑脊液的 FTA-ABS 试验均为阳性,后者在缺乏细菌性或病毒性脑膜炎的情况下含有白细胞 0.005×10^9/L(5/mm³)以上。

(3)血液与脑脊液的 FTA-ABS 试验均为阳性,并出现进行性神经系症状但不能做其他解释者。

其中 3 必须在青霉素治疗后脑脊液中有短暂白细胞增多,或者必须在青霉素治疗时出现临床进步;还应指出血液的 FTA-ABS 试验单独出现阳性结果,不一定提示活动性神经梅毒,这是由于它可以持续地作为适当抗生素治疗的一种血清学发现。

四、实验室检测

根据目前对神经梅毒(包括 GPI、脊髓痨、脑膜血管型梅毒)的实验室检测,在血清学试验上已基本不做较古老的华氏及康氏反应,而是采用①非特异性抗原血清试验如 VDRL、RPR等。②螺旋体抗原血清试验如 FTA-ABS、TPHA、TPI 等(涂亚庭,1999 年)。现简述如下。

(一)性病研究实验室试验(VDRL)

此试验敏感性高而特异性低,且易发生假阳性。约 90％GPI 未治疗病例的血液呈阳性,而假阳性可见于不少疾病如麻风、系统性红斑狼疮、甲状腺炎、溶血性贫血及某些类风湿关节炎等。但脑脊液 VDRL 试验的特异性很高而极少假阳性，因而是诊断神经梅毒的重要依据（吴志华，2000 年）。

（二）快速的血浆反应素试验（RPR）

这是 VDRL 抗原的一种改良，敏感性与特异性同 VDRL。也有提到"不做脑脊液 RPR 试验"（吴志华，2000 年）。

（三）荧光螺旋体抗体吸收试验（FTA-ABS）

此试验的敏感性和特异性均高，偶尔出现假阳性；一般用作证实试验，因此是可靠的（涂亚庭，1999 年）。又对 GPI 的修正型也几乎总是阳性（Oates，1979 年）。

（四）梅毒螺旋体抗体血凝试验（TPHA）

其敏感性和特异性也高，且操作简便，可考虑使用。

（五）梅毒螺旋体制动试验（TPI）

其敏感性和特异性都高，但设备要求及操作难度也颇高，故仅供研究之用。

我国皮肤性病学家吴志华（2000 年）认为：①不能用任一单独试验来确诊所有的神经梅毒。②可以根据下述条件来诊断神经梅毒，如梅毒血清学试验阳性、脑脊液细胞数和蛋白异常、脑脊液 VDRL 阳性（不做脑脊液 RPR 试验），临床症状可有可无。③脑脊液 VDRL 是脑脊液中的标准血清学方法，在排除血清污染的情况下，若脑脊液出现 VDRL 阳性，即应考虑为神经梅毒。

不少学者强调，就每一个即使稍微有点被怀疑患有神经梅毒的病例而言，即使血液中血清学试验出现阴性结果，仍然一定要作脑脊液检查。

五、临床诊断

按有关文献资料，将一些较重要的诊断与鉴别诊断问题归纳如下。

（一）诊断标准

首先考虑"美国 1996 年神经梅毒诊断标准"（摘自《现代皮肤性病学》2000 年）。其要点为以下。

1.临床描述

有 TP 引起的中枢神经系统感染的证据。

2.实验室诊断标准

一项梅毒血清学试验阳性和 CSF VDRL 试验阳性。

3.可能报告的病例

任何阶段的梅毒，CSF VDRL 试验阴性，并具有下列两条：①无其他已知原因引起的 CSF 蛋白或白细胞升高。②无其他已知原因所致的符合神经梅毒的临床症状和体征。

4.确诊病例

任何阶段的梅毒，符合神经梅毒的实验室诊断标准。

因此，先按以上标准做出"神经梅毒"诊断，然后对 GPI、脊髓痨及脑膜血管型梅毒进行临床鉴别；就一般临床经验而言，除少数疑难病例外，确诊应无特殊困难。

（二）必须重视诊断前的常规血清学试验

由于 GPI 的临床类型与表现颇为多变，不少学者认为仍应对所有收住精神病医院的患者进行常规血清学试验。近年来有人报道收住精神病院的 21 例神经梅毒,其中只有 3 名患者在常规血清学试验结果之前曾考虑过此诊断。也有报告在住院老年精神病患者中,发现血清学试验的阳性率普遍而持续地低下(差不多 4%)。应该指出,当前毒性减弱病型及非典型表现的频繁发生,使得应用常规血清学试验更为重要。

(三)需要注意病史中的人格改变、情绪控制受损及智力下降

如发现以上这些症状应立即联想到 GPI 的可能,而当同时存在震颤、构音困难或瞳孔反射异常就几乎足以确定诊断。按目前情况,早期罕见那些症状非常典型的病例。Dewhurst 早年所报道的 91 例神经梅毒中,就只有 24 例从一开始就得到确诊,而最常见的早期诊断为抑郁性疾病、痴呆、错乱状态、精神分裂症、轻躁狂及癫痫。在 Dewhurst 的上述病例中,有的貌如情感性精神病,也有典型精神分裂症表现者,以致在出现脑脊液异常时就会引起意外的惊奇。

(四)应想到可能与酒精中毒、脑瘤或晚发癫痫等疾病相混淆

酒精中毒性衰退也可能像 GPI 那样的情绪不稳或扩张过火,也可有社交能力下降、行为改变、震颤及构音困难。同时有明显头痛以及额叶损害所致人格改变的 GPI,也可能与脑瘤相混淆。

(五)必须做出 GPI 与其他神经梅毒疾病的鉴别

主要是慢性脑膜血管型梅毒与无症状性神经梅毒相区分。慢性脑膜血管型梅毒的预后比 GPI 好得多、起病年龄较早、较急性进展以及病程通常呈明显波动性,并且自知力一般较好保持、人格较少退化、神经系体征较多见。脑脊液可能呈同样改变,包括出现麻痹型 Lange 曲线。当同时发生脑动脉硬化、慢性酒精中毒、精神发育迟滞或功能性精神病时,就可能使某些无症状性神经梅毒患者倾向被诊断患有 GPI,但此类病例很少见,并且抗梅毒治疗仍然是充分的指征。

六、青霉素治疗

青霉素是现代最好的抗梅毒药物,使用青霉素已超过 50 年,但疗效未减。关于青霉素治疗梅毒以及 GPI 的详尽内容可参阅专业资料,故不在此赘述。现简介吴志华(2000 年)所推荐的"梅毒治疗方案"中对"神经梅毒"的实施方法,仅供参考选用如下。

(1)水剂青霉素钠,1800 万～2400 万 U/d,静滴(300 万～400 万 U,每 4 小时 1 次),连续 10～14 日,继以苄星青霉素 240 万 U/周,肌注,共 3 次。

(2)普鲁卡因青霉素 240 万 U/d,肌注,每日 1 次,同时口服丙磺舒 0.5g/次,每日 4 次,共 10～14 日,继以苄星青霉素 240 万 U/周,肌注,共 3 次。

(3)心血管梅毒和神经梅毒治疗时,为避免"吉海反应",应加用泼尼松,在注射青霉素前一日开始口服泼尼松,每次 5mg,每日 4 次,连服 3 日。

临床及梅毒血清学复查:治疗后 3 个月作第一次,包括脑脊液检查,以后每 6 个月 1 次,直到脑脊液正常;此后,每年复查 1 次,至少 3 年,包括脑脊液检查。

第六节 遗忘障碍

遗忘障碍是以记忆损害为特征的一类综合征,表现为学习新信息(顺行性遗忘)和回忆往事(逆行性遗忘)存在困难。该障碍缺乏全面性的智能障碍基础,记忆损害导致社交和职业功能的显著减退,并且是在原有水平基础上的显著减退。有证据表明某种躯体性疾病或物质的使用导致该障碍的出现,而且均可排除谵妄和痴呆作为遗忘的原因。遗忘障碍可为短暂的(记忆损害持续1个月或不足1个月)或慢性的(记忆损害持续超过1个月)。遗忘通常累及部分或所有下列神经解剖结构:额叶、海马和杏仁核、背内侧丘脑、乳头体和导水管周围灰质。神经化学方面,NMDA受体介导的谷氨酸盐传递常与遗忘有关,主要由于它与边缘系统的记忆储存功能有关。根据DSM-Ⅳ分类标准,主要包括由于躯体疾病导致的遗忘障碍和物质导致的持久性遗忘障碍。

一、临床类型

(一)威尼克脑病

为一种急性综合征,有典型的"四主征"(共济失调、眼肌麻痹、眼球震颤和急性意识模糊状态),由烟酸缺乏所致,通常与酒精滥用有关,与乳头体、PAG、丘脑核团和第三脑室壁的病理性病变相关。

(二)科萨科夫精神病

与乳头体萎缩相关的遗忘与虚构,通常发生于威尼克脑病之后,罕见的原因包括:头部外伤、缺氧性脑外伤、基底/颞叶脑炎、血管损伤等。

(三)血管性疾病

海马部位的血管损伤(尤其累及后大脑动脉或基底动脉)可能导致遗忘障碍。其他可能的脑区包括:顶-枕联合区、双侧中背侧丘脑、基底前脑神经核(如前交通动脉动脉瘤)。

(四)脑外伤

加速力或减速力造成的开放性或闭合性头部外伤都可能导致前颞侧的损伤,导致顺行性或创伤后的遗忘明显,而逆行性遗忘相对不存在。预后与创伤后的遗忘持续时间有关,创伤后的遗忘持续时间短于1周的预后较好。

(五)颞叶手术

内颞叶双侧损伤或手术都可导致储存新的短期记忆能力缺失,导致遗忘障碍。

(六)缺氧性脑损伤

一氧化碳中毒造成的窒息、溺水等出现的缺氧状态都可能损害敏感的海马CA1和CA3区神经元,从而导致短期记忆的储存问题。

(七)多发性硬化

40%的患者因颞叶斑块和导致回忆困难的间脑综合征而出现一定程度的遗忘。

二、治疗原则

(一)对因治疗

针对导致遗忘障碍的病因进行治疗,如针对威尼克脑病患者立即补充维生素 B_1,监测并处理酒精戒断症状。

(二)营养支持和对症治疗

一般的营养支持,改善脑循环,促进脑代谢。

(三)理和社会支持治疗

患者会由于记忆障碍而出现紧张、焦虑等情绪表现,应予以相应的心理支持和教育,必要时予以抗焦虑或抗抑郁药物。

第七节　癫痫性精神障碍

癫痫发作以神经病学表现为主,但在大发作前或后、小发作持续状态及特殊类型的癫痫发作都可表现精神活动障碍;尤其精神运动性发作作为癫痫发作的一种类型,发作以精神障碍为主要表现。精神运动性发作有不同名称,如额叶癫痫、钩回发作、边缘系统发作等。国际抗癫痫联盟命名为复杂部分性发作。

本节重点讨论与癫痫发作有关的精神病学临床表现及治疗问题。

一、临床表现

(一)发作性精神障碍

1.精神性发作

多不伴严重的意识障碍,偶有轻度意识障碍。发作持续时间短暂,常为数秒至数分钟,偶有数小时之久。发作后多无遗忘,如发作时有意识模糊者可有部分遗忘。临床表现可有感觉、记忆、思维、情感、行为和自主神经功能等障碍。

(1)感知障碍

1)视觉发作:这一发作主要由枕叶视觉区的异常放电所引起,但也可由其他皮质部位所引起。这是一种常见的感觉障碍,内容可以是简单的或复杂的、有原始的,如看到火光或光焰;但亦可看到很复杂而完整的情景,或既往经历的重现,有时出现错觉或感知综合障碍,后者常为视物显大症、视物显小症及视物变形症等。此外,患者还可有自体幻视或自窥症。

2)听觉发作:这是由于颞叶听区或第一颞回附近部位异常放电所致。出现的是内容单调的听幻觉,如嗡嗡声、铃声等。有时可伴有眩晕。如病灶靠近后部,则幻听的内容也可为言语声、音乐或歌曲的片段。

3)嗅觉发作:主要由于钩回和杏仁核周围部位异常放电所致,患者可嗅到难闻的气味。单纯的嗅觉发作较少见,大多和颞叶发作合并出现。

4)味觉发作:由皮质味觉区产生异常放电所致。患者可尝到某些不愉快或特殊的味道,这种发作常和嗅觉发作同时出现。味觉发作后常有颞叶发作。

此外,还有眩晕发作,患者有躯体摇曳和旋转感觉,并可有耳鸣。此症状可发展成各种精神症状和感觉发作,也可有意识丧失。

(2)记忆障碍:患者可体验到一种记忆障碍,例如对某些熟悉的名字,突然不能回忆;或在体验某些新事物时有一种似乎过去早已体验过的感觉,称为熟悉感(又称似曾相识感);或遇到一个熟悉的人时,好像有完全陌生的感觉,称为陌生感(又称旧事如新感)。

(3)思维障碍:可有思维中断,患者感到自己的思潮突然停止、有空虚感;强制性思维,患者的思潮不受他的意愿支配,强制地大量涌现在脑内,并常互相缺乏联系。还有强迫性回忆,有人认为这种强迫性回忆是由于颞叶的外上侧面的异常放电所致。

(4)情绪障碍:可有恐怖、抑郁、喜悦及愤怒发作。恐怖发作是情绪发作中最常见的一种,程度可轻可重,内容不一,可有濒死感或世界末日感,恐惧万分。发作时间短暂,这种发作常与错觉、幻觉同时存在。抑郁发作亦较常见,这种抑郁症状与一般抑郁状态相似,表现焦虑、抑郁及自卑,严重时亦可伴有罪恶、关系及疑病等妄想,但不伴有运动迟缓现象。这种抑郁发作应与患者因患慢性疾病所受痛苦产生的情绪低落、消极悲观相鉴别。首先本型系发作性,无明显精神因素,突然发病,反复出现同样的内容。发作时间较短,偶有狂笑、号啕大哭及情绪不稳等。

(5)自主神经功能障碍:是指单独出现的自主神经发作,如头痛、流涎、恶心、呕吐、腹痛、腹部不适、排气、呼吸困难、胸闷、心悸、出汗、竖毛、面色苍白或潮红等症状。这种以单独出现的自主神经发作较少,大多和其他发作合并出现,并常在自动症之先出现。

先兆需和精神性发作区别。先兆是局限性癫痫发作前发生的,结合脑电图的发现有局灶性阵发性放电现象。先兆对决定癫痫的原发病灶的部位有很大的定位价值。先兆也需与前驱症状相鉴别,后者系在发作前数小时或数日内缓慢发生,儿童较成人常见,在颞叶癫痫时较常见;而前者突然开始,持续时间很短。

2.自动症

估计约有75%颞叶癫痫患者有自动症。它是指患者在意识模糊的情况下做出一些目的不明确的运动或行为,令人难以理解,且与当时的处境不相适应。发作突然开始,意识恢复清晰后,患者对发作情况大多不能回忆或部分回忆,持续时间短暂,约为30秒至1分钟,长者可达数分钟。自动症很少为癫痫的单独症状,多数同时伴有全身强直、阵挛性发作或失神发作。大多患者有先兆出现,也有的自动症发生单纯意识障碍发作(称为颞叶性假失神)。通常这种动作是属于日常性的。患者可以出现不自主的协调动作,有比较简单的,如舔舌、咀嚼、伸舌、喉鸣、摸口袋、摸索、解钮或无目的地走动等。也可有较复杂的动作,如搬动东西、骑自行车或坐汽车等,但无一定的目的,患者清醒后不知何以外出。发作时患者可有面色苍白及目光呆滞。还有一种情绪自动症,常为恐惧、紧张及不安等,有的出现嬉笑不止。另外,还有言语自动症,患者在发作中自言自语,内容重复,刻板或杂乱,约数秒钟至数分钟,意识清醒后完全遗忘。有的学者认为咀嚼或口咽自动症是累及杏仁核或岛盖病灶的表现,这种自动症偶可在全身强直-阵挛性发作时出现,尤其在失神发作(又称小发作自动症),但无定位诊断意义。

临床上患者常呈复合型,即出现两种以上的自动症,并应注意区分上述自动症系精神运动性发作自动症、全身强直-阵挛性发作自动症、失神发作自动症或颞叶性假失神。

(1)神游症:比自动症少见,患者对周围环境有一定感知能力及相应的反应。外表看似正常,并可进行一些复杂的协调性活动,如简单的交谈,乘车或乘船及其他交通工具作长途旅行。但患者有些呆滞及心不在焉,像酒醉的样子;走路及其他活动常常发生紊乱,其行为可能也有异常,不注意钱财等。患者发作后可完全遗忘。这种发作持续时间较长,可达数小时、数日甚至数月,且多在白天;例如一位患者发作时由美国到欧洲旅行,发作结束后完全遗忘,不知何以出国及其经历。

(2)梦游症:又称睡行症,为夜间发作的自动症表现,发作时患者可突然从睡眠中起床在屋内走动,搬动东西或外出活动。发作时患者不能正确感知周围环境,也不能辨别周围人物,无表情,叫之不应,持续数分钟,此时对人喊叫不能清醒,患者多自动卧床睡眠或随地躺下而告终。醒后完全不能回忆。

3.蒙眬状态

癫痫患者最常见的发作性精神障碍。它可在多种情况下发生,包括精神运动性发作、发作前后蒙眬状态、精神运动性发作持续状态及失神持续状态等。它与癫痫发作之间并无固定的关系,但在蒙眬状态持续期间,常无全身强直-阵挛性发作或失神发作出现。蒙眬状态有时可在一次或多次癫痫发作以后出现,或可能以全身强直阵挛性发作而告终。大多起源于颞叶。与自动症不同,其特征是意识清晰程度降低、意识范围缩小、对周围环境的定向力差,认知能力减低;并有注意力及记忆的损害,接触亦差,有明显精神运动性阻滞,反应迟钝;有生动的幻觉,大多为幻视,常伴有情绪爆发所致的冲动行为及其他残暴行为;患者还可有思维障碍,内容凌乱及片段性妄想等。在蒙眬状态时,患者可有瞳孔散大,对光反应迟钝,流涎,多汗,腱反射亢进及步态不稳等。蒙眬状态的持续时间不定,在癫痫发作后发生者常可有1～2小时,亦有长达1～2周或更长一些;发作结束时意识突然清醒,对发作情况可有部分或完全遗忘。

癫痫性谵妄状态是指在癫痫的急性或慢性精神障碍中伴发的谵妄状态。临床表现为较深的意识障碍,有明显定向力丧失,注意力涣散,对周围事物理解困难等,伴有生动、鲜明、恐怖的错觉及幻觉,如看到凶恶的"鬼怪"向他扑来,患者恐惧、紧张、激动,可与鬼怪搏斗或夺门而逃,患者思维不连贯,并可有片段性妄想等。患者恢复后不能回忆当时情况。

4.发作性情感障碍

又称病理性心境恶劣。通常患者意识清晰,无明显诱因突然发病。临床表现常为焦虑、抑郁、恐惧、紧张、激惹、苦闷、全身不适,对周围一切均感到不满,挑剔、找碴及抱怨别人等,有时激动、暴怒,并常有自残或攻击行为。患者可因极度抑郁而自杀。少数患者的情绪可为欣快、洋洋得意,但对别人无感染力及无思维敏捷,据此可与躁狂症鉴别。发作持续时间常为数小时,长者可达数日。发作常突然自行终止。有时患者为了摆脱精神上的痛苦而发作性持续性饮酒,称为"间发性酒狂"。也有的患者因情绪障碍无目的地到处流浪,称为"漫游癖"。

5.短暂精神分裂症发作

癫痫患者常可在抗癫痫治疗过程中产生短暂的精神分裂症样发作。临床表现主要是幻觉及妄想。患者常不安宁、吵闹不休及动作过多等。发作持续时间数日至数周,在精神病发作期一般不会出现惊厥发作。如能谨慎停服抗癫痫药物,常可对这类发作有一定的终止作用,有时电休克治疗可终止这类发作。这种情况大多发生在颞叶癫痫,但少数可发生在其他部分性癫痫或全身性癫痫。Landolt(1953年)曾提出"强制正常化"现象,这是指精神病发作期间,癫痫患者的 EEG 异常波形改善,精神症状消失后异常波形再现的现象。他曾报道 107 例伴发蒙眬状态和精神病发作的癫痫患者,其中 47 例在精神病发作时,原有阵发性病灶或其他癫痫脑电波异常减少甚至消失,而当精神病缓解时,脑电图又出现异常。此后他又复习了其他学者的文献,甚至应用其理论推广到非癫痫性的精神分裂症患者亦有类似现象,但未能被其他学者所证实。新的研究证实,此时虽然头皮电极正常,但皮质下电活动还存在。

(二)持久性精神障碍

这类精神障碍的发生与癫痫有关,但并无明显的发作性特点。关于癫痫与精神疾病的病因关系,有下列假说:①精神病是癫痫反复发作引起脑损害的结果。②精神病是由非特异性器质性脑病引起的,这种脑病是精神病和癫痫两者的原因。③精神病是抗癫痫药治疗的结果。④精神病与颞叶-边缘系统的特定功能异常有关,即在功能上与癫痫有关。⑤精神病是癫痫的心理和社会后果。

第一种假说虽未通过预期性研究,但一致认为回顾性统计癫痫发作频率与发生精神病的危险性不呈正相关。脑损害的严重程度与患精神病的危险性之间的相关性强烈支持第二种假说。抗癫痫药对精神病理学的影响尚存争议。第四种假说已引起对精神病理学的兴趣,因为已有很多研究证明边缘系统与精神分裂症及情感性精神病的发生存在联系。单纯心理和社会影响的假说难以证明精神病发生的原因。实际上,上述几种病因假说可能并不是互相排斥的,癫痫患者发生精神病可能是多因素的结果,脑损害降低精神病的阈值,颞叶损害特异性地诱发精神病理现象,生活事件加剧和影响精神病的病程。

1.癫痫性精神分裂症样精神病

有不同命名,如精神分裂症样癫痫性精神病、慢性类偏狂精神病、癫痫性精神病等。慢性类偏狂精神病易与偏执性精神病混淆;癫痫性精神病之名称过于笼统,不提倡使用。

(1)癫痫与精神分裂症关系的研究:癫痫人群的精神分裂症患病率在 3‰～7‰,而精神分裂症在普通人群中的患病率在 1‰。据报道,在癫痫性精神分裂症样精神病发作与首次癫痫发作之间有 10～14 年的间隔,发生精神病者癫痫发作形式较重,常涉及多种发作类型,多有癫痫持续状态史,常常对药物治疗效果不佳。精神病发作时癫痫发作频率的报道不一致,有的报道减少,有的报道增加,有的报道两者无关。发生本病的患者性别男女大致相等。发病年龄平均为 24～37 岁。

许多调查发现癫痫性精神分裂症样精神病多发生于颞叶癫痫患者。而 Mendez 等报道癫痫性精神分裂症样精神病患者较单患癫痫的对照组复杂部分性发作的比率高,但源于非颞叶病灶的比率高。Stevens 认为癫痫性精神病患者中颞叶癫痫的比率与成人癫痫患者颞叶癫痫比率无显著性差异。

Kristensen 和 Sindrup 报道应用蝶骨电极描记癫痫性分裂症样精神病患者,发现颞叶内侧底部放电灶占优势。Hermann 等报道具有恐惧先兆者发生癫痫性精神分裂症样精神病的可能性大。尽管有更广泛损害的报道,神经病理学资料支持颞叶内侧结构异常占优势。可见,是内侧底部而不是新皮质颞叶异常为发生精神病的基础。

(2)起病形式及病程:急性、亚急性占 1/3,发作性占 1/10～1/3,缓慢起病者占 1/3～1/2。总之,本疾病 1/3～1/2 的患者呈潜隐缓慢发展,有迁延倾向。

（3）临床表现：与精神分裂症的临床表现极为相似，常见有以下表现。

1）妄想：原发性或继发性，以被害及关系妄想多见，多片段、不系统，少数可发展成为系统性妄想，尚可出现被控制感及被洞悉感等。

2）幻觉：各种幻觉都可出现，包括假性幻觉。

3）思维障碍：答非所问，思维阻隔，创造新词，逻辑倒错。

4）情感障碍：抑郁、易怒、欣快、淡漠、不协调等。

5）意志障碍：意志减退、被动、呆滞、扮鬼脸、冲动、木僵、自伤等。

在以上精神症状基础上，常同时伴有不同程度的脑器质性损害症状，如言语表达困难、学习能力减退、记忆差、持续言语、病理性赘述、情绪不稳等。

（4）实验室研究发现：Slater 报道 69 例癫痫性精神分裂症样精神病患者中，有 48 例出现脑电图的颞叶皮质性发作（占 70%左右），优势半球 16 例，非优势半球 12 例，两侧均有变化者 20 例。大内田报道 30 例本病患者，脑电图基本节律变化正常 4 例，极轻微 11 例，轻至中度 8 例，中至重度 7 例。

Slater 给 56 例本病患者作了气脑检查，其中 37 例发现有一侧或双侧脑萎缩征象，此中 11 例脑室系统呈普遍性扩大，8 例则以皮质萎缩为主要表现。

Colon 曾对 12 例本病患者及 17 例癫痫对照患者行 MRI 检查，发现 T_1 豫驰时间无差异，但有幻觉者比无幻觉者左颞叶 T_1 值高。Gallhofer 应用氧吸入的方法进行 PET 研究，慢性癫痫性类分裂样精神病较单纯癫痫患者及正常对照组局部氧排除率低，在额区、颞区、基底节尤其明显，同时左颞区氧代谢及 rCBF 均低。JaneMarshall（1993 年）等用 SPECT 对本病患者与癫痫患者比较 rCBF，部分支持左颞中间区域 rCBF 低。Reith 等进行 PET 研究揭示，本病患者和精神分裂症患者多巴脱羧酶的活性均较正常水平高。

2.癫痫所致的情感障碍

癫痫患者的情绪障碍是常见的，但主要为伴有波动性抑郁及焦虑的神经症类型。有的是阵发性心境恶劣，以激动及攻击性发作类型出现。Pond 认为，许多短暂的抑郁或轻度躁狂发作，实质上是发作后模糊状态或带有轻度意识障碍的自动症。然而在癫痫患者病程中可出现慢性躁狂抑郁症样精神病，多见于颞叶癫痫，病因不明，常在癫痫发作减少时出现。

抑郁发作较躁狂或轻度躁狂发作常见，且常伴有重度焦虑、神经质、敌意、人格解体感等，精神病性抑郁症中常可出现偏执症状。抑郁的严重度与癫痫的病程有关，抑郁症常发生于起病较晚的癫痫患者。接受苯巴比妥治疗的患者较其他药物治疗的患者更易导致抑郁，且血清和红细胞叶酸水平明显下降，而服用卡马西平（酰胺咪嗪）者则很少伴发抑郁。有的学者发现复杂部分性发作患者中，抑郁症的发病率较高。根据 Betts 报道 72 名住入精神病医院的癫痫患者中，几乎 1/3 患原发性抑郁症，12 例为内因性，10 例为反应性抑郁症，其中内因性抑郁症患者，与住院前发作频率减少之间有密切关系。Robertson 等报道约 40%的癫痫患者伴发中度内因性抑郁症。在 Dongier 的大量急性短暂精神病发作病例的统计中，约有 30%以情感障碍为主要症状，56%以意识障碍为主，10%为精神分裂症样精神病。抑郁发作和颞叶癫痫之间的关系较其他癫痫类型为密切。

另外，据国外文献报道，癫痫患者自杀率比普通人群高 5 倍，伴有精神障碍的癫痫患者自杀率更高,有自杀企图者则更为普遍。Barraclough 认为自杀者以颞叶癫痫居多,其方法常采用服大量的抗痉药或自伤行为,最常见的是服用过量苯巴比妥。Hawton 等报道男性癫痫患者自杀率较女性高两倍,这是否与男性具有特殊的生物学联系尚不明了。

这种情感性样精神病患者的病前性格比较稳定,并能较好地适应生活、婚姻及工作。

一般而论,躁狂抑郁症样精神病较少惊厥发作,而原有发作类型全身强直-阵挛性发作多于精神运动性发作。其脑结构损伤的发生率也较癫痫精神分裂症样精神病为低。许多学者采用脑电图及气脑造影术研究证实这种躁狂抑郁症样精神病有右侧大脑半球病变的病理基础。

3.癫痫所致神经症样症状

癫痫所致的神经症反应大大超过明显紊乱的精神障碍类型。Pond 等报道约有 1/2 伴有心理因素的癫痫患者患有神经症,并约为癫痫患者总数的 15%。然而对患有神经症障碍的癫痫患者应予重视,因为情绪稳定对癫痫发作起到一个重要的控制因素。Pond 认为神经症反应的特点,从整个神经症反应来说,主要根据患者的病前性格及家庭关系,但很少与癫痫本身类型有关。焦虑抑郁状态是最常见的,并常与患者当时的环境因素有关。这种焦虑状态的特点和正常人患的焦虑症无明显差异。性格脆弱的癫痫患者遭到精神刺激后常可发生癔症反应。这种患者主要为智力低下或有明显的人格改变。有时癔症症状至少部分是由于脑部器质性病变所引起,但目前尚不能肯定这种癔症反应与癫痫的特殊类型或与任何脑部特殊病变部位有关。恐怖症常可发生于癫痫患者,有的患者的恐怖状态是围绕对发作的恐惧,有时患者在某些特殊危险的情况下突然发生恐怖症状。

4.癫痫所致的性功能障碍

癫痫患者多见性功能障碍。许多学者报道性功能障碍常见于颞叶癫痫患者。颞叶功能减退可引起异常的性行为和体验。Mitchell 曾报道 1 例左前颞有癫痫灶的患者,每当看到发亮闪光的别针时就触发一次发作,发作为一种"胜于交媾"的愉快感觉。Hoenig 则报道过 1 例女性癫痫者,其发作先兆是性欲高潮,脑电显示右侧额颞区有 5～6 赫的慢波,抗癫痫药物取得明显改善。性行为异常可与抑郁同时出现,如 Erickson 曾报道 1 例女性癫痫患者,其先兆为强烈的忧郁和性欲高潮,此种情况导致她要求更多的性行为。以后发作又变为发作性哭笑和左下肢的肌阵挛性抽搐,同时右侧偏瘫,后被发现在大脑镰处有一血管瘤,压迫了右侧旁中心小叶和扣带回,手术切除肿瘤后,性欲冲动和癫痫发作均消失。其他一些学者发现当刺激颞叶或额叶后部可产生"性快感样"感觉,刺激隔区时可引起性的体验,有时刺激视丘的腹侧区也可产生性欲高潮和性快感。此外在颞叶癫痫自动症发作中,可有多种性变态如露阴癖、色情发作、同性恋、易性癖以及其他性变态,如有幼童恋、施虐癖-受虐癖等。

除上述性功能亢进症状外尚可有性功能减低,患者对性生活的所有方面缺乏兴趣,对性的好奇和要求减弱或消失。男性癫痫患者的性欲及性交能力减低是性功能障碍最常见的症状。有的学者认为引起性功能障碍的原因是抗癫痫药物引起血清游离睾丸素浓度减低所致,也有的认为高催乳素血症可以影响性交能力。对女性癫痫患者的性功能障碍的研究很少,但 Lierzog 发现右侧颞叶癫痫的异常放电,特别容易引起女性性冷淡。也有人认为许多癫痫患者的性心理不成熟、依赖性强、缺乏性交的技能和社会适应能力不良是引起性功能障碍的原因之一。

5.癫痫所致的人格改变

过去有些学者认为癫痫患者病前性格可有一些不正常的趋向:易于激动、发怒、情绪暴发、行为迟缓及言语啰唆等,这些性格表现可以是隐匿性癫痫的症状。也有人认为癫痫有特殊性格,表现为固执、激惹及自我为中心等。目前还没有足够的事实证明癫痫患者的病前性格与一般人有所不同。癫痫所致人格改变的发生率,报道尚不一致,有人认为只有少数患者,而且大多系慢性和严重的病例才有这种人格改变。人格改变的原因,迄今尚不清楚。有人认为这是由于长期服用抗癫痫药物所致,但这个解释难以被多数实验及临床观察所证实。许多学者认为癫痫频繁发作,尤其是全身强直-阵挛性发作,引起脑结构的病变,尤以 Ammon 角的损害,较为可能。这种器质性损害本身以后又可产生局限性癫痫、智能缺陷或情感及性格的改变。Penfield 和 Jasper(1954 年)指出,无论是成人或儿童,广泛病灶所引起的癫痫都特别容易伴发智能衰退及人格改变。Gibbs 的研究显示,脑电图示颞叶放电者,其严重人格障碍发生率远较其他部位放电者为高,颞叶癫痫患者中约 50% 可出现严重的人格改变。Ross 的研究发现,左颞叶病灶较右颞叶病灶更易出现人格改变和攻击行为,其内在因素尚不清楚。

此外,心理社会因素也是重要原因之一。患者与家庭和社会的疏远,并受他人的歧视及冷淡等所产生的心理反应,从而影响人格的改变。

人格改变特征性的临床表现包括智能及情感两部分。一般认为,凡有癫痫性智能衰退者都有不同程度的人格改变;而人格改变以情感反应最明显,可带有"两极性",如一方面易激惹、残暴、凶狠、固执、敌视、记仇、冲动、敏感及多疑等;另一方面又表现过分客气、温顺、亲切及赞美等。患者可在不同时间内具有某一特点的倾向,但也有同时具有两个极端的特点,患者常因琐事发生冲动及攻击性行为。此外,患者的思维迟缓、黏滞和内容贫乏。癫痫性人格改变的黏滞性或爆发性较一般脑器质性人格改变者更为明显。

6.癫痫所致的智能障碍

过去有些学者曾认为癫痫患者不可避免地会导致智力低下,但据近代许多学者的临床观察表明仅少数癫痫患者出现智力低下,出现痴呆的更少。Lennox 报道 1905 名癫痫患者中,智力有轻度低下者占 22%,中度低下者占 12%,严重低下者占 2%。因此约有 2/3 的患者智力正常,1/7 的患者智力明显低下。国内刘永刚报道 126 例成年癫痫患者中,智能低下者 38 例(30.6%),明显智能低下者 8 例(6.35%)。其他学者所报道的明显智力衰退发生率亦相似。一般认为癫痫患者的发病年龄越早,全身强直阵挛性发作越频繁,尤其是伴有颞叶癫痫发作者,越容易出现智力衰退及人格改变。有的患者智力低下较轻,当发作控制后可逐渐恢复。严重者多系进行性衰退,可发展为痴呆。另据发现优势侧颞叶癫痫发作患者易伴有言语、推理和学习功能损害;非优势侧发作患者常伴有辨别和鉴别能力以及空间定向力的损害。颞叶癫痫患者和大发作相比较,有人发现前者较多引起语言功能和记忆的保留、再现障碍,而出现记忆困难、言语缓慢、注意力集中困难。这种智能障碍的原因较多,除脑部器质性损害外,还有遗传、心理社会因素及长期服用抗癫痫药物等因素。这种智能障碍的临床表现主要是慢性脑病综合征,首先是近事记忆力减退,再累及远事记忆、理解、计算、分析及判断等能力,同时在思维、情感及行为等方面都带有癫痫的共同特点--黏滞性和刻板性。

严重时患者意识虽清晰,但其定向有障碍,情感衰退,思维内容贫乏,支离破碎,行为退缩,类似精神分裂症晚期的状态。加上记忆、理解、计算及判断分析能力进一步减退,自知力丧失,最后发展为生活不能自理,需别人照顾。

7.颞叶手术后精神障碍

颞叶手术切除可治疗顽固性颞叶癫痫,可改善颞叶癫痫所致的人格改变、性功能异常等,但颞叶手术后在有些患者可发生某些精神障碍,尤其是双侧切除者。

Kluver(1938年)、Bucy(1939年)切除猿猴的双侧颞叶,发现有一组症状,称为Kluver-Bucy综合征,包括:①"精神性盲",不能凭视觉认识物体,术后动物接触物体一再弃而复拾,都好像是新东西一样,不能辨认毒蛇伸出的舌、猫嘴、粪便、铁丝笼子,把它们都当作食物。②口探索:用口代替前肢,探索周围一切物体,包括嗅、舔、轻咬、嚼等动作。③视物强迫拨弄症,对于任何视觉刺激物,强迫性动作反应,注意随境转移。④情绪改变,缺乏恐惧与愤怒的情绪反应,如在有些人临近或食物被另一猿猴夺走时,没有正常的恐惧、愤怒反应,变得非常驯顺。⑤性行为改变,经常舔生殖器,对同性对象以及猫、犬等异种动物都表现性交动作等。⑥贪食,而且吃肉,正常猿猴不吃肉。

在人类切除双侧颞叶,包括外侧面皮质、颞极、内侧面钩回、海马回以及杏仁核,可出现类似症状:不认识周围人物,包括近亲;缺乏恐惧、愤怒情绪反应;性欲亢进,与同性恋倾向;贪食;视物强迫拨弄反应和严重记忆缺损。与猿猴不同的是没有口探索症状。

另外,颞叶切除术后(多为右叶切除)数月至数年可出现精神分裂症样精神病表现,称DcNovo精神病,据报道发生率为3%~28%,常表现为伴有抑郁特征的偏执幻觉状态。

二、诊断与鉴别诊断

(一)诊断原则

1.表现为发作性的精神障碍

诊断原则掌握以下几点。

(1)病程有发作性特点,精神症状突然出现,骤然消失,发作间歇期精神状态正常或残留人格、智能改变。

(2)同一患者每次发作的精神症状类型常较重复、固定,呈复写式。

(3)发作时可伴有不同程度意识障碍,发作后有遗忘现象。

(4)脑电图阳性发现有助于诊断的确定,尤其24小时连续脑电图,有条件可作蝶骨电极检查。

(5)鉴别困难的病例可试用抗癫痫治疗。

2.持久性精神障碍

这些疾病都有癫痫发作前提,当这类患者出现精神分裂症样表现、躁狂郁症、人格改变或智能障碍时,诊断思维应注意考虑是否与癫痫有关,而不应首先考虑另外精神疾病的诊断,除了少数病例外(尤其是精神分裂样表现的患者)。

(二)鉴别诊断

1.急性短暂性精神病

这是一组起病急骤、以精神病性症状为主的短暂精神障碍,具有发作性特点,发作持续数小时至1个月,表现有妄想、幻觉、言语散漫、行为紊乱或紧张症,在精神疾病分类上是属于难以合理归类的一组精神障碍。诊断本病必须排除其他性质的精神障碍。疑似癫痫病例,如果还有实验室检查的阳性发现,就不考虑本诊断。

2.癔症

癔症与癫痫可相互误诊,这是临床上经常遇到的问题,但同一患者也可以同时存在癫痫发作及类似癔症发作的表现,这两者的关系究竟如何,Charcot 曾提出过有两种情况:第一种情况是在长期患有癫痫的患者出现癔症症状,并且这两者都呈现各自独立的病程和预后,他认为癫痫的存在容易引起癔症;另一种情况实际上是癔症,但其发作形式酷似癫痫。临床上,确有某些患者同时存在典型的癫痫发作,又有典型的癔症发作,但毕竟罕见。

3.睡行症

它是睡眠障碍的一种形式,常见于儿童。表现为从睡眠中突然起床进行一些日常室内或户外活动,可含糊回答,然后继续入睡,次日不能回忆。癫痫睡行症也常见于儿童。两者的区别是:睡行症儿童可以唤醒,而癫痫则由于是意识障碍,故而不能唤醒。此外尚需与神经症的睡行症鉴别,后者可被唤醒,发作行为多系日常易被人理解的动作,而前者多粗暴而危险的动作,常导致外伤。

4.情感性障碍

癫痫性病理性情绪恶劣时不具有躁郁症患者的三主征。虽然情绪偏低,但主要的情绪背景是苦闷、紧张、不满,而并无真正的情绪低落,自责自罪,思维迟缓及活动减少。癫痫欣快状态常有紧张、恶作剧色彩,而并非真正的愉快,更不伴有思维活动加快,生动活泼的表情和动作的灵活性。此外,发作突然,持续短暂等特点也可与躁郁症鉴别。

5.感染性和中毒性精神病

癫痫性谵妄不易与感染中毒时谵妄状态相区别。前者为发作性,持续时间较短,发作前无感染、中毒史。既往癫痫发作史和详细的身体检查、脑电图检查均有助于鉴别诊断。

6.精神分裂症

癫痫基础上出现精神分裂症症状,究竟是两种独立的疾病,还是由于癫痫引起,经常是临床诊断上的困难问题,议而不决的病例甚多。Mayer-Gross 认为真正是癫痫与精神分裂症两种同时独立存在的巧合情况是十分少见的,如果在精神分裂症样精神病之前已经有长时期的癫痫病史,而且发病之后仍有癫痫发作者,一般就不应该考虑是两种疾病。

癫痫性精神分裂症样精神病与精神分裂症比较,具有下列特点,可资参考:

(1)情感相对较好,思维形式障碍少见。

(2)显得比较合作,对医务人员猜疑少,故而较少造成管理上的困难。

(3)病前一般缺乏分裂样人格特征,部分患者有癫痫性人格改变或智能障碍。

(4)自知力恢复较快。

(5)发病前有长久的癫痫病史。

(6)大多数患者可见脑电图异常。

(7)大多数患者通过辅助检查可发现脑萎缩。

(8)有人发现此类患者的前庭功能检查呈阳性结果,而且与临床和脑电图的变化相一致。

三、治疗

抗癫痫治疗的总原则是适用的,首先在于发现病原,但大多数病例还只能采用非根治性的治疗。

(一)抗癫痫药的选用

可以用以治疗颞叶癫痫发作的药物有扑米酮、卡马西平(酰胺咪嗪)、拉莫三嗪、苯妥英钠、苯巴比妥、苯乙脲、舒噻美、苯丁酰脲等。第一线用药为卡马西平及苯妥英钠。无效时,可考虑以上两种药物联合应用,再无效时可加用第三种药物。

(二)癫痫性精神障碍的治疗

当出现持久的精神分裂症样症状、躁狂抑郁症、人格改变等精神障碍时,除了继续使用抗癫痫药外,还需加用抗精神病药或抗抑郁药治疗。很多抗精神病药都会不同程度地引起脑电图改变或造成痉挛发作,包括传统的抗精神病药及非典型抗精神病药氯氮平,二甲胺基类、吩噻嗪类药物(如氯丙嗪)较易引起痉挛发作,哌啶基类(如甲硫达嗪)次之,哌嗪基类(如奋乃静、三氟拉嗪、氟奋乃静)的致痉挛作用较弱。但事实上,抗精神病药的致痉挛作用并未像人们想象的那样严重,在众多使用抗精神病药治疗的精神病患者中,真正发生痉挛发作的在于少数。当精神障碍出现时,可在继续使用抗癫痫药同时,尽量合并选用致痉作用较弱的精神药物,丁酰苯类药氟哌啶醇为常用,其他如奋乃静、舒必利等。非典型抗精神病药利培酮、奥氮平等较少致痉作用,使用比较安全。有些学者主张癫痫患者出现持久性精神障碍时在合并精神药物同时,还可适当减少抗癫痫药剂量,其理论依据是因为癫痫的临床发展与精神障碍呈拮抗关系,但临床实践中多不这样实施,因为很多抗精神病药会降低癫痫的惊厥阈。

癫痫性人格改变经常影响良好人际关系的维持及影响周围人的安全,但人格改变的治疗一般较困难,卡马西平、拉莫三嗪及丙戊酸盐不但能控制癫痫发作,而且有稳定情绪的作用,可谓一箭双雕,使用后能改善癫痫性人格改变者的情绪控制能力,剂量不必大,卡马西平 0.3g/d,丙戊酸盐 0.6g/d。碳酸锂在精神科常用于控制及预防躁狂抑郁症的发作,同时该药还具有稳定情绪作用,使用后患者自感"脾气变得温和起来,火发不出来。"对癫痫性人格改变的冲动、易怒、情感爆发等有良好控制效果,但易诱发癫痫大发作,因此使用碳酸锂的剂量需缓慢递增,从每日 0.25g 开始,渐增到一日 0.5~0.75g,分 2~3 次饭后服用,同时可稍增抗癫痫药剂量。需要提醒的一点,为了取得患者的配合,碳酸锂使用前务必向患者说明用药的好处,剂量增加一定要慢,因为碳酸锂有不少副作用,如果患者配合不好,就会使治疗难以实施。

当出现抑郁症状时,宜给服抗抑郁药,传统的三环类或四环类抗抑郁剂,剂量较大时都有不同程度的致痉作用,尤其是阿米替林、氯米帕明及马普替林。现已经广泛使用的选择性 5-HT 回收抑制剂(SSRI)有肯定的抗抑郁疗效,服用方便,副作用小,不会降低惊厥阈,所以没有促发癫痫发作之虑,但价格较昂贵。代表药物有:氟西汀、帕罗西汀、舍曲林、氟伏沙明与西酞普兰,国内都已有供应。

关于电休克治疗问题,一般并不主张应用于癫痫患者,尤其已发现有肯定的器质性病变者,但实践发现电休克治疗对意识模糊状态,如持久蒙眬,还有对有明显情感异常和妄想的患者也有效;抑郁状态经过药物治疗无效时,电休克治疗是有应用价值。在使用中除个别病例外,电流量及通电时间并无明显改变,治疗期间抗癫痫药物也无须停用。

第八节 脑血管病所致精神障碍

在脑血管壁病变基础上,加上血液成分或血流动力学改变,造成脑出血或缺血,导致精神障碍。一般进展缓慢,病程波动,常因卒中引起病情急性加剧,代偿良好时症状可缓解,因此临床表现多种多样,但最终常发展为痴呆。

1.症状标准

(1)符合器质性精神障碍的诊断标准。

(2)认知缺陷分布不均,某些认知功能受损明显,另一些相对保存,如记忆明显受损,而判断、推理及信息处理可只受轻微损害,自知力可保持较好。

(3)人格相对完整,但有些患者的人格改变明显,如自我中心、偏执、缺乏控制力、淡漠或易激惹。

(4)至少有下列一项局灶性脑损伤的证据:脑卒中史、单侧肢体痉挛性瘫痪、伸跖反射阳性或假性延髓性麻痹。

(5)病史、检查,或化验有脑血管病证据。

(6)尸检或大脑神经病理学检查有助于确诊。

2.严重标准

日常生活和社会功能明显受损。

3.病程标准

精神障碍的发生、发展,及病程与脑血管疾病相关。

4.排除标准

排除其他原因所致意识障碍、其他原因所致智能损害(如阿尔茨海默病)、情感性精神障碍、精神发育迟滞、硬脑膜下出血。

说明:脑血管病所致精神障碍可与阿尔茨海默病痴呆共存,当阿尔茨海默病的临床表现叠加脑血管病发作时,可并列诊断。

一、急性脑血管病所致精神障碍

通常是在多次卒中后迅速发生的精神障碍,偶可由一次大量脑出血所致,此后记忆和思维损害突出。典型病例有短暂脑缺血发作史,并有短暂意识障碍、一过性轻度瘫痪或视觉丧失。多在晚年起病。

(一)诊断标准

1.符合脑血管病所致精神障碍的诊断标准。

2.通常在多次卒中之后或偶尔在一次大量出血后迅速发展为智能损害。

3.通常在1个月内发展为痴呆(一般不超过3个月)。

二、皮层性血管病所致精神障碍(包括多发梗死性痴呆)

常在50～60岁起病,约半数并发高血压,以智能阶梯性恶化为主。可在某次短暂脑缺血发作后突然或逐渐起病。智能损害往往由脑血管病导致的脑梗死所致。一般是颈动脉内膜粥样硬化致微栓子脱落,引起脑内动脉小分支梗死。梗死往往较小,一般进展缓慢。常因脑出血、脑梗死或脑血栓形成导致卒中发作,引起病情急性加剧,病程波动,因此患者可有多次短暂的脑缺血卒中史,局限性神经系统症状体征,如一过性轻瘫、失语、视力障碍等。精神症状多种多样,智能损害较长时期为局限性,最终发展为全面痴呆。脑组织常有多个较小的腔隙性梗死灶。

(二)诊断标准

1.符合脑血管病所致精神障碍的诊断标准。

2.有脑血管病的证据,如多次缺血性卒中发作、局限性神经系统损害,及脑影像检查,如CT、MRI 检查有阳性所见。

3.在数次脑实质的小缺血性发作后,逐渐发生智能损害。早期为局限性智能损害,人格相对完整,晚期有人格改变,并发展为全面痴呆。

4.起病缓慢,病程波动或呈阶梯性,可有临床改善期,通常在 6 个月内发展为痴呆。

说明:包括多发脑梗死性痴呆。

三、皮质下血管病所致精神障碍

(一)诊断标准

1.符合脑血管病所致精神障碍的诊断标准。

2.病变主要位于大脑半球深层白质,而大脑皮质保持完好。

(二)治疗原则

1.降血脂药物治疗。

2.扩张血管药物治疗。

3.促大脑代谢药物及促智药物治疗。

4.对症治疗:如高血压、糖尿病等。

5.改善精神症状药物:如抗焦虑、抗抑郁、抗精神病药物治疗等(同阿尔茨海默病)。

6.心理治疗:工娱及康复治疗等。

7.其他治疗:对病残肢体给予推拿、按摩或针灸治疗,促进身心康复。

第九节 颅脑外伤所致精神障碍

精神科临床与颅脑外伤问题的关系近年来日益密切,尤在司法精神病学鉴定中经常遇到涉及因果关系鉴定及伤残评定的案件,本文重点阐述颅脑外伤与精神科临床工作有关的基本问题。

一、颅脑外伤的分类

(一)按病理解剖部位

分为头皮损伤、颅骨骨折和脑损伤三大类,又进一步分为开放性和闭合性损伤。

(二)按颅脑外伤程度

国内分为四型。

1.轻型

单纯脑震荡,无或有局限性颅骨骨折。

2.中型

轻度脑挫伤,或伴有颅骨骨折,有蛛网膜下隙出血,无脑受压征。

3.重型

广泛颅骨骨折、严重脑挫裂伤、脑干损伤或有颅内血肿。

4.特重型

脑原发损伤严重,出现晚期脑疝。

二、病因及发病机制

脑损伤可以是直接的或间接的,后者是外力作用于身体其他部位,经过传导而间接引起脑损伤,例如胸部挤压所致脑伤、高处坠下足臀着地时外力传导所致脑伤,还有如头部从运动状态突然停止下来时的所谓"挥鞭样脑损伤"等。

脑损伤可以是原发性的或继发性的,继发性的有脑水肿和颅内血肿,后者如硬膜外血肿、硬膜下血肿、脑内血肿等,出血也可流入脑室或蛛网膜下隙。

脑挫伤急性期过后,由于胶质细胞增生、瘢痕形成,可遗留粘连、萎缩、脑室扩大等改变。

脑外伤所致精神障碍的发生机制除器质性因素外,还与社会心理因素有关。

(一)器质性因素

与脑损伤程度、部位、时期及后遗症等有关。损伤程度越严重、范围越广泛,越容易引起精神障碍;但在慢性期,很多研究表明,损伤与后遗症程度并不成正比。损伤部位与精神障碍发生也是有关的,颞叶损伤最常出现精神障碍,其次是前额叶及额叶眶部,顶叶及枕叶损伤引起精神障碍较少。前额叶、颞叶损伤常引起人格改变,顶叶损害可引起认知功能障碍,脑基底部损伤可引起记忆障碍。

(二)心理社会因素

包括受伤前的人格特征、对外伤的态度、外伤对生活及工作的影响、赔偿心理动机等。即使存在器质性因素,心理社会因素对疾病的发生、发展、预后等也起着重要作用。

三、颅脑外伤的精神障碍表现

颅脑外伤的精神障碍表现通常分为急性与慢性(远期)。急性期主要以意识障碍为主,轻度意识障碍表现神思恍惚,可能向蒙眬、谵妄发展,严重时为昏迷。急性期患者通常在综合性医院急诊科诊治,急诊病史是精神科诊断慢性颅脑外伤相关精神障碍的重要依据。

慢性(远期)精神障碍有下列类型。

(一)脑外伤性癫痫

可发生在脑外伤后任何时期,发作与脑内瘢痕形成和脑部萎缩有密切关系,发生在脑外伤后 24 小时之内,称为即时发作;在 3 个月内发作,称为早期发作;在 3 个月以上发作,称为晚期发作。绝大多数在 2 年内发作。

脑外伤性癫痫发作与颅脑外伤严重程度、闭合性或开放性及损伤部位有关。大脑皮质运动区、海马及杏仁核的损伤最常发生癫痫;颞叶内侧损伤可导致精神运动性发作;如伴颅内感染、血肿、凹陷性骨折时均易引起癫痫。

癫痫发作类型较多为局限性发作、大发作及精神运动性发作，很少典型小发作。

诊断脑外伤性癫痫的条件，根据 Walker(1959 年)标准：

(1)有典型确实的癫痫发作。

(2)详细病史：严重颅脑外伤，外伤前无癫痫发作。

(3)癫痫发作类型和脑电图异常发现与颅脑外伤部位一致。

(4)排除外伤以外的脑器质性或躯体疾病所致的癫痫及原发性癫痫。

(5)实验室检查阳性发现：EEG、CT、MRI 等。

(二)颅脑外伤所致智能障碍

本疾病发展有以下 3 种形式。

(1)颅脑外伤急性期症状消退后迅速出现进展性智能减退。

(2)急性期后有恢复过程，再逐渐出现智能减退。

(3)昏迷几周后部分恢复，然后缓慢地呈现智能减退。

临床表现以认知功能障碍为主，轻度者健忘、注意力减退、工作效率降低等，严重时始动性降低，行动迟缓，表情呆滞，淡漠或欣快，记忆减退，不自主发笑，定向障碍，生活不能自理等。但据调查，颅脑外伤所致持久性痴呆较为罕见。

(三)颅脑外伤所致遗忘综合征

以记忆减退为突出临床表现，并不是指脑外伤后顺行性及逆行性遗忘症，而是由于与记忆有关的区域如乳头体、海马、穹隆、丘脑背内侧核等部位受到损伤有关。患者意识清楚，近及远事记忆都受累及，近记忆力障碍尤为明显，常有错构及虚构。

(四)颅脑外伤所致人格改变

多见于严重脑外伤患者，特别累及颞叶、额叶等，常与智能障碍并存，表现情绪不稳，行为粗暴、固执、自私，缺乏进取心，不讲社会公德，不注意个人卫生，不关心自己前途，也不关心家人生活，可发生冲动攻击行为，也可出现种种违法行为，如流浪、偷窃、殴斗、色情行为。

(五)颅脑外伤后综合征

CCMD-3 包括脑震荡后综合征及脑挫裂伤后综合征，两者的区别在于前者属轻度脑外伤，后者为脑挫裂伤；客观检查前者阴性，后者有阳性发现。临床表现相同，主要是神经症样表现，有头痛、眩晕、疲乏及内感性不适；情绪易激惹、抑郁、焦虑；主诉注意集中困难、思考迟钝、记忆减退；睡眠障碍；疑病症状；自主神经功能失调等，有的可出现癔症样发作。可持续数月，甚至更长时间。其症状可能出现器质性基础，但常与患者的心理社会因素有关，尤当涉及责任和法律纠纷，如工作照顾和经济赔偿时，症状可加重或经久不愈。

(六)颅脑外伤所致精神病性障碍和情感障碍

这主要指严重颅脑外伤作为直接原因引起的器质性精神障碍，有的表现妄想、幻觉等精神病性症状，类似精神分裂症，颞叶和边缘系统受累与这类精神症状发生有关。也有的表现为情感高涨或抑郁，类似情感性精神障碍，但这些病例的临床表现不典型，情绪高涨往往表现为欣快、不稳定；情绪低落者表现为少语、呆坐、动机缺乏。这类疾病诊断的基础是发现已存在的器质性损伤证据。

四、诊断与鉴别诊断

(一)诊断步骤

1.明确有无头部外伤史:这是确定颅脑外伤诊断的首要条件,颅脑外伤引起可以是直接的,也可以是间接的。诊断时不能仅靠供史人陈述及患者自诉,要对发生头部外伤现场进行调查,包括周围人提供的情况。

2.明确头部外伤时有无意识障碍,包括昏迷时间。

意识障碍发生时可见面色苍白、四肢松弛、呼吸浅而不规则、血压降低、脉搏微弱等,清醒后有顺行性、逆行性或近事遗忘。

为了解患者的意识障碍情况及治疗过程,收集头部外伤后的急诊及住院病史有重要参考价值。

为了确定脑外伤的损伤程度,多年来国内外普遍采用格拉斯哥昏迷分级标准于临床(1974年 Teasdale 和 Jennett 提出)。根据记分多少,,决:定有无意识障碍及其程度。最高总分为15分,最低总分为3分。总分越高,表明意识障碍越轻或无意识障碍;总分越低,表明意识障碍越重。以总分8分为界,8分以下表示有昏迷(表4-4)。

表 4-4　格拉斯哥昏迷分级和记分法

睁眼反应	记分	语言反应	记分	运动反应	记分
正常睁眼	4	回答正常	5	按吩咐动作	6
呼唤睁眼	3	回答错乱	4	刺痛时能定位	5
				刺痛时躲避	4
刺激时睁眼	2	词句不清	3	刺痛时肢体屈曲(去皮质强直)	3
无反应	1	只能发音	2	刺痛时肢体过伸(去脑强直)	2
		无反应	1	无反应	1

根据记分,将意识障碍分为3型。

轻型:总分为13～10分,伤后意识障碍持续时间在20分钟以内。

中型:总分为9～12分,伤后意识障碍持续时间为20分钟至6小时。

重型:总分为3～8分,伤后昏迷或重度昏迷时间在6小时以上。

3.躯体及辅助检查:包括全面的神经系统检查、脑脊液检查、脑电图、颅骨X线摄片、头颅CT 及 MRI 检查、智力测定、神经心理学检查等。

(二)明确颅脑外伤与精神障碍发生的关系

颅脑外伤后出现精神障碍并不一定与脑外伤有关,两者一般有下列关系。

1.脑外伤直接引起精神障碍。

2.脑外伤对潜在疾病的诱发作用。

3.脑外伤使原来的精神疾病加重。

4.与脑外伤有关的心理因素影响。

5.由于原来的精神疾病导致脑外伤发生。

(三)诊断过程中的注意事项

1.辅助检查结果要进行跟踪观察,包括受伤当时及以后的对照检查,以了解脑部病变的演变及防止人为的伪差。

2.详细调查患者外伤前的精神病史、癫痫发作史、病前人格及智能状况等。

3.要排除其他病理因素对精神障碍发生的影响。

4.要充分注意颅脑外伤后"疾病获益的心理机制"对精神障碍发生和发展的影响。

(四)误诊的原因及防止对策

精神科临床医生对颅脑外伤病例的诊断经验相对缺乏,因此出现误诊的情况相当多见,需要引起重视。为防止误诊,需注意掌握下列几点。

1.充分掌握颅伤和脑伤的区别

颅脑唇齿相依,颅伤包括头皮和颅骨,脑伤指脑实质受伤,有的患者头部受伤后出血很多,但检查后仅头皮受伤,对于这样病例不要误认脑实质一定受伤。

2.病史了解

供史人对受伤现场不一定了解,但为了某种利益驱使,可能提供不确切的病史,如称患者头部受伤后昏迷几个小时,几日等。医生如果不作核实,偏听偏信,就会误以为患者有昏迷史。因此有必要对病史进行核实。

3.神经系统检查及辅助检查

为了做到诊断的依据充分,客观检查必须动态进行,不但收集受伤后即时的,又要做随访检查。为了确定患者受伤后的心理学改变,有必要进行针对性的心理测验。凭主观印象容易出现误差。

精神科临床诊断经常出现的错误,是忽视病例的神经系统体征及辅助检查的客观发现,遇到家属提供病例有头部受伤"昏迷"史,之后出现了智能、人格改变,或精神病性症状,就任意地联系起来,诊断为脑外伤所致精神病。后来经过核实验证,否定昏迷史,神经系统及辅助检查又都是阴性,结果脑外伤的诊断被否定,这样的教训是很多的。要注意到一点,脑外伤所致智能障碍、人格改变及精神病性障碍都是发生在严重脑外伤的基础上,因此确立诊断时都强调具备客观检查阳性发现的证据,而且客观检查所发现的病变部位与精神障碍有关,否则诊断就不能成立。

4.多科会诊

由于精神科医生对颅脑外伤知识的局限性,因此遇到较为困难的病例时,可以邀请放射科、神经内外科专家联合会诊,这样可以少走弯路。

(五)鉴别诊断

典型的病例在诊断上并不困难,但由于颅脑外伤经常涉及法律纠纷及经济赔偿问题,所以人为的因素掺杂较多,精神科临床在作出该诊断时务必做到谨而又慎,鉴别诊断时特别需注意下列情况。

1.关于颅脑外伤后反应性精神障碍

可由于轻度颅脑外伤或心理应激引起,临床表现符合"CCMD-3"应激相关精神障碍的特征,而神经系统及辅助检查却无阳性发现。诊断时需了解患者病前的人格特点、心理素质等。

根据疾病程度可分为精神病状态和非精神病性障碍。

2.关于脑外伤后智能障碍的诊断及有关问题

颅脑外伤后出现反应迟钝、呆滞不语、生活不能自理的病例甚为常见,诊断上首先要区别是属于真性痴呆,还是假性痴呆,有时两者鉴别相当困难,可参考以下几点。

(1)外伤的程度:真性痴呆多出现在严重脑外伤后,而假性痴呆多出现在轻度脑外伤后或仅有颅脑外伤的背景。

(2)病程演变过程:真性痴呆病程持续,很少出现明显反复;假性痴呆的智能障碍多见起伏,有时严重,有时却明显减轻。假性痴呆虽是可逆性的,但如果索赔纠纷长期未获解决,病情可迁延数年不愈,因此不能根据病程久暂作为鉴别依据。

(3)对环境的反应:真性痴呆者对外界漠然,对任何刺激缺乏反应;假性痴呆者对外界保持接触,当涉及与颅脑外伤有关问题时,可观察到有强烈的情感反应,而且有夸张做作性表现。

(4)营养保持状况:真性痴呆由于长期生活不能自理,经常存在营养障碍;假性痴呆则不然,长时期保持较好的营养状况。

(5)神经系统体征及客观检查的阳性发现有助于明确真性痴呆。

(6)麻醉分析:学术界认识不一致,对某些病例可能有助于鉴别。

另外,由于脑外伤后智能损害程度与伤残评定等级密切相关,因此尽可能利用现有检查手段以体现客观性,智力测验最为常用。但在此种场合中,智力测验的结果常受到许多因素影响,如:①患者伴发的其他躯体及精神情况:例如失语的患者就难以理解题意及充分表达自己的意思;其他精神症状的影响,如缄默、兴奋、紧张症等都难以配合检查。②患者索赔的心理机制会影响心理测验效果,据报道这些患者在接受测验时的"伪装坏"现象十分普遍。③在评价智力测验结果时要注意对照伤前的智力水平,这一点在司法鉴定的伤残评定中尤需注意。

如果确实发现有与颅脑外伤严重程度不相一致的痴呆,要注意可能伴发的其他情况,例如硬脑膜下血肿、正常颅压脑积水、同时存在的早老性及老年性痴呆、血管性痴呆等痴呆性疾病。

还有关于医疗观察期的问题,因为在颅脑外伤的急性期,会由于脑水肿等原因,可能会显现严重的智能障碍,经过一个时期的积极医疗和观察随访后,智能障碍程度会有减轻或消失,因此现在诊断时普遍主张要有一个医疗观察期,有的主张1~2年或2~3年不等,一般认为至少应有半年以上的医疗观察期,这样作出的诊断结论才比较可靠。

3.区分精神病性障碍是颅脑外伤直接引起的,还是属于功能性精神病

最常见是颅脑外伤性精神病与精神分裂症的鉴别,根据精神病症状学表现可能无法区别,可根据下列几点:①是否确实存在脑外伤史。②根据客观检查有无严重脑外伤的证据。③精神症状是否发生在脑外伤后,还是此前已经存在。这项调查工作需要耐心细致,因为在这种情况下欲全面了解患者伤前精神病史会存在一定人为阻力。

五、治疗

急性期一般在综合性医院进行治疗。在从昏迷到清醒过程中有时出现过渡状态,如蒙眬、谵妄等,患者可以出现定向障碍、兴奋躁动、错觉幻觉等,此时需要精神病学处理,可应用有镇静效用的抗精神病药,以氟哌啶醇、奋乃静最为合适,需注意药物镇静作用与重陷昏迷的鉴别。此类病例在过程中很可能会出现继发性的很多病理情况,需提高警惕。

人格改变时可用锂盐及卡马西平等心境稳定剂。当出现精神病性症状及情感障碍时当根据症状选择适当的抗精神病药及抗抑郁剂,剂量都宜从小量开始,并密切注意药物副作用及躯体的禁忌证。第二代抗精神病药虽然副作用较小,但由于价格较昂贵,在法律纠纷尚未了结的情况下,可能会增加复杂性,医生应在考虑背景的条件下谨慎使用。

存在智能障碍时,由于很多属于不可逆性,因此康复治疗有其重要意义。

第十节　急性脑炎所致精神障碍

一、概述

广义的脑炎包括脑炎和脑病,有脑部感染的称为脑炎,有脑炎样症状和病理变化而无感染的称为脑病。脑炎的病原很多,有病毒、立克次体、细菌、真菌、螺旋体、寄生虫等。其中以病毒性脑炎较为常见,与精神科关系较密切,根据近代研究,引起病毒性脑炎的常见病毒有下列两大类。

(一)DNA 病毒

1.疱疹病毒

Ⅰ型和Ⅱ型单纯疱疹病毒、水痘-带状疱疹病毒等。

2.乳多孔病毒

JC 病毒(进行性多灶性白质脑病)。

3.反转录病毒

HTLV-1 病毒、HIV 病毒(AIDS)。

(二)RNA 病毒

1.副黏液病毒

腮腺炎病毒。

2.棒状病毒

麻疹病毒、狂犬病病毒。

3.虫媒病毒

流行性乙型脑炎病毒。

病毒性脑炎按流行病学方式可分为散发性脑炎和流行性脑炎,后者主要为流行性乙型脑炎("乙脑")。我国在 20 世纪 60~70 年代散发性脑炎诊断较多,虽很多都未做病毒分离,但一般认为其病原学可能与病毒有关,因此统称为病毒性脑炎("病毒脑"),此诊断名称虽不严格,但在当前病毒学研究尚不充分,很多医院尚缺乏有关实验室检测条件的状态,只能根据临床观察确立诊断。特异性脑炎是指一组可能与感染有关的脑病综合征,可能是由于病毒或其他感染引起的一种变态反应性脑炎。

本节重点介绍散发性病毒性脑炎的临床特征及诊断上的有关问题和治疗原则。

二、临床表现

呈急性或亚急性起病,病前可有上呼吸道感染病史,发病时体温可达 38~39℃,常见下述症状。

1.意识障碍

意识障碍的程度不等,开始时呈现意识水平下降,如嗜睡,严重时可出现昏迷。

2.癫痫发作

主要是大发作、局限性发作及肌阵挛性发作。

3.精神障碍

有 1/3～1/2 的患者以精神障碍为首发症状,因此这类患者可先到精神病院就诊,表现为呆滞少语、情感淡漠、注意涣散、理解迟钝、言语减少、生活被动等,或表现为言语增多、情绪兴奋、行为紊乱、片断妄想、错幻觉等。根据精神症状,多误诊为精神分裂症。如果在遭受精神创伤后起病,易误诊为反应性精神障碍。体格检查可无阳性发现,或仅见不肯定的或不固定的神经系统体征。

有部分病例在疾病恢复后可遗留人格改变及智能损害。

三、实验室检查

血液白细胞检查可发现轻度增高。脑脊液检查约半数患者正常,部分患者脑脊液压力增高,细胞数增高,以淋巴细胞为主,糖和氯化物无改变,IgG 指数可增高。脑电图检查可见弥漫性异常,或在弥漫性异常背景下出现较多高幅慢波,以 δ 波为主。头颅 CT 及 MRI 一般无特异性改变,有时在两侧大脑半球可见散在的斑片状低密度影。

病毒分离是最可靠的诊断,但目前技术上尚存困难。聚合酶链反应(PCR),或病毒抗体测定(如免疫酶链吸附分析法,简称 ELISA)阳性有助于诊断。

四、诊断与鉴别诊断

(一)诊断条件

1.颅内感染的依据:有急性或亚急性起病的弥漫性脑实质损害的临床表现,脑脊液正常或轻度炎性变化,脑电图弥漫性异常。有时头颅 CT 和 MRI 可见散在病灶。

2.精神障碍可表现多种形式,但其发生、发展及病程应与本病有关。

3.排除功能性精神障碍及其他颅内疾病。流行性乙型脑炎发生于夏末秋初流行季节,发热较高且持续,临床症状较严重,早期乙脑的特异性 IgM 抗体测定即呈阳性,可资鉴别。

(二)精神科诊断本病的有关问题

如果病例出现高热,有明显意识障碍,癫痫发作及存在明确的神经系统体征,则一般多去内科、传染科或神经科就诊,即使有一些精神症状,邀请精神科医生会诊,对于这样的病例,精神科医生都会从器质性精神病方面去考虑诊断,不致出现误诊。问题是如何面对一个以精神症状为主要临床表现的脑炎病例,做到早期确诊,这样的病例在精神科门诊及病房都可遇到,有的还是从其他医院介绍转来的,对于此类病例的诊断思路应注意以下问题。

1.细察有无意识障碍存在

大多数患者如经细致观察,多可发现有不同程度的意识障碍存在,当意识水平下降时可出现反应迟钝,表情呆滞,理解困难,生活被动等现象。蒙眬状态可见兴奋躁动,行为紊乱,也可有妄想与幻觉。有的病例虽在疾病初期意识障碍不明显,但随着病情发展,意识障碍可显得突出起来。所以观察意识障碍是否存在不仅是静态的,更要注意动态的。有时护理观察发现患者的精神症状晚上明显,白天安静,要注意是否属于亚谵妄表现。

2.反复进行神经系统检查

这是确立脑炎的重要依据之一,以精神障碍为首发症状的病毒性脑炎病例往往有这样规律,开始时神经系统体征可能阴性或不固定,例如腱反射两侧轻度不对称,一侧病理征可疑等,以后重复检查时可能不出现,或异常体征的部位发生改变。此后随着病情发展,神经系统体征可变得明显和固定下来。临床上很多误诊就在于忽视神经系统体征的随访,一次检查阴性就"一锤定音"地排除脑炎诊断。

3.不要忽略不典型病例

在精神病院所见到的病毒性脑炎病例很多是属于不典型的,例如体温不高,有的仅38℃左右,病前无上呼吸道感染史,血液白细胞正常,脑脊液检查阴性等,遇到这样病例出现误诊和漏诊属于情理中之事。据张良栋等对精神病院所见脑炎的调查,门诊误诊率占77%,多数被误诊为精神分裂症。问题是要强调重视精神症状(尤其意识障碍)的观察及加强随访,特别当患者的临床症状发生转变时要随机应变地尊重现实。

4.重视尿失禁现象

尿失禁对于器质性脑部疾病的诊断具有非常重要意义,例如有一次遇到一例由外院转来的精神病患者,表现呆滞少言,动作迟缓,家属未提供发热感染病史,反映患者有一次外出购物时竟尿裤,引起医师重视,即时进行脑电图检查,发现弥漫性慢波,拟诊为病毒性脑炎收住入院。以后病情日益加重,出现昏迷及癫痫发作,经神经科会诊确诊为病毒性脑炎,转入神经科治疗。

5.脑电图检查的诊断意义

如上所述,限于目前的实验室水平,尚难根据实验室结果确定病毒性脑炎诊断。实践证明,脑电图检查是诊断本病较为实际且可靠的方法。因此临床上遇到不典型可疑病例,需及时进行脑电图检查。但要注意治疗后对脑电图的干扰情况,有很多病例刚入院时诊断为功能性精神病,采取氯氮平或电痉挛治疗,以后发现有意识障碍,进行脑电图检查,呈现弥漫性慢波,这种结果究竟是与原来的疾病有关,还是治疗引起,殊难鉴别。因此提醒一点,对于病毒性脑炎病例不宜过早采用可能会干扰脑电图检查结果的治疗措施,免得出现以后诊断上难解难分的局面。

五、治疗

(一)内科治疗

尚无特效疗法,一般采用地塞米松或泼尼松治疗。有颅内压增高者用甘露醇等脱水剂,并注意全身营养及水电解质平衡。预防并发症。

如有单纯疱疹或带状疱疹感染史,可用抗病毒药阿昔洛韦,10mg/kg加入100mL溶液中,于1~2小时内滴完,每8小时1次,10日为1个疗程。有癫痫发作者,使用抗癫痫药。

清热解毒中药如大蒜叶、大青叶、板蓝根等有一定效果。

(二)控制精神症状

有兴奋躁动者可用奥氮平、氟哌啶醇等药,剂量掌握要严格根据躯体状况,从小剂量开始,不要急于取得安静效果,否则容易掩盖意识障碍。呆滞、被动者可用舒必利口服或静滴,木僵者更宜。第二代抗精神病药副作用较小,都可选择应用。

(三)人格改变

病毒性脑炎后出现人格改变的,可应用卡马西平、碳酸锂等,有助于稳定情绪及控制冲动行为。

第十一节 脑肿瘤所致精神障碍

一、概述

脑肿瘤的发生率在一般人中约为 0.05%。而在住院的精神病患者中,根据 Davison(1986年)对 1200 名患者 X 线头颅摄片的普查,发现 17 名有意料之外的脑肿瘤存在,约占 1.4%,比一般人的发生率要高近 4 倍。脑肿瘤在任何年龄都可发生,但以青壮年较多,男女无明显差别。

在精神科患者的脑肿瘤中,以脑膜瘤最多见,其次为胶质瘤、转移癌,再次为垂体瘤、其他肿瘤。因此,精神科医生应对前面 3 种肿瘤多加注意。

二、临床症状

脑肿瘤的临床症状,可从以下几方面来分析。

(一)颅内高压症

可表现头痛、呕吐、视力下降等。

1.头痛

开始时,常为阵发性的,早晚好发作,以后白天头痛次数增加,头痛部位多在额、颞部。咳嗽、喷嚏、(大便)用力、低头活动时头痛加剧,躺卧时减轻。

2.呕吐

常发生于清晨,头痛加剧时尤易发生。也可伴有恶心,呈现喷射性呕吐。严重时不能进食。幕下较幕上肿瘤呕吐更早更频繁。

3.视力下降

眼底检查,初期可发现视神经乳头边缘不清,以后呈现水肿;时间久了,就会变得苍白萎缩,视力则明显下降。

颅内压升高时,还可出现头晕、复视或眼球运动麻痹、抽搐、猝倒、意识障碍或昏迷等。

(二)脑肿瘤的局灶性症状

根据脑肿瘤的部位,可出现其相应的局灶性症状群。

1.额叶肿瘤

可出现额叶综合征,其神经科症状有强握或口咬反射、运动性失语、偏瘫、失写、癫痫抽搐、尿失禁等。精神科症状有注意力不集中、智能减退、反应迟钝、情感平淡或者不稳定、主动性缺乏、缺少预见、不能作出计划;也可表现伦理观念下降、缺乏羞耻感、情绪欣快、呈现愚蠢的滑稽状态(所谓病理性诙谐)、冲动控制能力减弱、社会性判断与适应能力欠缺等。

2.颞叶肿瘤

可出现颞叶综合征,如钩回发作、自身幻视等特殊症状。如肿瘤在左侧颞叶,可有各种幻觉、妄想、思维形式障碍、感觉性失语与阅读困难等;如肿瘤在右侧,可表现情绪障碍、抑郁或激惹、视听觉记忆缺陷等。颞叶肿瘤的精神症状,有时颇似精神分裂症,需要仔细鉴别诊断。

3.顶叶肿瘤

可出现顶叶综合征,包括对侧肢体感觉障碍,对点单感征,感觉易侧,刺激定位不能,失实体觉(不能辨认手中的东西是何物),皮肤划痕或书写感丧失,失用症(指不能随意完成有目的的动作,如穿衣、刷牙、开门、划火柴等等),体象障碍,脸面失认,手指(脚趾)失认等。

如果肿瘤在左顶叶缘上回,可出现一特殊的症状群--格茨蔓综合征:包括:①手指(脚趾)失认。②左右失认。③失写。④计算不能。⑤右同侧偏盲。

如果肿瘤在右顶叶,还可出现结构性失用症,又称克莱斯特失用症,是失用症的一特殊类型。以不能描绘简单几何或人面图形、不能用火柴梗或积木搭拼图形为特征。另外常伴"左侧空间忽略",会将鼻子画到人面轮廓的右侧之外。令患者把东西放到桌面中央时,患者就往往会放到右面甚至放到桌子右侧的外面去。洗脸时,也可能只洗右脸,而不洗左脸。

如果肿瘤发生在由右顶叶缘上回、角回及上颞回后部时,还可出现一特殊的症状群--失认失用综合征。临床表现:身体失认、体象障碍、左侧偏瘫否认、穿衣失用、结构性失用、左右辨认不能、左侧空间忽略或失认、失计算、走路总向右走、将垂直或水平线看成歪斜的等。

如果肿瘤发生在顶叶--间脑联系部位时,由于联系功能障碍,则可能出现一特殊的症状群--失定位觉综合征。除定位刺激不能辨认外,还可有感觉易侧(左感到是右),身体各部位联系感觉异常(如感觉手直接连在肩部而不是前臂),或者感到自己有3只或更多的手或腿,如"千手观音"样感觉。

4.枕叶肿瘤

精神症状较少,可致视野缺损,对颜色视觉改变或丧失。如果肿瘤侵蚀到顶叶和颞叶时,则可发生复杂的视幻觉。由于此处肿瘤会较早引起颅内压增高,因此可发生其相应的症状。

5.间脑部位(包括间脑、丘脑、下丘脑,第三脑室附近部位)肿瘤

可出现明显的精神症状。

(1)间脑部位肿瘤:可有阵发性或周期性精神障碍,表现情绪波动大,时而抑郁时而情绪高涨,或者情绪控制能力减低,动辄引起暴怒;也可见无目的的兴奋躁动和发呆僵住相互交替的精神病态,每一时相持续1~2周。间脑肿瘤,也可出现阵发性嗜睡-贪食现象。间脑肿瘤还可出现与额叶肿瘤相似的人格改变,表现主动性差、行为幼稚、愚蠢的诙谐等,但自知力无损,是不同之处。间脑肿瘤,由于可使脑脊液循环慢性阻塞,导致大脑皮质萎缩,引起智能障碍或痴呆,尤易发生于中、老年人。

(2)丘脑肿瘤:可引起一特殊的症状群--丘脑综合征。其是指对患者轻触其对侧躯体,可使患者产生针刺样疼痛或极感难受,但在检查时,却发现该部位感觉减退。

(3)第三脑室囊肿:可有阵发性剧烈头痛,常突然发生突然停止,并可伴意识模糊或者谵妄。

第三脑室肿瘤(如颅咽管瘤):可出现记忆障碍或科萨可夫综合征。

(4)胼胝体肿瘤:往往伴有严重的精神症状,可能由于损及邻近的额叶、间脑、中脑有关。胼胝体前部肿瘤因可引起颅内压增高,而发生头痛与明显的精神衰退。其人格改变与额叶肿

瘤相似。如累及间脑,则可出现嗜睡,木僵,怪异的动作、姿势,而类似紧张症。

6.天幕下或颅后窝肿瘤

包括:小脑、脑桥小脑角、脑桥和延髓的肿瘤。如果阻塞脑脊液循环,即可引起颅内高压症。颅后窝肿瘤在手术前后易发生短暂性精神病,主要表现为抑郁或偏执状态。

(1)小脑肿瘤,可出现共济失调、步态蹒跚、双手轮替动作困难等。

(2)脑桥小脑角的听神经瘤,精神症状较少见。

(3)脑桥与延髓肿瘤可出现发作性缄默,意识模糊直至丧失(但与颅内压增高无关)。每次发作短暂,仅 3～10 分钟。同时伴发心跳、血压、呼吸、皮肤色泽、四肢肌张力改变。

7.垂体区肿瘤

垂体腺瘤压迫视神经,可引起视力减退。同时出现有关的内分泌障碍(如肢端肥大症等)。也可伴有头昏、头疼、记忆力减退、焦虑、抑郁等症状。接近第三脑室的垂体腺瘤、颅咽管瘤、松果体瘤、室管膜瘤都可出现明显的精神异常。当肿瘤压迫额叶或第三脑室时,可出现嗜睡、无欲、注意力不集中、判断不良、记忆减退,甚至虚构;易于激惹、欣快或抑郁,并可有幻觉或妄想。

(三)脑瘤手术后精神障碍

有的脑瘤患者,在手术前精神状态基本正常,但在手术后却出现了精神病态,如:意识不清或谵妄状态、兴奋躁动等等;同时可伴有偏瘫、失语、癫痫发作等神经科症状。这主要由于脑组织损伤、脑出血、脑水肿以及电解质紊乱所致。

(四)脑肿瘤精神障碍的社会-心理因素

患者的精神症状,除了上述两方面因素外,也不要忽略其社会-心理因素。不少患者在知悉自己患脑瘤后,心理压力往往十分沉重,甚至会引起"精神休克"。因此患者所出现的精神症状,不仅仅由于脑瘤本身所致,其中相当一部分则属于患者的应激性反应。表现为紧张、焦虑、恐惧、心境抑郁、饮食与睡眠障碍,或癔症发作等;严重时,甚至可发生幻觉、妄想、思维与行为紊乱,以及冲动、破坏等。对这些症状,就不能单纯地靠药物、手术等措施来解决,而必须对他(或她)进行心理治疗与支持、帮助,才能解决问题。

患者的脑部肿瘤与其心理压力,都可成为精神分裂症、躁郁症等的诱发因素。此时,需要慎重区别哪些症状是脑瘤引起的、哪些症状属于患者的应激性反应、哪些症状是脑瘤诱发的精神分裂症、躁郁症等。从而根据不同的具体情况,制定不同的治疗方针。

三、诊断

对脑瘤的诊断,在引进 CT、MRI 等摄影技术后,已不像过去那样困难。关键在于:①对有器质性精神病可疑症状的,尤其具有颅内压升高迹象的,必须进行进一步检查,以确定或排除脑瘤的可能性。②对所有可疑患者,都应进行 CT 或 MRI 检查。必要时,应做脑血管造影术。③对有颅内压升高迹象的,不要贸然做腰穿检查脑脊液,以免发生脑疝的危险。④鉴别诊断时,应考虑排除"假脑瘤"(慢性蛛网膜炎)、外伤后慢性硬脑膜外血肿、中毒性或其他病因所致的脑水肿、脑寄生虫病等。

四、治疗

对脑肿瘤的治疗当以手术为主。对恶性程度较高的转移癌、胶质母细胞瘤等,除手术外,也可施行放射治疗或化疗。但预后不良,手术后复发率也较高,存活时间往往不长。对恶性程度较低的脑膜瘤、听神经瘤、垂体腺瘤、颅咽管瘤等,预后较好,手术后复发率较低。

对症治疗:对脑瘤,除了手术、放疗、化疗等治疗手段外,对它伴发的一些精神症状也应采取必要的对症治疗措施。

(1)控制颅内压升高与脑水肿:如静脉注射高渗葡萄糖液、静脉滴注甘露醇,以及使用地塞米松等药,对颅内压升高或手术后脑水肿引起的意识不清,谵妄状态与精神错乱,可有一定帮助。

(2)对脑瘤所致的继发性癫痫,可选用适当与适量的抗癫痫药物。

(3)对脑瘤伴发的精神病性症状,如无明显意识障碍时,可选用适当与适量的抗精神病药物。从小剂量开始,逐步缓慢增加剂量。应选择镇静作用小、其他副作用低的药(如奋乃静等)。

(4)对由于心理压力引起的应激反应,除重点进行心理疏导外,对其恐惧、紧张、焦虑、抑郁等症状,可选用镇静作用小、其他副作用低的抗焦虑-抗抑郁剂,如多塞平、氟西汀、瑞美隆等。

(5)对脑瘤诱发的精神分裂症、抑郁症、躁狂症等,也可选用镇静作用小、其他副作用低的精神科对症药物,必须从小剂量开始,逐步缓慢增加剂量,并密切观察其药物反应。

第十二节　正常颅压脑积水所致精神障碍

一、现状和进展

1965 年 Hakim 和 Adams 报道了 6 名患者,年龄在 16~66 岁,主要临床表现为进行性痴呆、步态异常和尿失禁。当时,腰椎穿刺时脑脊液压力低于 1.96kPa(200mmH$_2$O),气脑造影则显示脑室扩大而蛛网膜下隙未见气体充盈。这些患者后来均被施行了分流手术,术后患者的临床症状明显改善。然后,学者们就定名为"正常颅压脑积水(NPH)"而成为一个病种。其主要临床症状为智能减退、步态异常、尿失禁,CT 检查可见脑室扩大,颅内压正常,脑脊液流出阻力增加。

NPH 的流行病学研究并不多见。一般估计占所有痴呆患者的 0~5%。Clarfield(1989年)分析了总计 2889 名痴呆患者的 32 篇研究报道,发现 NPH 患者仅占 1.6%。在多数研究报道中,男性 NPH 患者比例较高,男女比例约 2:1;NPH 可见于任何年龄,尤以 60~70 岁年龄段的老年人多见,25% 的患者年龄低于 50 岁。

NPH 的病理生理改变可能与脑脊液的循环或者重吸收异常有关,循环障碍可能是主要原因,而脑脊液本身的性质未变。NPH 可见于交通性或慢性非交通性脑积水(如非肿瘤性中脑导水管狭窄)。交通性 NPH 是由于脑脊液吸收功能下降而非蛛网膜绒毛毁损所致。影响脑脊液循环的部位往往在第四脑室的远程,甚至在脑脚间池。

其中约 50% 有明确的病因,如原发性或外伤性的蛛网膜下隙出血、各种病因引起的脑膜炎、脑膜癌、颅脑外伤、先天性脑积水、大脑肿瘤、髓内肿瘤、有神经系统手术史或大脑辐射史等,而其余 50% 为特发性的。有人报道,在症状性 NPH 的常见病因中,占前三位的分别是蛛网膜下隙出血(23.3%)、脑外伤(12.5%)和脑膜炎(4.5%)。

在近 20 余年来的 CT 检查报道中,典型 NPH 患者都显示中度和重度的脑室扩大而与皮质萎缩不成比例,如气球状额角和扩大的颞角但未见海马萎缩。中度的皮质萎缩和广泛的白质缺血性损害往往预示分流术预后不佳。NPH 患者在分流术后,原来明显扩大的大脑外侧裂与皮质脑沟就可能缩小;据推测,此皮质脑沟、脑回扩大是由于脑脊液聚集在大脑凸面而非大脑萎缩所致,故认为即使脑沟、脑回扩大的 NPH 患者也应施行分流手术。

多数研究者认为,MRI 是用于评价可疑 NPH 的最好神经影像技术,并由于可以测定海马体的平均横截面容积及海马周围沟的扩张程度而有助于鉴别诊断,而且 NPH 患者的海马缩小是由于颞角扩大所致。MRI 对探测脑室周围的缺血性白质损害呈高度敏感。目前较一致的看法是,当白质出现缺血性损害时,分流术很少有效。

近年来,许多研究者评价了脑循环与 NPH 患者分流术预后的关系,结果显示脑循环保持较好者,分流术预后较好;这一现象可能说明这些患者脑室周围的损害是可逆的,降低脑室壁的压力可改善脑室周围的微循环。

二、临床表现

行走困难和姿态不平衡通常是 NPH 患者的首发症状,也是分流术后最可能改善的症状。86％～90％的 NPH 患者具有步态共济失调,故认为是主要症状。20 世纪 80 年代有多篇关于 NPH 患者步态的论述,一般认为轻度 NPH 患者可以仅表现为步态不协调和步幅较大,而较严重的 NPH 患者则表现为起步困难、小步幅、拖曳、姿态不稳以及经常跌倒,甚至不能直立。运用计算机辅助分析,发现 NPH 患者步伐的高度和频率均降低,步幅缩小,行走时患者骨盆转动减少。

其他体征可包括:肌张力亢进、腱反射亢进以及锥体外系征象如手部震颤、运动减少和起步行走时突然僵住等。曾设想这种步态障碍可能归因于基底节和额叶皮质之间失去连接、抗重力反射脱抑制以及行走时主缩肌和拮抗肌同时收缩。

不少 NPH 患者表现为轻度或中度的认知功能损害,以皮质下型损害为主,常无失语、失认、失用。记忆损害尤其是短时记忆损害较多见,包括信息合成速度下降以及利用所需知识的能力受损,但在疾病后期也可出现严重认知功能损害。

NPH 患者可出现情感淡漠、运动不能性缄默、思维迟缓、计算困难、定向障碍、抑郁和焦虑。一般而言,NPH 患者很少有真正的抑郁,只是他们情感平淡、思维缓慢而看上去像抑郁。因为两者在神经心理测定中表现出来的临床特征极为相似,要区分抑郁和 NPH 可能较困难。

也有报道 NPH 患者可出现其他一些精神症状如:幻觉、妄想、科萨科夫综合征、心境恶劣、虚构、攻击和激越行为。

尿失禁多见于 NPH 后期,又较常见尿急。膀胱功能异常可能是由于脑室周围神经纤维过度紧张导致对膀胱收缩时的抑制作用部分丧失所致。通常在尿动力学检查中,膀胱逼尿肌显示反射亢进和不稳定,而膀胱括约肌的控制能力并未受损。

三、诊断及鉴别诊断

(一)诊断

NPH 的诊断主要根据患者的病史,如患者具有典型的 Adams 三联征(进行性痴呆,步态异常和尿失禁),结合 CT、MRI 显示有脑室扩大(最大的额角脑室宽度被同一水平上的颅骨内横断面直径相除后,大于0.32应考虑NPH,大多数NPH患者达0.4以上)。

对一些可疑病例,则应仔细询问病史,如患者有蛛网膜下隙出血、脑膜炎、脑外伤等病史,同时患者伴有Adams三联征中的一项或几项症状时应考虑到本病;CT、MRI检查极为重要,往往能提示患者存在脑室扩大,如仍不能明确诊断,有条件时应进行鞘内脑脊液注入试验、脑脊液抽液试验等辅助检查来明确诊断。

(二)鉴别诊断

1.阿尔茨海默病(AD)

AD患者存在认知功能损害,部分患者也可出现步态异常,但出现典型的三联征者并不多见。MRI显示AD患者存在海马萎缩,而NPH患者则为脑室扩大。NPH患者认知功能损害一般较轻,多以记忆损害为主,AD患者认知功能损害较重,常为全面认知功能损害,可有失语、失认、失用。

2.血管性痴呆(VD)

VD患者可出现步态异常,认知功能损害,部分患者可出现尿失禁。但患者往往有脑血管意外病史,有神经系统阳性体征,CT、MRI检查常有脑实质病变证据而无脑室扩大,这些均可与NPH鉴别。

3.帕金森病

帕金森病患者有运动迟缓、肌张力增高、震颤,部分患者在疾病后期可出现痴呆,但CT、MRI检查无脑室扩大可与NPH鉴别。

四、治疗及预后

NPH一旦诊断成立应首先考虑手术治疗。为选择恰当的分流术患者,应采用脑脊液抽液试验对患者施行分流术的预后进行预测,每次抽取40~50mL脑脊液,一次或多次腰椎穿刺后,有些患者的症状会暂时得到缓解但很少能长期改善症状,其预测准确性仍有较多争议。

每日通过腰椎部体外脑脊液导管持续3~5日引流(ELD)100~200mL,其临床疗效可作为分流术预后的一个很好的预测指征。这项技术非常简单,脑脊液引流也是通过一个密闭系统进行,但仍易引起一些并发症如脑膜炎、硬膜下血肿、神经根炎等。因此,腰椎部体外引流法的预测价值仍需进一步研究证实。

持续监测颅内压时经常出现B波(颅内压记录时间的50%以上),预示着分流术预后较好,而缺乏或很少出现B波则预后较差;当颅内压不能作为常规监测手段时,就必须依靠其他较少侵害性操作和较简单的诊断性试验。

目前主要采用侧脑室-腹腔分流术,当患者有腹部手术史或腹膜脑脊液吸收有障碍时可采用脑室-心房分流术。除非患者被证实确实是交通性脑积水,否则不应采用腰椎-腹腔分流术,况且该分流术后出现扁桃体疝的比率较高,故不应作为分流术的首选式式。

Williams等(1998年)复习了大量有关实行分流术患者的文献资料,总结为:①原发性NPH患者的30%~50%在分流术后症状有所改善,而继发性NPH患者可改善达50%~70%。②各种临床症状中以步态异常的术后改善最为明显,而痴呆的疗效较差。③分流术后并发症的发生率为20%~40%,但严重并发症(死亡或严重后遗症)不超过8%。因为手术风险较高,选择对患者适合的手术就显得非常重要。Vanneste(2000年)提出以下指征可作为分流术预后的预测指征。

1.分流术预后良好的因素

（1）步态异常发生先于认知功能损害。

（2）认知功能损害的病程较短。

（3）仅有轻度或中度的认知功能损害。

（4）有已知病因的交通性脑积水（如蛛网膜下隙出血、脑膜炎）或非交通性脑积水（如中脑导水管狭窄）。

（5）MRI 显示仅有脑积水而无脑白质损害。

（6）一次或多次脑脊液抽液试验或持续腰椎体外脑脊液引流后临床症状明显改善。

（7）持续颅内压监测过程中 50％或以上时间出现 B 波。

（8）鞘内注入试验发现脑脊液流出阻力每分钟不低于 18mmHg/mL。

2.分流术预后较差的因素

（1）严重痴呆。

（2）痴呆是患者的首发神经系症状。

（3）MRI 显示有明显的脑萎缩，广泛的脑白质损害，或两者兼有。

除手术治疗外，也可使用药物治疗如使用甘露醇、双氢克尿塞等药物以增加水分的排出，或使用乙酰唑胺以抑制脑脊液的分泌；但一般疗效不明显，不宜长期使用。NPH 伴有认知功能损害和精神症状时，也可选用促智药或抗精神病药物治疗，但无肯定疗效。

第十三节　肝豆状核变性症

一、病因

肝豆核变性症又称威尔逊病，对于此病的特征，张沅昌教授曾归纳为：①家族遗传史；②铜与蛋白质代谢障碍；③肾小管输送功能障碍。

（一）家族史

它是一种常染色体隐性遗传病，往往其同胞兄弟姐妹亦患同病，但父母却可不患此病。有的学者提出：父母近亲结婚者，发病率可能较高。

（二）铜与蛋白质代谢障碍

1.铜代谢障碍

正常人血清铜有 95％在铜氧化酶作用下与 α_2 球蛋白结合，形成血清铜蓝蛋白而排泄于外。由于患者体内血清铜氧化酶减少、活动力降低，使血清铜难以与 α_2 球蛋白结合，结果使血清铜蓝蛋白减少，尿铜排出增多，血铜及内脏器官组织铜量增高，以及铜吸收量增加。这些铜沉积于角膜，则形成特征性的 K-F 彩色环；沉积于肝脏，可引起肝脾大、肝细胞变性或坏死、肝表面形成特殊的金黄色结节，以及肝硬化与肝功能严重障碍。沉积于大脑，即可引起神经细胞的变性或坏死，胶质细胞增生，神经组织退化、萎缩或缩小。其中以豆状核与基底节最严重，并可累及大脑皮质、丘脑、下丘脑、红核、黑质、脑桥、小脑等部位，皆有不同程度的同样病变，这是患者出现类帕金森征、肢端震颤、舞蹈动作、手足徐动、扭转痉挛、癫痫发作、智能减退以及各种精神障碍的主要病因。

2.蛋白质代谢障碍

其主要表现为氨基酸尿症。患者在进食含蛋白质食物后,可引起尿中数种氨基酸排出量增多。患者的肝、脑病变,这也可能是病因之一。由于患者的尿液内可查到少量蛋白及红、白细胞与管型,因此,有的学者认为可能是此病引起的肾脏病变所致。

(三)肾小管输送功能障碍

除尿铜增加、氨基酸尿外,还可能有尿中糖、尿酸以及磷酸根排出量增多,血浆磷酸根减低现象;磷酸根在尿及血浆中的升降变化,可能与患者的骨质疏松、骨皮质变薄并易发生病理性骨折有关。

二、临床症状

肝豆核变性症的临床症状主要可分为以下几种。

(一)肝病症状

可表现发热,黄疸,肝大(并可伴捶痛),肝功能异常等;如未进行详细检查,易被误诊为"肝炎"。还可表现肝病面容,皮肤较粗糙、较黑,毛发增多。病情严重者,可伴脾大、腹水、恶心、呕吐、呕血,甚至肝昏迷等。

(二)骨科症状

其主要表现为骨质疏松、易发生病理性骨折、关节畸形等。

(三)神经科症状

常见的有:表情呆木,如假面具样,口齿含糊不清,步态蹒跚,易于前倾侧倾,转弯困难,行走时双臂无协同动作,肢端震颤也颇常见,表现类似帕金森病。或者出现不自主舞蹈样动作、手足徐动、扭转痉挛、肌张力紧张等。有的患者,肢体肌肉可发生强直性痉挛,感到十分疼痛,甚至引起骨折。有的可发生癫痫性抽搐发作,以大发作或局灶进行性发作为主,而不见典型小发作与精神运动性发作。

(四)精神科症状

主要表现有:智能障碍,幼年起病者,可致轻到中度精神发育迟滞;慢性晚期患者也可发展至痴呆。少数早期患者可出现情绪不稳、焦虑、抑郁、记忆力减退、睡眠障碍等神经症综合征,或者癔症样发作。但是,到精神病院就诊者,往往以精神病性症状为主,包括:各类幻觉、妄想、言语荒谬、思维障碍、举动幼稚愚蠢、行为紊乱等等。其临床表现往往类似精神分裂症或躁郁症(以躁狂状态较多见,而罕见重性抑郁状态)。在癫痫发作后,也可出现意识蒙眬状态。

三、诊断与鉴别诊断

对肝豆核变性症的诊断,首先应对它有所了解。因此病比较少见,对它不够认识,从而发生误诊者,笔者已遇到数例。其次,对有家族史、黄疸或肝病史、骨折史,以及具有震颤、口齿不清晰、帕金森病或不自主舞蹈等动作者,都应考虑或排除此病,需要进一步检查。①检查其角膜有无 K-F 彩色环,可疑时,则请眼科医生进行裂隙灯检查。②进行血清铜蓝蛋白测定,可发现明显低于正常水平。这两点是诊断此病的特征性指标。

在鉴别诊断方面,需要注意的是亨廷顿舞蹈症伴发的精神障碍。该病也有家族史,也可出现震颤、舞蹈等不自主动作以及其他锥体外系症状。然而亨廷顿舞蹈症是显性遗传,其上代父母之一必患该病,而与肝豆核变性症不同;更重要的是,上述两项特殊检查,皆为阴性。

四、治疗,预后

对肝豆核变性症的治疗,当以铜络合剂为主。过去我们使用 BAL(二硫氢丙醇),效果相当好。然而现在该药很难找到,而改用青霉胺,疗效似不如 BAL。D-青霉胺的成人剂量:每次300～600mg,每日 3 次。如有不良反应,可改用乙烯四甲铵继续治疗,是十分必要的。

在饮食方面,应避免含铜量较高的食品,如豌豆、蚕豆、玉米、蘑菇、巧克力、甲壳类或螺蛳类软体动物、动物的肝与血等等。同时补充钙剂、维生素 B 族、葡萄糖等。

对患者伴发的精神障碍,可采用相应的精神科药物对症治疗。如对焦虑、紧张,使用抗焦虑剂;对情绪抑郁,使用抗抑郁剂--氟西汀等;对精神病性症状,可使用锥体外系反应小的非典型抗精神病药。

本病预后不良,急性发病病情严重者,可在半年左右死亡。亚急性发病者,病情往往持续发展,经过治疗,虽可暂时或部分缓解,但越发越严重,往往在发病后 3～7 年内死于肝功能衰竭或感染。

第十四节　亨廷顿病

一、概述

亨廷顿病(HD)已往称为亨廷顿舞蹈病。近二十余年来,由于对此病增加了认识而改了现名,即舞蹈样动作虽为主要特征,但还可显示其他的运动异常如肌张力障碍、手足徐动症、运动性不安、肌阵挛以及多项自主动作受损害等。

本病是常染色体显性遗传的缓慢进行性脑部变性疾病,具有完全外显率。临床上以精神障碍、运动障碍和痴呆为主要表现。

约 20 年前,已发现 HD 基因突变是导致亨廷顿病的原因,在人体第 4 号染色体中确定了HD 基因的位置,基因编码的蛋白分子量约为 348000。1993 年又成功地对 HD 基因进行了克隆。

本病为少见疾病,患病率为每十万人口中 4～8 人。多数在 35～40 岁起病,随着核苷酸密码子三联体(CAG)不断复制而数量越来越大,患者的发病年龄就趋向于年轻。病程长短不一,平均 15 年左右。

二、发病机制

遗传因素导致基底节和大脑皮质的变性改变。通常尾状核和壳核受累最严重,神经节细胞严重破坏及发生脱髓鞘改变,致使基底节、大脑皮质功能受损而出现舞蹈样动作、精神症状和痴呆。

亨廷顿病的致病基因(IT-15)位于第 4 号染色体短臂的末端。基因突变发生在编码区域,产生不稳定的 CAG(胞嘧啶-腺苷-鸟苷)三核苷酸复制的扩张,形成 Huntingtin 蛋白,后者具有谷氨酸程序的扩张,Huntingtin 蛋白的正常功能与异常功能均不明了。在转基因小鼠中可看到神经元的细胞核内有这种异常的 Huntingtin 蛋白的积聚,但这种积聚与神经元死亡之间的因果联系还不肯定。

在生化方面有 GABA 减少,其合成酶、谷氨酸脱羧酶活力减低。纹状体内乙酰胆碱和胆碱乙酰转移酶活力减退。但多巴能系统无影响。

三、临床特征

本病好发于 25～50 岁。10%的患者发病于儿童和青少年,10%在老年人。男女均可发病。神经系统症状和精神障碍两者可同时发生,也可先后发生。

(一)精神障碍

抑郁是 HD 常见的症状。各家研究的发生率约为 40%。攻击行为和易激惹也是常见的症状。尽管分裂症样症状只在少数患者中出现,但往往是 HD 的首发症状。Thompson(2002年)对 134 例 HD 患者采用"HD 行为问题评定量表"进行评价,结果发现 2/3 的患者存在情感淡漠的表现,易激惹(44%)和抑郁(33%)也是常见的症状。

强迫症状在 HD 患者中也不少见。Anderson 等(2001 年)对 27 例 HD 患者的研究发现,52%的患者至少有一项强迫症状;其中 26%至少有一项强迫行为,这些强迫症状与 HD 的运动障碍无关联。精神症状和舞蹈症状之间无一定关系。

最常见的是情感障碍和其他精神障碍伴发舞蹈症状,这为诊断本病提供了确切依据。但有时情感和其他精神障碍可在舞蹈症状之前好几年或者舞蹈症状在精神症状之前许多年发生,以致诊断本病有一定困难。

(二)运动障碍

早期动作笨拙和不安,不能胜任细致工作。可出现间歇性耸肩、手指抽搐和扮鬼脸。随后不自主运动日益增多,侵犯面肌、躯干肌及四肢肌。舞蹈样动作迅速、多变、跳跃式,可以一侧肢体比另一侧肢体明显,上肢比下肢明显;其中面部和手部更明显,晚期则全身累及。舞蹈样动作在睡眠时消失。

由于病变可累及小脑,患者失去平衡时有不能坐起和行走,常突然跌倒。

有些患者的肌张力升高,舞蹈样动作轻微或缺如,这种僵硬型表现被认为是苍白球受累的结果。肌力无变化,肌张力一般较高。约 5%的患者不是主要表现舞蹈样动作,而以强直-少动综合征或肌张力障碍为主。这在 20 岁以前发病者尤为常见。

偶尔伴有其他不自主运动,如肌张力障碍、肌阵挛;强直-少动症状,在疾病晚期更为明显。

早发病者(15～40 岁)的病情比晚发病者更严重。常早期出现明显情感障碍,也多见癫痫发作。晚发病者(55 岁以后)主要以舞蹈样动作较突出,而当时痴呆可很轻或无。其他神经系统表现为四肢腱反射亢进,但 Babinski 征很少出现。

(三)痴呆

认知功能损害经常是隐潜地进展。工作时及处理日常事务时,通常早期呈现一般的效能低下而不是明显记忆损害,具有特征性的是普遍淡漠妨碍了认知功能。通常在疾病早期,就开始有显著的认知反应缓慢。可观察到思维与行为不灵活,从一个活动方便地改变为另一个活动有了困难。

当仔细查找时,通常能展现记忆障碍,但很少像 Alzheimer 病那样明显;而且它逐渐地变得沉溺于注意、集中以及思维构成的困难之中。当疾病进展时记忆相对地完好与病理学发现是一致的,即脑部边缘区比其他痴呆过程较少被累及。时间和地点的失定向同样地倾向于晚期发生。

局限性神经心理学特征与其他原发性痴呆相比也是罕见的。可发生找字困难和早期严重累及言语流畅,但很少发现失语症、阅读困难、失用症及失认症。然而,视觉空间性功能测验则典型的执行很差。判断力往往严重受损,但自知力却普遍地保留在一个相当长时间里。

随着病情的进展而逐渐出现较严重的智能障碍、记忆力减退和注意力不能集中。最后形成明显痴呆,一种类似于无动性缄默的表现可能标志为终末期。患 HD 时的痴呆特征为认知能力普遍不良但缺乏语言障碍或其他局限性皮质性缺损,更多地提示归属于皮质下性质,而且伴随进展的显著淡漠也是典型皮质下痴呆的表现。

四、辅助检查

脑 CT 和 MRI 常有相应的阳性结果。可显示尾状核与壳核变平和缩小,一般也可查出外在的脑萎缩,故为支持诊断的依据。如 CT 和 MRI 没有阳性结果,则并不排除诊断。

其他检查如 PET 扫描可在纹状体显示葡萄糖代谢降低。在 $30\%\sim80\%$ 的患者中,EEG 呈现低于 $10\mu V$ 的波幅,则提示与尾状核改变有关,但临床意义不大。新近的 DNA 检查,可能对确诊有帮助,却不能普及。

五、治疗方法探索

目前对于 HD 仍无特异有效的治疗方法。一些药物虽然可以缓解症状但不能阻止疾病的进展。大致有两种病因治疗正在探索。

(一)替换策略

包括通过药物以控制失调的递质水平和通过组织/细胞移植以替换变性的神经组织,但实际操作的难度较大,而且不能阻止脑内神经元继续变性。但已有研究者尝试将人类胚胎纹状体组织植入 HD 患者受损的纹状体内。经过 1～2 年的随访期,实验组与对照组相比有较好结果,实验组患者的症状有不同程度的改善。这些研究为该种治疗方法的临床可行性提供了依据。

(二)营养因子策略

即通过向脑内直接注射营养因子,或移植经过基因修饰能够分泌营养因子的细胞,以阻止神经元的变性。舞蹈症状的对症处理可用多巴胺的拮抗剂,如氟哌啶醇和舒必利。应用时由小剂量开始逐渐增加,必要时可合用苯海索,以减少强直-少动综合征的发生。如患者有抑郁症状则可用抗抑郁剂。

第十五节　系统性红斑狼疮所致精神障碍

由于本病在精神科临床中较多遇到,尤其在内科及皮肤科会诊中更多涉及,因此特辟本节进行阐述。目前认为系统性红斑狼疮(SLE)是由于某些外界致病因子作用在遗传免疫缺陷的易感个体,导致多器官组织损伤的一种自身免疫性疾病;有人认为免疫反应是神经系统病变的重要机制。脑内病理变化主要是小血管病变所致的散发性梗死和出血,好发部位在皮质和脑干。出现神经精神症状可能与脑部病变、并发症(如高血压、尿毒症、心血管损害、电解质紊乱)及心理因素等有关。

一、神经精神症状的基本临床表现

(一)神经症状

其发生率约为25%,主要有下列表现。

1.脑血管性障碍

据报道,分别与尿毒症占本病死因的第一、第二位,成为死因的主要是脑出血、脑软化等。其他的脑血管性障碍表现为偏瘫、失语、局部脑症状、构音障碍、视力障碍等。

2.癫痫发作

发生率占SLE患者的10%~20%,也有报道高达50%。大部分为全身大发作,也有局限性发作、精神运动性发作及失神发作等。本病的癫痫发作时期可分为3种情况,即病前期(即SLE的躯体症状尚未显现)、疾病期及末期,末期的癫痫发作与尿毒症、高血压和脑部大血管病变有关。死于癫痫持续状态的不少见。癫痫发作的过程大致与SLE的躯体情况恶化平行,尤其多数与其他神经或精神症状同时出现。

3.其他神经症状

脑神经病变最常见,可以突然发生,没有预兆,而且是一过性的,常表现动眼神经损害、瞳孔光反射障碍及眩晕,偶有第5、7对脑神经受损。此外尚有对称性周围神经损害、偏瘫,运动系统如震颤、锥体外系症状、步态不稳、舞蹈徐动症等。

(二)精神症状

可表现下列形式,包括急性脑病症候群、类似"功能性"精神病表现及神经症,大部分病程为一过性的,通常在6个月之内消失,大部分随着本病的躯体情况恶化而再度复发。持久性的精神障碍可表现为智能及人格障碍。

1.急性脑病症候群

最常见,约占本病患者30%,持续时间短暂,几小时或几日,临床表现符合一般急性脑病症候群特点,以意识障碍为主,病程中常见波动性,其发生与SLE恶化及并发症有关。

2."功能性"精神病表现

抑郁在本病相当常见,有报道称,其发生率占20%,有报道称半数以上患者有抑郁症状,而且是重症抑郁。少见躁狂症状。

有人报道,本病表现精神分裂症样症状的患者比抑郁更为多见,有人持相反意见。临床表现各异,有表现紧张性兴奋与木僵,也有表现为妄想、幻觉状态,后者症状如被害、关系妄想、妄想知觉、被动体验、幻听及Schneider一级症状等。

3.神经症表现

如焦虑、抑郁、疑病等,症状时有变动,与躯体情况并不一定有关,有时可能是属于对慢性疾病的心理反应。

4.慢性脑病症候群

与脑部病变有关,造成脑部不可逆性改变。初期表现不喜活动,对工作没兴趣,工作效率减低。渐现注意力集中减弱,思考困难,遗忘,重复言语及行为,情绪不稳。晚期忽视社会道德规范,判断力差、多疑、智能减退。但严重痴呆不多见。

本病患者脑脊液检查可以完全正常,或有轻度改变。脑电图检查可见基本节律不规则,有低压快波及慢波,有痉挛发作的可见发作性脑电图异常。脑电图异常率占 60%～80%。

二、诊断和鉴别诊断

(一)SLE 患者发生精神障碍时的几种诊断考虑

1.直接由 SLE 病变引起。

2.由于治疗用皮质激素引起。

3.对躯体疾病所产生的心理反应。

4.精神障碍与躯体疾病及治疗药物无关,乃独立存在。

(二)造成鉴别诊断困难的原因通常有下列几种

1.有部分 SLE 患者先出现神经精神症状,然后才被明显诊断为 SLE。原田氏共收集 13 篇文献,报道先有精神症状,后才确诊为 SLE 的病例,其间相隔最短为 4 周,最长为 13 年,最初表现有精神分裂症样症状、妄想幻觉、紧张性兴奋与木僵、躁狂及抑郁状态、神经症表现等。回溯过去曾经有过的躯体症状,部分患者有关节炎、高血压等。

2.本病患者的神经精神症状在不同时期可有各异表现,如可先后出现急性脑病症状群、情绪障碍和精神分裂症样表现,而这些临床表现仅从精神现象学方面观察很难与相关疾病进行鉴别。

3.SLE 可引起许多合并症,有些合并症也可引起神经精神症状,会使临床表现变得更加错综复杂。

4.治疗影响。SLE 现代多采用皮质激素治疗,而且剂量较大,皮质激素可以引起精神症状,这些病例需要鉴别精神症状究竟是 SLE 引起,还是由于皮质激素所致。

(三)进行正确鉴别的基本原则

1.凡已明确诊断为 SLE 的病例,当出现精神症状时,原则上根据一元论的认识方法去进行诊断,虽然有时精神症状出现与躯体状况并不一定平行,但在这些精神症状发生机制尚未完全阐明的今天,不宜首先考虑为另外种类的精神疾病。而且 SLE 所致精神障碍的类型很多,根据一时一事的临床表现而另列其他诊断名称,无疑是不适当的。当然根据文献报道,个别的病例可能同时存在两种情况,但这仅是少见病例,缺乏普遍性。至于临床上以精神活动改变为首发症状的 SLE 患者如何诊断的问题尚有争议,一种可能是在出现精神症状时已经存在躯体疾病,只是因为临床上没有注意到,或者因为现代 SLE 诊断技术尚不到位,以致未被诊断出来,这种可能性是存在的。作为总结教训,提示临床医生在诊断精神疾病时要提高对躯体疾病的警惕性。但如果确实无踪可觅,则当时对这样的病例进行相应诊断和治疗属于情理之中。

2.当 SLE 患者出现精神症状时,一定要详细追溯有关病史及进行全面体格检查和辅助检查,其重要性一方面可以找到精神症状本质的客观依据,另一方面可以了解有关合并症的存在,有助于正确选用药物。

3.目前皮质激素是治疗 SLE 的主要药物,皮质激素可以引起精神异常。当 SLE 患者在使用皮质激素治疗过程中(尤剂量较大时),出现了精神异常,该时医生诊断的重点应放在鉴别:精神异常是由于 SLE 引起,还是由于皮质激素引起。

(四)具体的鉴别方法

SLE 虽近代研究较多,但尚无根治疗法,而且由于长期的皮质激素治疗,会引起体型改变及其他副作用,无疑对于患者而言,其心理负担可想而知,在此基础上可引起种种应激心理反应,因此医生需通过深入精神检查了解患者的心理过程,并针对性进行心理治疗,这主要依靠医生的深入、细致的工作方法,鉴别上并无很大困难。临床上鉴别的重点在于区别精神障碍是由于 SLE 引起,还是由于治疗用皮质激素引起,这个问题在临床工作中经常遇到,而且较为困难,下面作重点阐述。

1.精神障碍由于 SLE 病变引起

包括 SLE 原发病变及合并症,诊断时可参考下列几点。

(1)半数以上患者表现不同程度的意识障碍,有的患者的"功能性"精神症状是呈现在意识障碍背景上。

(2)精神症状的不典型性,与各典型的精神疾病比较,经常有"四不像"特点。

(3)患者对精神症状有不同程度的体验,对治疗的依从性相对较好。

(4)精神症状消失后,自知力恢复较快。

(5)精神症状明显期常与 SLE 的躯体症状和实验室指标相一致。

(6)脑电图异常者,有时可发现与精神症状的消长平行关系。

(7)予皮质激素治疗后,精神症状会好转。

2.精神障碍由于皮质激素引起

据国外报道,皮质激素治疗引起精神障碍的发生率为 $5\%\sim10\%$,最早出现在服药后第3日,一般出现在 $30\sim60$ 日,皮质激素减量或中止后 $2\sim3$ 日至 $2\sim3$ 周内精神症状减轻或消失。使用剂量与产生精神障碍的关系,有的学者认为无关,也有人认为泼尼松日剂量超过 40mg 时易引起。有下列症状表现。①情感性症状:兴奋、抑郁、自杀等;②精神分裂症样症状,思维散漫、被害妄想、木僵、违拗、幻觉等;③神经症样症状:失眠、焦虑、恐怖等;④其他:意识障碍、痉挛发作、痴呆等。

3.精神障碍是由 SLE 病变引起,还是由治疗用皮质激素引起的鉴别方法

可根据下列几点:①躯体情况:存在 SLE 活动期的躯体表现和实验室发现,支持精神障碍是由 SLE 引起。②精神症状发生的背景:如发生在皮质激素(尤大剂量)治疗过程中(服药第 $1\sim2$ 日或长期用药者较少见),而该时 SLE 活动的迹象已不明显或正在改善,支持精神障碍由于皮质激素引起。③精神症状特点:鉴别上具有相对意义,两者可出现类似精神症状,皮质激素引起的精神症状较具有波动性、多变性、不稳定性特点;SLE 引起者精神症状相对比较恒定。④治疗试验:在权衡治疗利弊的前提下,如减少皮质激素剂量,精神症状获得改善,支持精神障碍可能是由于皮质激素引起。

大部分病例虽可根据以上原则进行鉴别,但在临床实践工作中鉴别困难的病例仍然存在,而且也不排除两者因素重叠所引起的精神症状。

三、治疗原则

1.首先需明确精神障碍是由于何种病因引起,属于对于所患躯体疾病的心理应激反应,以心理治疗为主;属于 SLE 病变引起,着重治疗 SLE 病变,其具体方法,在内科学有详细介绍,此不细述。

2.如果考虑精神障碍是由于治疗用皮质激素引起,则要权衡减少皮质激素剂量或者停用会否影响躯体疾病,需与内科及皮肤科医生共同商讨。认为这样做会造成躯体疾病加重,应该坚持以治疗躯体疾病为主,同时治疗精神症状;认为减少皮质激素剂量或者停用无碍于躯体疾病,可试行实施,同时观察躯体疾病的情况变化,如有恶化,仍宜恢复使用。

3.控制精神症状:可根据精神症状类型,分别使用抗精神病药或抗抑郁剂,注意下列几点:①由于 SLE 患者有多脏器损害,因此选用时必须注意到对有关脏器较少或无损害的药物。②从小剂量开始,逐步递增。③及时处理药物副作用。④第二代抗精神病药(除氯氮平外)有副作用小的特点,对本病患者较为合适。⑤有镇静效用的抗精神病药对控制兴奋症状较为合适,但要注意观察对意识状态的影响。⑥控制精神症状后,可作短期巩固,不必长期维持治疗。

第十六节 Lewy 体痴呆

一、现状和进展

Lewy 体痴呆(DLB)是一种中枢神经系统变性疾病,临床上以进行性痴呆、波动性认知功能损害、自发性帕金森病及视幻觉为主要表现。其病理特征为大脑皮质及皮质下核团中弥散地分布 Lewy 体。

目前大多数学者认为在老年期痴呆患者中,Lewy 体痴呆是仅次于 Alzheimer 病而处于第二位的脑变性痴呆,在所有老年尸检报告中约占 20%。

Forster 和 Lewy(1912 年)在帕金森病患者的脑干细胞中首先尸检出 Lewy,随后 Hassler 在帕金森病(PD)患者尸检中发现皮质型 Lewy 体。1961 年,Okazaki 提出了 Lewy 体可能与痴呆有关的观点。

由于对皮质 Lewy 体病理作用的理解存在差异,导致了命名的不同,如称为"Lewy 体变异的 AD、弥漫性 Lewy 体病、老年痴呆 Lewy 体型"等。1995 年第一届 Lewy 体痴呆国际工作会议统一了该病的命名,称为 Lewy 体痴呆。

目前认为 Lewy 体是"神经元细胞质中的嗜酸性包涵体",可分为脑干型和皮质型两种。脑干型 Lewy 体多分布于脑干核团(黑质、蓝斑)、Meynert 基底核、下丘脑,其中央为高密度嗜伊红的核心,四周围绕着密度较低的晕环。皮质型 Lewy 体多位于大脑皮质的内锥体层和多形层内锥体神经细胞,颜色较浅,胞质内有轻度嗜伊红的包涵体,四周无明显的晕环。

近代的观点为 DLB 的病理改变与 AD、PD 有不少相似之处,但也存在着明显不同。

(1)DLB 较多淀粉样沉积和老年斑,AD 则常见 tau 蛋白和神经原纤维缠结而 DLB 却较少见。

(2)与 PD 患者比较,DLB 患者突触后多巴胺(D_2)受体功能下降更为明显,DLB 患者使用抗精神病药物治疗时易出现药物不良反应可能与此有关。

（3）与 AD 患者相似，DLB 患者脑内也有乙酰胆碱功能不足，胆碱乙酰转移酶活性降低导致突触前胆碱能活性下降，而乙酰胆碱 M 受体功能未受明显影响。多巴胺-乙酰胆碱递质不平衡及颞叶 Lewy 体密度增加可能与 DLB 患者的视幻觉有关。

（4）运用单光子发射计算机断层显像（SPECT）和正电子发射断层显像（PET）的研究，发现 AD、DLB 患者大脑颞顶部功能均有减退，而 DLB 患者枕部功能减退更明显。将特殊的示踪剂应用于 SPECT 和 PET，发现 DLB 患者具有与 PD 患者相似的严重多巴胺功能损害，AD 患者则无此现象。这一发现提示 SPECT 将来可能用于 AD 和 DLB 的鉴别。

目前，国内尚缺乏系统性的相关研究报道。

二、临床表现

DLB 在临床上主要呈现进行性痴呆，其核心表现为波动性认知功能损害、自发性帕金森病及视幻觉。较多起病于 50～80 岁，男性多于女性。一般认为 DLB 病情恶化较 AD 快，服用抗精神病药物可能会增加患病率和病死率。现概述如下。

（一）认知功能损害

有 80％～90％的 DLB 患者呈现进行性波动性认知功能损害，这是 DLB 患者的一种早期及主要症状。疾病早期即可伴有锥体外系症状或其他精神症状。波动性认知功能损害常表现为短暂注意广度及视觉感知上的困难。这种认知功能损害并不总是影响患者的记忆。

为了确定患者的波动性认知功能损害，近年来制定了两种专门量表进行评定。一种是《一天波动性评定量表》，主要用于评定患者在前 24 小时内的症状；另一种是《临床波动性评定量表》，主要用于评定患者在前 1 个月内情况。它们都显示出重复认知功能评估的变异性，且和脑电图 δ 节律减慢呈高度相关。

与 AD 患者比较，DLB 患者可以没有严重的记忆损害，而常见较严重的视觉感知力、视觉空间性定位及视觉结构的缺损。这种障碍与患者的视幻觉有关。DLB 患者在视觉的结构组成、注意力、词语流畅等测试项目上得分较低，而命名及词语记忆则比 AD 患者明显较好。然而 DLB 与任何脑变性痴呆一样，到了疾病晚期就形成明显的普遍性认知功能损害而难于或无法作出鉴别诊断。

（二）锥体外系运动障碍

锥体外系运动障碍是指以下一些临床体征，如四肢或面部的运动迟缓、四肢肌张力增高、静止性震颤以及步态异常（包含拖曳步态、手臂摆动减少和转身缓慢），有 50％～70％的 DLB 患者存在锥体外系运动障碍。

具有锥体外系运动障碍者的起病年龄，比无锥体外系运动障碍者较轻。与帕金森病比较，DLB 患者的锥体外系运动障碍症状看来同样严重，但有些学者发现 DLB 较少出现静止性震颤。

（三）精神症状

约 80％的 DLB 患者有精神症状，如幻觉、妄想、情感淡漠、焦虑、抑郁及睡眠障碍，其中持续性的视幻觉尤其多见（＞70％），特别是疾病早期。视幻觉的出现与本身疾病恶化或有代谢紊乱无关。这种幻觉常是无声的、生动的人或动物景象，有些患者也会看见些不真实的场景。随着所见场景的不同,也会有不同的情感表现,如高兴或恐惧。

幻视和妄想往往同时存在,妄想内容多与幻视有关,如感觉有陌生人住在家中以及被害妄想、被窃妄想等。还可伴有相应的行为障碍,如抑郁、兴奋、攻击行为。

(四)其他症状

约 1/3 的 DLB 患者有反复跌倒,这一比例高于 AD、PD。反复跌倒的原因未明,可能与心脏的异常搏动或颈动脉窦功能异常有关。

短暂性意识丧失可能是注意力和认知功能波动性的一种极端表现;这种意识丧失通常持续时间很短,一般数分钟后意识恢复,有时会被误诊为短暂性缺血发作(TIA)或癫痫发作。

REM 睡眠行为异常(RBD)也是常见的临床表现,其时四肢肌肉张力不弛缓,可能将 REM 梦境中的情节付诸行动,一般认为 RBD 与 DLB 有着共同的病理基础。

三、DLB 的临床诊断

现列出第二届 DLB 国际会议一致通过的"很可能"DLB 与"可能"DLB 的诊断标准如下。

(1)主要特征为进行性认知功能下降并已严重干扰正常的社交和职业功能。

(2)下列核心特征符合两条者可诊断为"很可能"DLB,符合一条者可诊断为"可能"DLB。

1)波动性认知损害具有注意和警觉的显著变化。

2)反复出现完整、形象和明显的视幻觉。

3)具有帕金森病的自发性运动征象。

(3)支持诊断的特征

1)反复跌倒。

2)昏厥。

3)短暂的意识丧失。

4)对于抗精神病药物敏感。

5)系统性妄想。

6)其他形式的幻觉。

7)REM 睡眠行为障碍。

8)抑郁。

(4)出现以下情况则不像 DLB

1)有脑卒中的神经系统体征或影像学证据。

2)有其他内科疾病或脑部疾病的躯体检查和测试证据,可用来解释临床表现。

四、鉴别诊断

(一)Alzheimer 病

Alzheimer 病不常见锥体外系症状(仅 10%~15%),而且锥体外系症状多见于疾病后期及程度较轻。DLB 则往往在疾病早期即出现锥体外系症状,认知功能损害呈较明显的波动性。在疾病过程中还可出现景象生动的视幻觉,也可以此与 AD 进行鉴别。

(二)血管性痴呆

血管性痴呆多有明确的卒中病史,神经系统检查可发现阳性神经系统体征,影像学检查也能提供脑血管病变的证据,认知功能损害可伴随脑梗死而呈阶梯样恶化。DLB 多半无脑血管意外史和神经系统阳性体征,CT、MRI 检查常无阳性发现;在疾病早期即出现锥体外系症状和波动性的认知功能损害,不少还伴有景象生动的视幻觉。

(三)帕金森病痴呆

帕金森病以运动迟缓、肌张力增高、静止性震颤为主要临床表现,在疾病后期部分患者可出现痴呆。DLB 在疾病过程中也可出现类似帕金森病的锥体外系症状,但静止性震颤较少见,而在疾病早期即出现认知功能损害。一般认为,锥体外系症状出现后 12 个月内出现痴呆者应诊断为 DLB,超过 12 个月出现痴呆者诊断为帕金森病所致痴呆(PDD)。

(四)其他原因所致的谵妄

其他原因所致的谵妄也可引起波动性意识障碍和幻视,但患者往往存在躯体疾病、物质或药物使用病史,其谵妄表现有明显的日轻夜重现象,而 DLB 常无这种典型变化。

(五)Creutzfeldt-Jacob 病

Creutzfeldt-Jacob 病又称亚急性海绵状脑病。该病起病急,早期即可出现精神症状如抑郁、焦虑、妄想,随后可出现神经系统体征如肌阵挛、小脑性共济失调、锥体和锥体外系体征及痴呆。疾病进展极快,多数患者在起病后 6 个月内死亡。凭以上特征可大致区分。

五、疾病的进程

DLB 患者的平均病程为 5～6 年(2～20 年),疾病的进展恶化速度大致体现在每年 MMSE 评分约下降 4～5 分。与 AD 比较,DLB 是否进展更快,目前尚有争议;有的报道 DLB 较快,也有认为两者无明显差异。

六、处理

DLB 的处理原则是:首先应对患者的临床症状进行正确的评估,然后采用非精神药物性干预,最后才是精神药物治疗。

(一)主要临床症状的正确评估

在对临床症状进行评估时,可采用一些量表来对患者的认知功能、锥体外系症状及精神症状分别进行评定。

(二)非精神药物干预

改善听力和视力可能会减少患者的幻觉。在患者活动的区域内铺上柔软的地毯、降低门槛高度、改善照明条件及制定一些合适的训练项目等,均可能减少跌倒及其他并发症的出现。同时应改善营养状况、脱水和控制合并感染。

(三)药物治疗

主要应权衡利弊、慎重合理选择。药物治疗可能改善认知功能,减少精神症状,但也可能导致严重药物不良反应,增加跌倒等现象的发生。

1.胆碱酯酶抑制剂

胆碱酯酶抑制剂是有效和相对安全的 DLB 治疗药物。它能改善精神症状如幻觉、抑郁、兴奋及攻击行为,并能改善认知功能。如多奈哌齐每日 5～10mg 或卡巴拉汀(又名:利斯的明)每日 6～12mg 均有较好疗效。胆碱酯酶抑制剂对 DLB 的疗效一般优于同等严重程度的 AD 患者,主要不良反应为消化道症状(恶心、呕吐、腹泻等)和嗜睡,一般患者均能耐受,使用胆碱酯酶抑制剂时仍应小心谨慎。

2.抗帕金森病药物

选用之目的在于改善患者的运动障碍,但剂量过大可使精神症状进一步恶化,故首选宜采用左旋多巴的最低有效治疗剂量。主要药物不良反应为视幻觉、妄想、直立性低血压及胃肠道不适。

3.抗精神病药物

DLB患者普遍对抗精神病药物敏感,但在治疗前无法判断患者的药物敏感性。约50%的患者使用抗精神病药物治疗时出现严重药物不良反应,如震颤加重、僵住、意识障碍、抑郁和跌倒,甚至出现恶性综合征。可使病死率升高2~3倍。这可能与DLB患者纹状体 D_2 受体被药物阻断后,受体密度没有上调有关。

非经典抗精神病药物由于阻断5-羟色胺受体作用强于多巴胺受体而较少出现锥体外系不良反应,但仍需小心而应采用最低有效治疗剂量。利培酮有明显的 D_2 受体阻断作用而易出现锥体外系不良反应,故每日剂量在0.5~1mg时较为安全。氯氮平有明显的抗胆碱作用,可影响患者的意识和认知功能,也应慎用。奥氮平一般用量为每日2.5~7.5mg。喹硫平治疗DLB锥体外系不良反应较少。

4.抗抑郁药物

对DLB患者应避免使用三环类抗抑郁剂,因为此类药物有很强的抗胆碱作用,易出现意识障碍并加重认知功能损害。如存在严重的抑郁症状而必须使用抗抑郁剂治疗,SSRI是不错的选择。

5.其他治疗

对老年患者而言,所有镇静剂均有引起跌倒和意识障碍的潜在危险,故都应慎用。患有睡眠障碍如REM睡眠行为障碍者,可在睡眠前小心地使用小剂量的氯硝西泮(0.25~1mg)等。针对痴呆患者的紊乱行为,也可试用卡马西平、丙戊酸钠等抗癫痫药物。

第五章 精神活性物质所致精神障碍

第一节 概 述

一、基本概念

(一)精神活性物质

精神活性物质又称成瘾物质,本文简称为物质,指来自体外,能够影响人类情绪、行为,改变意识状态,并有致依赖作用的一类化学物质。毒品是社会学概念,指具有很强成瘾性并在社会上禁止使用的化学物质,主要指阿片类、可卡因、大麻、苯丙胺类兴奋剂等药物。

(二)依赖

依赖与成瘾常常互用,指一组由反复使用精神活性物质引起的认知、行为和生理症状群,使用者尽管明知滥用成瘾物质对自身有害,但仍难以控制,持续使用。自我用药导致了耐受性增加、戒断症状和强迫性觅药行为。所谓强迫性觅药行为是指使用者冲动性使用药物,优先于任何其他活动如责任、义务、道德等,不顾一切后果,是自我失去控制的表现。

一般将依赖分为心理依赖和躯体依赖。心理依赖又称精神依赖,是指患者对精神活性物质的强烈渴求,以期获得服用后愉快满足的特殊快感。容易引起心理依赖的物质有吗啡、海洛因、可待因、哌替啶、巴比妥类、酒精、苯丙胺、大麻等。躯体依赖又称生理依赖,是指由于反复使用精神活性物质使机体产生了病理性适应状态,主要表现为耐受性增加和戒断症状。容易引起躯体依赖的物质有吗啡类、巴比妥类和酒精。

(三)滥用

滥用是指一种不适当的使用精神活性物质的方式。ICD-10 分类系统中将其称为有害使用,是一种适应不良方式,由于反复使用药物,导致了躯体或心理方面明显的不良后果,如不能完成重要的工作、学业,损害了躯体、心理健康,导致了法律上的问题等。滥用强调的是不良后果,滥用者无明显的耐受性增加或戒断症状,反之就是依赖状态。

(四)耐受性

耐受性是指反复使用某种物质后,脑部及身体已适应较高的物质浓度,其效应逐渐降低,若欲达到与初期使用相同的效应,必须加大剂量。交叉耐受性是指对某种精神活性物质产生了耐受,往往对同类药理作用的物质也产生耐受性,如吗啡与其他镇痛剂、酒精与许多镇静催眠药之间常发生交叉耐受现象。

(五)戒断状态

戒断状态指因减少或停用精神活性物质或使用拮抗剂所致的特殊心理生理症状群,或社会功能受损。其机制是由于长期使用精神活性物质后,突然停用引起的适应性反跳。不同物质所致的戒断症状因其药理特性不同而不同,一般表现为与所使用物质的药理作用相反的症状。

二、精神活性物质的分类

根据精神活性物质的药理特性,主要将之分为 7 大类:

(一)中枢神经系统抑制剂

其能抑制中枢神经系统,如酒精、苯二氮䓬类、巴比妥类等。

(二)中枢神经系统兴奋剂

其能兴奋中枢神经系统,如咖啡因、苯丙胺类药物、可卡因等。

(三)大麻

大麻是世界上最古老的致幻剂,适量吸入或食用可使人欣快,增加剂量可使人进入梦幻。

(四)致幻剂

其能改变意识状态或感知觉,如麦角酸二乙酰胺(LSD)、仙人掌毒素、苯环己哌啶(PCP)、氯胺酮等。

(五)阿片类

其包括天然、人工合成或半合成的阿片类物质,如鸦片、海洛因、吗啡、哌替啶(杜冷丁)、美沙酮、二氢埃托啡、丁丙诺啡等。

(六)挥发性溶剂

如丙酮、甲苯、汽油、嗅胶等。

(七)烟草

三、成瘾的生物、心理、社会学基础

成瘾常常表现为一种持续地对成瘾性物质的渴求以及持久的强迫性用药行为,尽管物质使用可能会伴有诸多相关不良后果仍然无法自控对成瘾性物质的使用,把毒品作为第一需要。一般来说,成瘾行为的发生和发展与社会、心理因素有关,那么成瘾形成与维持可能与生物学因素关系更为密切。尽管使用成瘾物质的个体有很多,但并非所有的人都会成瘾,有研究报告,即使是使用成瘾性很强的可卡因,也仅有16%~17%的尝试者在 10 年中对可卡因成瘾。我们可能更感兴趣的是为什么有些人能够长时间内停留在社交性使用,而有些却一发不可收拾,不能摆脱成瘾的羁绊。

(一)成瘾的神经生物学基础

1.奖赏与成瘾

(1)犒赏的解剖学基础:自然奖赏与成瘾性物质在行为学上的正性强化效应往往与腹侧纹状体(主要是伏隔核(NAc))突触间的多巴胺水平升高有关。几乎所有的成瘾性物质都会直接或间接地升高 NAc 突触间的多巴胺水平,通过增加中脑腹侧被盖区(VTA)多巴胺神经元冲动,使伏隔核以及其他区域(如前额叶皮层)的多巴胺释放增加。因此,VTA-NAc 中脑边缘多巴胺系统是奖赏相关的关键性神经回路,常被称为奖赏中枢。

中脑边缘通路主要起源于腹侧被盖区,投射到伏隔核、杏仁核、嗅结节、前额叶皮层等。此通路与犒赏、动机的识别、感受以及转化为行为效应有关。VTA 和 NAc 是犒赏的最主要的解剖基础。

(2)犒赏的生物学机制:主要涉及两大系统,即多巴胺系统及内源性阿片肽系统,前者与激活生物体,产生趋向性行为,后者与行为后的满足有关。

1）多巴胺能系统：兴奋剂、阿片类药物、电刺激所产生的犒赏的机制均涉及中脑边缘系统，多巴胺在药物所产生的犒赏中起着重要作用。其他药物，如酒精、巴比妥类等，尽管有不同药理作用，同样能直接或间接使多巴胺水平升高。由于长期使用药物，使脑内多巴胺水平下降，多巴胺功能减退与戒断时强烈的渴求有关，强烈的渴求导致复发。

动物实验表明 NAc 的多巴胺在形成觅药行为方面有着关键性作用，NAc 的壳部在初期建立可卡因自身给药模型有着不可或缺的作用，但是 NAc 的核区在可卡因关联线索激发觅药行为等方面有着关键性作用。一旦可卡因关联线索激发的觅药行为得到巩固，NAc 不再是必要条件，而背侧纹状体则显得尤为关键。

2）内源性阿片肽系统：在过去 20 余年中相继发现了三大内阿片肽家族，即脑啡肽、β 内啡肽和强啡肽。这三类内源性阿片肽有一个共同的结构，即其 N 端的 4 个氨基酸残基均为 Tyr、Gly、Gly 和 Phe，特别是第 1 位酪氨酸残基不能更换，否则即丧失其与阿片受体的结合能力。

根据这些内源性多肽和合成化合物的药理分析的特点，将阿片受体主要分为 μ、δ 和 κ 型阿片受体。1992 年至 1993 年间，这三个受体均被成功克隆。药理学研究试图对三种主要阿片受体进一步分类，但最终没有建立起 μ 受体、δ 受体和 κ 受体的亚型。

阿片受体属于 G 蛋白偶联受体，仅有小部分受体与百日咳毒素非敏感性 G 蛋白偶联，每种阿片受体都与百日咳毒素敏感的 G 蛋白偶联。三种受体与 G 蛋白的偶联方式相似。阿片受体的急性效应包括抑制腺苷酸环化酶、激活 K^+ 传导，抑制 Ca^{2+} 传导和递质释放。

内阿片肽的作用极为广泛，包括神经、精神、呼吸、循环、消化、泌尿、生殖、内分泌、感觉、运动、免疫等功能的调节。饥饿、性唤起及物质戒断的早期症状会增强对奖赏及奖赏相关线索的动机激励。越是饥饿，行为的动机取向越是定位于获得食物，排除干扰及困难启动并执行相应的行为。正性强化效应则会增强能带来奖赏效应的行为频率，以期望获取更多的奖赏效应。生物体在种族生存及物种的延续上有着先天的本能，个体通过环境学习以获取食物及交配机会等，从而满足个体生存及种族延续的需要，这种需要与自然奖赏有关。

从进化学的观点看，中脑边缘多巴胺系统及前脑的投射脑区发生较古老，构成部分的动机系统，调节对自然犒赏物，如饮食、性的反应。药物作用这一系统，其作用远比自然犒赏物要强烈、持续得多。

2.耐受、戒断与成瘾

随着成瘾性物质的反复使用，细胞及神经环路水平的自稳态适应会导致对成瘾性物质的耐受性及依赖性。不同的成瘾性物质作用于不同的受体并有着各自的信号转导机制，因此不同的成瘾性物质在耐受性及依赖性上也是大相径庭。以阿片类物质为例，海洛因成瘾者对海洛因相关效应会产生耐受性，往往需要更大的海洛因剂量以求获得相应的用药体验，但对阿片类物质所致乳头体萎缩等病理性改变则不会产生耐受性。

有些成瘾性物质戒断时会出现严重的躯体症状，例如阿片类物质戒断时会出现流感样症状及腹部痉挛性疼痛，酒精戒断时往往会出现高血压、震颤及癫痫发作，然而可卡因或苯丙胺成瘾者戒断时没有明显的躯体症状。各类物质成瘾者戒断时都会出现轻重不等的情绪及动机症状，例如戒断相关的情绪症状（例如快感缺失及心境恶劣等）以及戒断涉及的动机相关症状（例如对物质的渴求）。

3.敏化、病理性学习记忆与成瘾

耐受及戒断曾被认为是成瘾的核心症状,事实上耐受及戒断对于成瘾行为(强迫性用药行为)而言,既不是必要条件也不是充分条件。耐受及戒断在吗啡治疗癌性疼痛以及苯二氮䓬类治疗焦虑障碍时很常见,但是均没有出现强迫性用药行为。与此相反,可卡因及苯丙胺成瘾者并没有明显的戒断症状,而复吸及强迫性用药行为却很明显。对于阿片类、酒精等成瘾者而言,逃避戒断症状也是驱使成瘾者用药行为的内在动力之一。然而这难以解释成瘾临床治疗上的公认的难题:即复吸问题,即便成瘾者很长时间停止用药(甚至在戒除用药数年)后,戒断症状早已消失,成瘾者依然难以摆脱复吸问题,甚至会出现反复复吸现象。

物质成瘾者即便戒断多年,在环境线索等因素的触发下,仍可出现强迫性觅药、用药行为,基于此,临床及基础研究均提出了成瘾与学习记忆假说:成瘾病理性控制了负责奖赏相关学习的神经通路,学习记忆相关的细胞分子机制可能是强迫性用药行为的潜在机制。成瘾物质如同食物及性行为一样具有奖赏性,人类及动物能快速学习与成瘾物质相关的线索和环境,一旦学习成功,环境线索本身就能激发觅药行为。条件位置偏好模型表明,动物更愿意待在接受过成瘾物质处理的地方,证明环境特征与用药体验建立了联系。成瘾物质具有强化效应,除了获取及使用成瘾物质外,行为动机倾向于增加用药体验的频率,强烈的动机会令成瘾者降低对食及性的渴求,排除困难来获取成瘾物质。

研究表明成瘾可能是一种病理性学习与记忆,突触可塑性变化是学习与记忆的细胞分子基础,物质成瘾后中脑边缘系统的 VTA、NAc、前额叶皮层、杏仁核、海马等脑区的突触可塑性变化,可能对成瘾行为的多个方面有着重要影响,如对成瘾物质的渴求以及复吸等。尽管动物实验研究表明以多巴胺机制为代表的犒赏学习及谷氨酸机制为代表的兴奋性突触修饰在成瘾的发生发展中起了重要作用,但还远远无法确切解释人类的成瘾行为,从成瘾机制的研究到成瘾行为的有效干预都还有很长的路要走。

4.应激与成瘾

不管是临床研究还是动物实验研究,应激与物质使用和成瘾互为因果关系,两者有着共同的病理生理特征。

应激能够激活交感神经(SNS)与下丘脑-垂体-肾上腺(HPA)轴,前者增加心率、血压、呼吸,升高血糖、扩大瞳孔,与“战斗或逃跑”有关;后者能增加应激相关激素,与持续的应激反应有关。不仅如此,应激还能增加脑内多巴胺、内源性阿片肽、5-HT、GABA 的释放,使成瘾的易感性增加。相反,成瘾物质使用,能增强脑内 HPA 轴的激活,起到与应激类似的作用。

(二)成瘾的心理学及社会学基础

1.心理强化、动机与成瘾

生物经过百万年的进化,形成了趋利避害的动机系统,此动机系统与个体生存与种族保存本能密切相关。常见的自然奖赏物包括饮食、性、哺乳等,饮食与个体生存有关,而性、哺乳与种族保存相关。与个体生存、种族保存的行为都具有快感,构成正性强化。与此相似,回避危险、回避痛苦同样与此两种本能有关,构成负性强化。如前所述,成瘾性物质作用于脑内犒赏系统,具备比自然犒赏物更强的正性强化作用,也同样具有强大的负性强化作用。成瘾性物质反复使用后,对成瘾性物质的渴求的动机评价要优先于对自然奖赏物的寻求,为获取成瘾性物质不惜克服重重困难。

在描述成瘾时经常用"难以抑制的渴求""失去控制"等词语,来形容不顾不良后果的持久性用药行为。就失去控制的行为而言,取决于个体对环境的反应及当时可供的选择,正性强化理论认为个体使用成瘾性物质的动机是源于使用成瘾性物质的愉悦感,负性强化理论认为成瘾性物质的使用是为了减少或去除不愉快的体验。此外,成瘾性物质的使用会提高成瘾性物质的奖赏价值,可能会导致不假思索的自动性用药行为(这种用药行为与成瘾性物质所致大脑奖赏系统特别是 NAc 的 DA 信号增强、条件化学习过程及刺激敏感化等多方面的因素有关),此外也与期望、信念及自我效能及处理等认知过程有关。

2.性格特征与成瘾

对成瘾性物质的使用是否一定有特定的人格基础,或特定的人格导致了成瘾性行为,目前尚有争议。例如特定的性格特点与吸毒有一定的联系,但我们还是不能确定是人格问题诱发了成瘾性行为,还是成瘾性行为诱发了人格问题。临床研究发现,大概有两种类型的性格与成瘾行为有关,一种具有反社会性,如好奇、冲动,本能欲望要求立即的满足,片面追求感官等,这些人在孩提时代起往往表现出情感上不稳定、迟到早退、欺负同学、说谎、爱打架等特点;另一种具有明显的焦虑性,如害羞、自卑、紧张,甚至明显的焦虑与抑郁特点。前一种人格特点可能是由于犒赏系统张力较低,需要不断的外界刺激方能维持犒赏系统的张力,此类性格者吸毒往往较早,违法犯罪者较多;后一种性格特征者往往把用药作为缓解不良情绪的手段之一,成瘾发生较晚。

应激往往能诱发使用成瘾物质,但决定是否发展到成瘾的重要因素之一是对应激刺激的反应性高低与先前是否有良好的应付方式。心理控制理论认为,内控者能够充分意识到自己的行为和后果之间的一致性,并体会到控制感;而外控者则往往把行为的后果归结为机遇、运气,或自己无法控制的力量,总是把所有的问题都归咎于社会、他人。毒品依赖者的内控性低,外控倾向高,他们较少相信成功要依靠自己的努力,缺乏自我把握和控制能力,所以可能更多地将戒毒的失败归于外部因素。

3.社会环境与成瘾

社会环境对成瘾性物质的使用而言,既是一种危险性因素也是一种保护性因素。一方面社会环境在成瘾性行为的启动、维持以及复吸中都发挥了重要作用,另一方面社会环境在阻止成瘾性行为、成瘾的治疗及成瘾性用药行为的长期戒除也同样有着重要作用。不论可以合法使用的物质(如酒及烟)还是法律禁止使用的物质(如海洛因、甲基苯丙胺、可卡因及大麻等),引发成瘾性物质滥用的因素往往是多方面的。

(1)可获得性:不管药物的成瘾性多强,如难以获得则滥用的机会就少。

(2)家庭因素:学习早期形式之一是模仿,模仿学习的最早对象往往是家庭成员,儿童、青少年首先看到父母、兄长使用药物,并从他们那里获得使用药物的知识。家庭矛盾、单亲家庭、家庭成员交流差,不能相互理解支持、父母意见不一、住房紧张、过分保护、放纵、虐待等,都是滥用药物的危险因素。一旦有几个家庭成员滥用,由于相互影响,这种状况就很难改变,处于这种环境下的家庭只好继续使用药物来解决相互的冲突。

(3)同伴影响、社会压力:开始使用药物的年龄往往是发生在心理发育过程中的"易感期"--青少年时期。青少年是一个亚文化体,有共同的世界观、认知系统,同时鉴别能力较差,价值观念易受其所在小团体的影响,加上好奇,寻求刺激,追求时髦,欲与同伴打成一片或把使用成瘾物质作为成人的标志的心理驱使,虽然开始吸毒的味道并不好受,但仍想一试。吸毒者多数是在这种环境下接触药物并逐渐陷入的。

（4）文化背景、社会环境:不同的时代、不同的文化背景,对不同药物的滥用有着不同的看法和标准。

四、精神活性物质依赖的诊断标准

诊断主要是依据病史、体格检查和诊断标准。首先通过询问病史,了解精神活性物质使用史和使用方式,可以确定患者是否有耐受性增加及戒断的表现;进一步了解患者的行为问题,如控制不了使用的剂量、次数、多次想戒但欲罢不能等表现;以及是否因为使用精神活性物质而影响了工作、学习、生活,带来其他问题等。

（一）依赖综合征的诊断标准

ICD-10 中关于依赖综合征的诊断标准如下:依赖综合征是一组生理、行为和认知现象,使用某种或某类精神活性物质对特定的个人来说极大优先于其他曾经比较重要的行为。可将依赖综合征的特点概括描述为一种对使用精神活性药物(无论是否曾有过医嘱)、酒或烟的渴望(往往是强烈的,有时是无法克制的)。很多证据表明依赖者经过一段时间的禁用后重新使用该物质时较非依赖者更为迅速地再现本综合征的其他特征。

（二）依赖综合征的诊断要点

ICD-10 关于依赖综合征的诊断要点如下:确诊依赖综合征通常需要在过去一年的某些时间内体验过或表现出下列至少三条:

1.对使用该物质的强烈渴望或冲动感。

2.对活性物质使用行为的开始、结束及剂量难以控制。

3.当活性物质的使用被终止或减少时出现生理戒断状态,其依据为:该物质的特征性戒断综合征,或为了减轻或避免戒断症状而使用同一种(或某种有密切关系的)物质的意向。

4.耐受的依据,例如必须使用较高剂量的精神活性物质才能获得过去较低剂量的效应(典型的例子可见于酒精和阿片依赖者,其日使用量足以导致非依赖者残疾或死亡)。

5.因使用精神活性物质而逐渐忽视其他的快乐或兴趣,在获取、使用该物质或从其作用中恢复过来所花费的时间逐渐增加。

6.固执地使用精神活性物质而不顾其明显的危害性后果,如过度饮酒对肝的损害,周期性大量服药导致的抑郁心境或与药物有关的认知功能损害;应着重调查使用者是否实际上已经了解或估计使用者已经了解损害的性质和严重程度。

五、精神活性物质所致精神障碍的防治原则

（一）脱毒治疗

脱毒治疗是整个治疗计划的第一步,由于患者对于精神活性物质的强烈渴求,必须在隔离的环境中进行脱毒治疗,治疗期间应杜绝一切成瘾物质或酒的来源。

（二）综合性治疗及个体化治疗

治疗精神活性物质所致精神障碍需应用全程综合性治疗,包括药物治疗、心理治疗、康复

治疗等。在运用时，应根据个体的具体情况，制订切实可行的治疗方案。

(三)健康教育

除对患者进行脱毒治疗外，还应加强对家属及相关人群的健康教育，争取最大限度的社会支持来加强脱毒者的康复，防止再次滥用精神活性物质。加强社会干预，改善环境，消除各种不良因素，促进患者的职业康复和提高其社会适应能力。

第二节　阿片类物质相关障碍

阿片类物质滥用是世界范围内的公共卫生和社会问题，我国饱受阿片之苦长达一个多世纪。目前全球毒品使用人数不断增加，WHO 统计数据显示，2013 年世界范围内，约有 5% 的 15～64 岁者使用非法药物，约 2700 万人患有精神活性物质使用相关障碍，其中约半数（约 1220 万人数）属于注射用药，大约 165 万人患有 HIV。从 2006 年至 2013 年，全世界使用非法药物的人数增加了 3800 万，至 2013 年已达到 2.46 亿人数。我国从 20 世纪 80 年代以来，吸毒问题又死灰复燃。特别是青少年已成为我国毒品消费的主要群体，占整体吸毒人数的 87%。公安部门公布的数据显示，我国记录在案的非法物质使用者逐年增加，至 2013 年增至 247.5 万，为 1999 年的 32 倍多。因此，需要社会各界对此现状予以充分重视和关注。

一、阿片类物质及其药理作用

阿片类物质是指任何天然的或合成的、对机体产生类似吗啡效应的一类药物。主要包括阿片、阿片中提取的生物碱吗啡、吗啡衍生物海洛因，以及人工合成的哌替啶、美沙酮等，这些药物通常也是主要的吸毒药品。阿片类物质可通过不同的途径给药，如口服、注射或吸入等。

阿片类物质的主要药理作用包括镇痛、镇静，抑制呼吸中枢，抑制咳嗽中枢，抑制胃肠蠕动，兴奋呕吐中枢，缩瞳，欣快。

二、临床表现

(一)阿片类物质依赖

初次使用阿片类物质，绝大多数吸毒者会出现不愉快的体验，如恶心呕吐、头昏、全身无力、视物模糊、注意力不集中、焦虑等。随着重复用药，不适感逐渐减轻或消失，快感逐渐显露，表现为强烈的电击般快感，继之 0.5～2 小时的松弛状态，期间似睡非睡，自觉所有忧愁烦恼全消，内心宁静、温暖、快慰、幻想驰骋，吸毒者进入飘飘欲仙的销魂状态。之后吸毒者出现短暂的精神振奋期，自我感觉良好，办事效率增加，可持续 2～4 小时，直至下次用药。随着用药次数的增加，快感逐渐减弱或消失，持续用药主要是避免戒断反应。

阿片类物质平均使用 1 个月后即可形成依赖，具有强烈的心理依赖、躯体依赖及耐受性。心理依赖表现为阿片类物质的强烈渴求，初期是为了追求用药后的快感，后期是为了避免戒断反应，复吸可能是为消除戒断后的残留症状（如顽固性失眠、全身疼痛不适等）和追求刺激、快感。躯体依赖是指机体内必须存在足够高浓度的阿片类物质，否则出现戒断反应。形成依赖后，每 3～6 小时需要重复用药才能维持身体的功能状态，以致耐受性不断增加。

阿片类物质依赖的常见临床表现：①精神症状：记忆力下降、注意力不集中；情绪低落、消沉、易激惹;性格变化明显,自私、说谎、诡辩、缺乏责任感。②躯体症状:营养状况差,体重下降,食欲丧失;性欲减退,男性患者出现阳痿,女性患者出现月经紊乱、闭经;头晕、冷汗、心悸、睡眠障碍,体温升高或降低,血糖降低,白细胞升高。③神经系统体征:可见震颤、步态不稳、言语困难、缩瞳、腱反射亢进等。

(二)戒断综合征

由于使用阿片类物质的剂量、使用时间、使用途径、停药速度等不同,戒断症状的强烈程度也不一致。短效药物,如海洛因、吗啡,戒断症状常出现于停药后 8～12 小时,极期在 48～72 小时,症状持续 7～10 天。长效药物,如美沙酮,戒断症状出现在停药后 1～3 天,性质与短效药物相似,极期在 3～8 天,症状持续数周。

戒断后最初表现为打哈欠、流涕、流泪、寒战、出汗等症状。随后陆续出现各种戒断症状,如厌食、恶心呕吐、腹泻、腹痛、瞳孔扩大、全身骨骼和肌肉酸痛及肌肉抽搐、心跳加速、呼吸急促、血压升高,以及失眠,抑郁,烦躁不安,意识模糊、嗜睡、谵妄,伴有鲜明生动的幻觉等。在戒断反应期间,患者可出现对药物的强烈渴求和觅药行为等。在戒断反应的任何时期,若恢复使用阿片类物质,能迅速消除上述症状。

(三)过量中毒

过量中毒是指近期使用阿片类物质后引起意识障碍或认知、情感、行为障碍,与剂量密切相关。初期出现欣快,接下来表现为淡漠、恶心、呕吐、言语困难、精神运动性激越或阻滞、判断障碍等;严重者出现瞳孔缩小伴嗜睡或昏迷、言语不清、注意和记忆损害,并伴有皮肤冰凉、呼吸变慢、血压下降等。极严重者的特征性表现是昏迷、呼吸抑制、针尖样瞳孔三联征。严重者常因休克、呼吸衰竭导致死亡。

(四)并发症

常见并发症为营养不良、便秘和感染性疾病等。静脉注射阿片类物质引起的并发症多而严重,如肝炎、肺炎、梅毒、破伤风、皮肤脓肿、蜂窝织炎、血栓性静脉炎、败血症、细菌性心内膜炎、艾滋病等。孕妇滥用阿片类物质可发生死胎、早产、婴儿体重过低、新生儿病死率高等。

(五)复吸

复吸是依赖者在经历主动或被动的躯体脱毒后重新开始吸毒的行为,往往发生在脱毒后 1～2 周。依赖者的吸毒模式为吸毒-脱毒-复吸-再脱毒-再复吸这样反复循环、不断加重的有害方式。

三、临床评估与诊断

(一)阿片类物质使用障碍的临床评估

1.采集病史资料

应尽可能获得详细的阿片类物质使用的情况,包括使用原因,使用的时间、频度、剂量、使用方式、使用后的感受及表现、末次使用时间等。询问是否合并使用其他成瘾性物质、既往有无其他精神疾病或心理障碍病史等。

2.躯体检查

对患者的躯体症状主要根据以下几点进行评估,包括一般状况(营养状况、体重、有无中毒或戒断症状)、生命体征(体温、呼吸、脉搏、血压)、皮肤(有无注射痕迹、沿静脉走行的瘢痕、皮肤感染等)、眼睛(瞳孔大小等)、口及咽喉(反复的口腔感染、溃疡,注意有无艾滋病可能)等。

3.实验室检查

常规检查主要包括血、尿及大便常规、肝肾功能、心电图等。还应行梅毒血清学检查和HIV检测。阿片类物质使用障碍患者应针对阿片类物质进行尿检。

(二)阿片类物质使用障碍的诊断

1.诊断参照ICD-10阿片类物质依赖的诊断标准

(1)对阿片类物质有强烈的渴求及强迫性觅药行为。

(2)对阿片类物质滥用行为的开始、结束及剂量难以控制。

(3)减少或停止滥用阿片类物质时出现生理戒断症状。

(4)耐受性增加,必须使用较高剂量药物才能获得原来较低剂量的感受。

(5)因滥用阿片类物质而逐渐丧失原有的兴趣爱好,并影响到家庭和社会关系。

(6)不顾身体损害及社会危害,固执地滥用阿片类物质。

在以往12个月内发生或存在3项以上即可诊断为阿片类物质依赖。

2.除参照以上诊断标准外,诊断时还应注意以下几点

(1)末次使用阿片类物质72小时内的尿毒品检测结果。

(2)病史、滥用药物史及有无与之相关的躯体并发症,如病毒性肝炎、结核等,还应注意有无精神障碍、人格障碍等心理社会功能的损害。

(3)患者的一般情况、生命体征、意识状况、注射痕迹、皮肤瘢痕和感染等。

(4)性病、艾滋病和病毒性肝炎等传染病的检测结果。

(三)阿片类物质中毒的临床评估

1.采集病史资料

内容如前,应注意是否存在其他物质滥用。

2.体格检查

除一般情况外,还应检查重要脏器功能,对怀疑为阿片类物质中毒患者应特别注意意识、呼吸、瞳孔状态,根据临床症状评估中毒程度。

3.实验室检查

主要为尿检,需要注意的是,存在肾功能障碍等疾病的患者尿检检出的浓度可与体内浓度结果不相称,必要时需行血气分析等检查。

(四)阿片类物质中毒的诊断参照DSM-5,对阿片类物质中毒的诊断标准如下。

(1)最近使用过阿片类物质。

(2)在使用阿片类物质的过程中或不久后,出现具有显著临床意义的行为或心理改变,如开始有欣快感,转而出现淡漠、烦躁不安、精神运动性激越或迟滞。

(3)在使用阿片类物质的过程中或不久后出现瞳孔缩小(或由于严重中毒导致缺氧时瞳孔扩大),以及出现下列体征或症状的1项或更多:

1)嗜睡或昏迷。

2)言语含糊不清。

3)注意力或记忆力损害。

（4）以上体征或症状不能归因于其他躯体疾病、其他精神障碍或其他物质中毒。

四、治疗

阿片类物质使用障碍的治疗是一个长期的过程。临床医生应首先根据使用物质的种类、剂量、时间、途径、既往戒毒治疗情况等确定阿片类物质使用障碍的严重程度，结合吸毒人员的个体情况选择治疗方法。症状轻者可不使用戒毒药物，仅需对症处理即可。目前对阿片类物质使用障碍的治疗包括脱毒治疗、脱毒后防止复吸和社会心理康复治疗，最终实现吸毒人员的康复和回归社会。

入院前应详细询问病史，了解吸毒史及共病情况，除了脱毒治疗外，还应对症处理患者的其他伴随症状，如皮肤感染、恶心呕吐等。此外，应常规进行性病、艾滋病、病毒性肝炎等的相关检查。

（一）脱毒治疗

脱毒治疗是指通过躯体治疗减轻戒断症状，预防由于突然停药所引起的躯体健康问题的过程。由于吸毒人员的特殊性，阿片类物质依赖的脱毒治疗应在管理严格的封闭环境中进行。脱毒治疗可分为替代治疗与非替代治疗，两者可结合使用。对于戒断症状较轻、合作较好的吸毒人员可单独使用非替代治疗。

1.替代治疗

替代治疗的理论基础是利用与阿片类物质有相似药理作用的其他药物替代原使用物质，以减轻戒断症状的严重程度，使患者能够较好f耐受，然后在 14～21 天内将替代药物逐渐减少至停止使用。替代治疗期间应密切观察治疗药物的起效过程及不良反应，严格监管，防止患者再次使用阿片类物质。目前常用的替代药物为美沙酮和丁丙诺啡。

（1）美沙酮替代治疗：美沙酮是典型的 μ 受体激动剂，因其使用方便（可口服）、半衰期长（可每日使用一次）、大剂量可阻断海洛因的欣快作用及吸收和生物利用度稳定等特点，美沙酮可作为脱毒治疗的常用药物。

预期 10～14 天的美沙酮替代治疗可以有效缓解戒断症状。首次剂量一般为 20～40mg/d 口服，原则上不超过 60mg/d 口服。首次给药后，戒断症状控制不理想者可酌情追加美沙酮 5～10mg。如发现美沙酮剂量过大，应再次确认吸毒人员药物依赖的程度及近期药物滥用的剂量并于第 2 日减药，减幅为首日剂量的 30%～50%。递减程序根据个体情况制订，多数可在 10～14 日内停药。如每日递减前 1 日药量的 20%，减至 5～10mg/d 时可改为每 1～3 日减 1mg。

使用较大剂量的美沙酮时可出现口干、恶心、呕吐、头昏、头痛、困倦、乏力等，个别患者会出现直立性昏厥。若出现严重的不良反应，可减少美沙酮的用量并密切观察。若发生过量中毒应立即停药，密切观察患者的意识、瞳孔及呼吸状况。如果发生阿片类物质中毒三联征（呼吸抑制、昏迷和针尖样瞳孔）应立即抢救。

（2）丁丙诺啡替代治疗：丁丙诺啡是 μ 受体的部分激动剂，非肠道及舌下给药有效，口服生物利用度差。根据患者对阿片类物质依赖的程度，在末次使用阿片类物质至少 6 小时以上出现早期戒断症状时开始首次给予丁丙诺啡舌下含服，舌下含服不少于 5 分钟，含服期间不可吞咽以保证药物被口腔黏膜充分吸收。

丁丙诺啡的剂量选择非常重要，剂量过高会导致戒断症状反弹，症状持续时间延长，不良反应增加，而剂量过低则无法有效缓解戒断症状，因此引起持续的阿片类物质使用或治疗脱失。目前关于丁丙诺啡治疗阿片类物质戒断症状的最佳给药方案，既往研究发现，每日剂量 4～16mg 的每日剂量似乎最为有效果较好。在开始治疗的前几天，应当由医护人员每天对患者进行评估，从而可以根据情况酌情调整剂量，但是在患者的戒断症状消失时间达到 24 小时之前不建议降低剂量。对于门诊的患者，可根据患者的阿片类物质用量、心理渴求、精神状态以及不良反应，在剂量调整过程中选择固定的每日剂量（例如，第 1 天 6mg，第 2 天 8mg，第 3 天 10mg）或选择灵活的给药方案，并为每日剂量设定上限（例如，第 1 天 6mg，第 2 天 6～10mg，第 3 天 8～12mg）。治疗周期通常为 5 至 20 天，优选 4～5 天的短期治疗方案。对于住院治疗的患者，推荐选择 5 天的固定剂量结合追加剂量方案，即第 1 天戒断症状发生时给予 4mg，并在未能有效控制戒断症状时追加 2～4mg 晚间剂量，第 2 天给予 4mg 日间剂量和 2～4mg 晚间追加剂量，第 3 天给予 4mg 日间剂量和 2mg 晚间追加剂量，第 4 天给予 2mg 日间剂量和 2mg 晚间追加剂量，第 5 天给予 2mg 日间剂量，第 6 天和第 7 天停药观察。

使用丁丙诺啡常见的不良反应为嗜睡、恶心、呕吐、出汗、眩晕、口干、便秘、瞳孔缩小、心率减慢和低血压等。呼吸抑制有可能在给药 3 小时后发生，持续时间长，不随用药剂量增加而加重，酒精和中枢神经系统抑制剂会加强丁丙诺啡的呼吸抑制作用，故用药期间慎用镇静催眠药，严禁酗酒。丁丙诺啡过量使用所致中毒较少发生。

2.非替代治疗

非替代治疗是指应用 α_2 受体激动剂来减轻阿片类物质依赖戒断症状的过程。主要治疗药物为可乐定和洛非西定，其控制戒断症状的作用较美沙酮和丁丙诺啡弱，适用于轻中度阿片类物质使用障碍的患者。非替代治疗期间应每日测血压并注意观察血压偏低及对药物敏感的患者。治疗前 4 日宜卧床，缓慢改变体位，若出现直立性低血压应置头低足高位平卧。如连续发生直立性低血压或血压持续等于或低于 90/50mmHg，应适当减药，可减当日剂量的 1/4，必要时停药。

（1）可乐定、洛非西定：根据患者年龄、体重、健康状况、药物滥用史、戒断症状的程度确定可乐定和洛非西定的用法与剂量。可乐定首日剂量不宜过大，约为最高日量的 2/3，第 2～3 日可增至最高日量；从第 5 日开始逐渐递减，第 11 或 12 日停药。以体重 60kg 为例，可乐定开始剂量为 0.1～0.3mg，每天 3 次，第 2～4 天增至 0.2～0.4mg，每天 3 次，从第 5 天起每天减量 0.1～0.2mg；洛非西定的首日剂量为 0.2～0.4mg，早晚各一次，第 2 天可增至 0.4～0.8mg，维持 5～6 天，从第 8 天左右逐渐减量。

使用可乐定和洛非西定常见的不良反应为口干、倦怠、眩晕、便秘和直立性低血压，故剂量须个体化。长期使用后突然停药可出现反跳性血压升高、头痛、恶心、唾液增多、手指颤动等症状，故使用时间不应超过 2 周。

（2）中药：经国家市场监督管理总局批准的戒毒中药，如益安回生口服液、济泰片、安君宁、参附脱毒胶囊等适用于轻、中度阿片类物质使用障碍的患者。由于中药制剂不含阿片类成分，故对戒断症状的控制不及美沙酮，但其能促进机体的康复、增进食欲，且不良反应较少。

（3）其他脱毒治疗：针灸和电针对治疗阿片类物质使用障碍也有一定的疗效。镇静催眠药等能够缓解焦虑、改善睡眠状况等,可作为辅助治疗药物。

(二)阿片类物质中毒的治疗

1.支持治疗

保持患者呼吸道通畅,必要时行气管插管;严密监测脉搏、呼吸、血压、体温等生命体征,若出现严重并发症,如脑疝、肺水肿等应优先处理;观察患者的精神和意识状态,若出现惊厥、谵妄等需马上进行对症处理。此外,还需要根据患者的一般情况进行不同程度的营养及水电解质平衡的维持,血氧水平维持等。

2.特殊处理

确诊为阿片类物质中毒后,应及时给予阿片受体拮抗剂纳洛酮进行治疗,其易通过血-脑屏障,能够迅速阻断所有阿片类受体的兴奋效应。纳洛酮首选静脉注射,口服可经肝脏快速代谢,若患者处于灌注不良或不易建立静脉途径时,可肌内注射或皮下给药,也可舌下或气管内给药成人常用剂量为 0.4~2mg,若 20 分钟未见苏醒可重复注射,若仍无反应,应考虑有无其他问题,如缺氧、水肿等。阿片作用突然被逆转可能会引起急性戒断综合征,包括发热、出汗、无力、腹泻、恶心或呕吐、血压升高、心悸室性心动过速等,故在使用阿片类受体拮抗剂时应注意剂量不要过大,以免诱发戒断症状。

(三)维持治疗

维持治疗是指在符合条件的医疗机构中,选用合适的药物,对滥用阿片类物质成瘾者进行长期、足量的药物维持治疗,以减轻他们对阿片类物质的依赖,减少由于阿片类物质成瘾引起的疾病、死亡和引发的违法犯罪,使阿片类物质成瘾者回归社会。目前国际上用于维持治疗的药物有美沙酮、丁丙诺啡、复方丁丙诺啡纳洛酮制剂,而在我国,现只开展了美沙酮社区维持治疗,对减少毒品使用危害,特别是对 HIV 的预防起到了重要的作用。

美沙酮维持治疗分为引入期和维持期,引入期是指开始使用美沙酮并逐步调整剂量至稳定状态的阶段,通常为 15~30 天。首次引入剂量是否合适直接影响患者能否顺利进入维持治疗期的治疗,因此,首次剂量的确定和用药方法十分重要,常用方法如下:①逐日递增法,首日量为 20~40mg,以后每 2~3 日递增 5~10mg,直至戒断症状得到完全控制为止。②一日 2 次法,上午给予 20~30mg,让患者出现戒断症状时复诊,依据美沙酮的半衰期(约 12 小时)推算能维持到次日的美沙酮的药量进行第二次给药。次日可将前两次的剂量相加一次给予,此后每天增加 5mg,直到戒断症状得到完全控制为止。维持期指经过一段时间调整完成引入后美沙酮用药剂量相对稳定的时期,可能为数月、数年甚至终生。维持剂量通常为 60~100mg/d。应注意根据个体情况适当调整剂量,以保证最合适的维持剂量。

复方丁丙诺啡纳洛酮制剂维持治疗包括诱导期、稳定期和维持期。治疗前需要对患者的药物滥用情况进行全面系统的评估。诱导期一般不超过 7 天,其中第 1~2 天的治疗最为关键。对于使用短半衰期阿片类物质(如海洛因)的患者,建议直接采用复方丁丙诺啡纳洛酮制剂,在患者开始出现阿片类物质戒断症状时进行首次给药,首次剂量为 2mg,给药后观察 2 小时,若患者的戒断症状缓解,则确定为第 1 天的治疗剂量,若戒断症状未缓解,则可增加 2mg复方丁丙诺啡纳洛酮制剂,继续观察 2 小时,以此类推直至确定首日治疗总剂量,第 1 天总剂量不超过 12mg。对于正在使用较长半衰期阿片类物质(如美沙酮)的患者,建议第 1 天使用单方丁丙诺啡进行诱导治疗,在末次使用美沙酮24小时后首次给药,可给予2mg单方丁丙诺啡,观察2小时,第一日剂量确定方法如前,单方丁丙诺啡总剂量不超过12mg。诱导期第2天均使用复方丁丙诺啡纳洛酮制剂治疗,总剂量不超过16mg,若患者在前一天服药后无明显戒断症状,则可将第1天的总剂量确定为第2天的起始剂量,可一次给药。若患者在前一天服药后仍有戒断症状,则在第1天药物治疗总剂量的基础上再加4mg作为第2天的起始剂量。在起始剂量服药后1~2小时再次进行评估,若患者未出现戒断症状,则可确定第2天的总剂量,若出现戒断症状,则可再次给药4mg。第2天复方丁丙诺啡纳洛酮制剂总剂量不超过16mg,两次给药间隔时间至少1小时以上。诱导期第3~7天参照第2天,按照每日2~4mg丁丙诺啡的剂量逐渐增加,目标是在第一周诱导结束时复方丁丙诺啡纳洛酮制剂剂量达到12~16mg。稳定期一般为1~2个月,临床医生应根据评估情况对给药剂量进行调整以保持稳定的戒断状态。维持期时间最长,某些患者可能需要终身治疗。

(四)纳洛酮防复吸治疗

由于戒断后的心理渴求、戒断症状及吸毒环境等对患者的影响,阿片类物质使用障碍患者的复吸率很高。阿片受体拮抗剂纳洛酮能够阻断阿片类物质的效应,且毒性较低,可口服,已被广泛应用于临床,适用于已解除阿片类物质依赖的康复期辅助治疗,以防止或减少复吸。用药前应做好以下准备:

1.阿片类物质依赖者应停止使用阿片类物质10天以上,如使用美沙酮则停药时间应延长至2周以上。

2.尿吗啡检测结果阴性。

3.服药前纳洛酮激发试验阴性。

4.肝功能检查基本正常。

纳洛酮激发试验:凡尿检吗啡阳性或稽延性戒断症状明显者不进行纳洛酮激发试验,常用的方法为:①静脉注射纳洛酮0.2mg,观察30分钟,若未出现戒断症状,再注射0.6mg,继续观察20分钟,若仍未出现戒断症状即为纳洛酮激发试验阴性;②皮下或肌内注射0.8mg纳洛酮,观察40分钟,若未出现戒断症状,再注射0.8mg,若仍未出现戒断症状即为纳洛酮激发试验阴性,若不能确认,则应重新进行试验或静脉注射1.6mg纳洛酮,然后观察戒断症状。

纳洛酮防复吸治疗应从小剂量开始,一般为10~20mg/d口服,3~5天达到维持剂量50mg/d口服。服药时间一般为3~6个月。治疗中需注意以下几点:纳洛酮具有肝脏毒性,可引起转氨酶一过性升高,故在使用前和使用中需检查肝功能。如治疗期间出现肝功能异常,应停止使用;未经过脱毒治疗的患者服用纳洛酮会引起严重的戒断综合征;应告知患者若在服用纳洛酮期间滥用阿片类物质,小剂量不会产生欣快感,大剂量则会出现严重中毒症状,甚至昏迷、死亡;纳洛酮治疗期间如需使用镇痛药,应避免使用阿片类镇痛药,以防止降低药效或产生戒断症状。

(五)心理行为治疗

阿片类物质使用障碍的治疗是一个长期的过程,由于戒断症状及治疗药物不良反应等因素的影响,患者的依从性往往会下降,故单纯依靠药物治疗预防复吸的效果较差,所以临床上应采用药物治疗联合心理行为治疗来达到较好的治疗效果。

心理行为治疗主要针对患者的心理依赖及其他心理行为问题,心理行为治疗在对阿片类物质使用障碍的治疗中起到重要的作用,有助于预防复吸。

1.动机强化治疗

帮助阿片类物质使用障碍者认识自己的问题,制订治疗计划并帮助其坚持治疗,有助于提高戒毒治疗的成功率。

2.认知治疗

改变阿片类物质使用障碍者的不良认知方式,帮助其正确应对急、慢性药物渴求,强化患者的不吸毒行为,预防复吸。

3.预防复吸治疗

帮助阿片类物质使用障碍者提高自我效能与应对复吸高危情景的能力,识别诱发药物渴求、复吸的心理及环境因素,找出有效应对的方法,降低复吸率。

4.行为治疗

通过各种行为治疗技术强化不吸毒行为及其他健康行为,降低复吸的可能性。

5.集体治疗

通过交流发现阿片类物质使用障碍者之间的共同问题,增进患者间的交流和理解,制订出切实可行的治疗方案。也可使患者在治疗期间相互监督、相互支持,增进其与医师间的接触,有助于预防复吸、促进康复。

6.家庭治疗

通过改善阿片类物质使用障碍者的人际关系,特别是与其家庭成员间的关系,促进家庭成员间的感情交流,提高治疗支持程度。

第三节 兴奋剂相关障碍

苯丙胺类兴奋剂(ATS)是一组具有类似化学结构的中枢神经系统兴奋剂,包括苯丙胺、甲基苯丙胺(MA,俗称冰毒)、3,4-亚甲基二氧基甲基苯丙胺(MDMA,俗称摇头丸)等。苯丙胺类兴奋剂具有药物依赖性、中枢神经兴奋、致幻、食欲抑制和拟交感效应等药理、毒理学特性。同海洛因、可卡因等传统毒品相比,苯丙胺类兴奋剂具有精神依赖性强、认知功能损害明显等特点。近年国际和国内大中城市的滥用情况十分严峻。2011年联合国世界毒品报道显示,全球15~64岁人群中有3.3%~6.1%吸毒者(1.5亿~2.7亿),苯丙胺类兴奋剂(包括苯丙胺类物质、摇头丸等类似物)年度流行率为0.13%~1.3%,是次于大麻最流行的毒品。既往我国以海洛因为主要滥用物质,但近年来我国ATS滥用比例逐年增高,2009年底,公安系统登记的吸毒人数140多万,其中30%为ATS滥用者。联合国毒品和犯罪问题办事处(UNODC)对全球各个国家和地区调查显示,在全球有3000多万人滥用ATS,滥用人群更趋低龄化、女性化。我国非法使用ATS的问题也日益严重,临床上因ATS的滥用而导致各种生理、心理及精神障碍者屡见报道。ATS滥用不仅给个人生理及心理带来极大痛苦,而且给家庭及社会带来沉重负担。

根据苯丙胺类兴奋剂化学结构不同及药理、毒理学特性可分为四类：①以中枢神经系统兴奋作用为主的兴奋型苯丙胺类，代表药有苯丙胺（俗称提神丸、疲倦丸、大力丸）、甲基苯丙胺（冰毒、"溜冰"）、卡西酮和哌甲酯等。②具有导致用药者产生幻觉作用的致幻型苯丙胺类，代表药有二甲氧甲苯丙胺（DOM）、溴基二甲氧苯丙胺（DOB）和麦司卡林等。③具有抑制食欲作用的抑制食欲型苯丙胺类，包括苯甲吗啉、苯二甲吗啉、二乙胺苯丙酮、芬氟拉明及右旋芬氟拉明等。④兼具兴奋和致幻作用的混合型苯丙胺类，包括亚甲二氧基甲基苯丙胺（MDMA，摇头丸、迷魂丸、狂欢丸）和亚甲二氧基乙基苯丙胺（MDEA）等。目前国内黑市购买到的此类毒品多为苯丙胺类兴奋剂的混合剂。

一、苯丙胺类物质的药理作用与病理基础

苯丙胺类兴奋剂与儿茶酚胺递质结构相似，其进入血液后迅速在体内分布并极易通过血脑屏障进入脑组织，口服、静脉注射、烟吸均能进入脑内发挥强烈的中枢兴奋作用。以苯丙胺为代表的苯丙胺类兴奋剂具有相似的化学结构和药理作用，其毒性作用实际上是药理学作用的加剧。其主要药理、毒理学作用有以下几方面。

（一）对中枢神经系统的影响

苯丙胺类兴奋剂具有强烈的中枢神经兴奋作用和致欣快作用。研究表明，它们大多主要作用于儿茶酚胺神经细胞的突触前膜，通过促进突触前膜内神经递质（如去甲肾上腺素、多巴胺和 5-HT 等）的释放、阻止递质再摄取、抑制单胺氧化酶（MAO）的活性而间接发挥药理或毒性作用。

1.去甲肾上腺素受体系统

苯丙胺类兴奋剂的化学结构与儿茶酚胺类似，可促使去甲肾上腺素释放及抑制其再摄取，从而增加其作用强度和作用时间，造成中枢神经的兴奋作用。

2.多巴胺受体系统

苯丙胺类兴奋剂可直接或间接作用于多巴胺系统，引起多巴胺释放、抑制多巴胺降解酶（单胺氧化酶 MAO）及促使神经细胞内的小泡释放神经递质，造成突触间隙内多巴胺浓度上升，使得多巴胺神经细胞的活性增强，从而产生兴奋、欣快、刻板行为、行为敏感及成瘾等表现。长期大剂量滥用时，由于堆积于神经末梢的多巴胺缺乏相应的转化酶，破坏多巴胺神经末梢，及神经细胞内的小泡神经递质耗竭，导致精神症状及慢性神经系统损害。有研究发现，滥用冰毒可导致大脑纹状体内多巴胺含量长时间减少，酪氨酸羟化酶活性下降，多巴胺的再摄取被抑制，并认为冰毒所致的多巴胺神经毒性与大脑特定区域能量代谢的紊乱有密切关系。

3.5-羟色胺受体系统

苯丙胺类兴奋剂对 5-HT 的回收产生抑制作用，造成血清素等神经递质的急速消耗，使滥用者出现抑郁、焦虑、注意力不集中、记忆障碍及睡眠障碍等症状。长期滥用将导致 5-HT 能系统发生退化和消失，产生严重脑功能损害。

4.谷氨酸受体系统

越来越多的研究证据表明，谷氨酸神经传导系统在苯丙胺类兴奋剂致病过程中起主要的作用。长期给予苯丙胺可以调控 NMDA 受体的表现，而这种改变可能是苯丙胺造成慢性神经损害的致病机制之一。

（二）对周围神经系统的影响

苯丙胺类兴奋剂刺激交感神经 α 及 β 受体从而对外周交感神经产生拟交感兴奋作用。对心血管系统产生兴奋作用可使血压增高、心率加快等；肌肉过度兴奋与收缩所致的外周性产热导致体温升高，甚至恶性高热；作用于瞳孔括约肌，可使瞳孔扩大等。

（三）其他作用

苯丙胺类兴奋剂刺激延髓呼吸中枢，使呼吸频率和呼吸深度增加；抑制摄食中枢，导致食欲下降。另外，研究还发现苯丙胺类兴奋剂具有免疫损伤作用，并被认为可能直接或间接参与HIV 感染及发病的病理过程。

二、苯丙胺类物质的成瘾机制

苯丙胺类兴奋剂的犒赏作用和成瘾性与中脑边缘系统（犒赏中枢）的多巴胺通路相关，使用钙离子通道阻滞剂伊拉地平可以阻滞该通路，降低苯丙胺的精神兴奋作用，并能明显减少由苯丙胺类兴奋剂所致的主观正性体验和渴求。大量动物实验和流行病学研究表明，苯丙胺类兴奋剂具有很强的正性强化作用，其特点是即使偶尔或一次单剂量使用即可产生"急性强化效应"，注射使用后很快出现思维活跃、精力充沛、能力增强感等，并体验到难以言表的快感，即称为腾云驾雾感或全身电流般传导的快感，这与苯丙胺促进多巴胺、去甲肾上腺素释放并由此导致欣快、增加精力和提高社交能力的毒理学作用有关，因此滥用潜力很大。使用数小时后，滥用者出现全身乏力、精神压抑、倦怠沮丧而进入所谓的沮丧期，以上的正性和负性体验期使得滥用者陷入反复使用的恶性循环中，这也是形成精神依赖的重要原因之一。

三、临床表现

苯丙胺类物质滥用的主要临床表现为强迫性用药行为及药物滥用导致的一系列躯体损害及精神障碍。苯丙胺类兴奋剂的滥用方式有注射、口吸、鼻吸或口服。

（一）戒断症状

苯丙胺类兴奋剂的戒断症状表现与使用方式、频率等有关。突然停用苯丙胺类兴奋剂后其躯体戒断症状和体征通常不是很明显，许多人误认为苯丙胺类兴奋剂无成瘾性，从而尝试使用苯丙胺类兴奋剂并导致滥用和依赖。事实上，往往第一次使用苯丙胺类兴奋剂就可使人体验到"欣快感"，使用数日或数次后就会形成强迫性用药行为及成瘾。研究显示，大多数滥用者在平均滥用 9～12 日或 8～12 次后就会出现强迫性觅药行为，若断续服用就会感到躯体不适或出现戒断症状，说明苯丙胺类兴奋剂具有很强的成瘾性。苯丙胺类兴奋剂依赖者停用后的戒断症状主要表现为用药渴求、焦虑、全身倦怠感、情绪低落或抑郁、失眠或睡眠增多、精神运动性迟滞、激越行为等，其中快感缺失是苯丙胺类兴奋剂戒断的核心症状。但这些戒断症状主要表现在精神和行为方面，躯体反应相对较弱。从停止使用苯丙胺类兴奋剂后的病程发展看，戒断大致可分为早、中、晚 3 个阶段。

1.早期戒断阶段

早期戒断阶段又称"崩溃阶段"，在停用滥用药物后出现，与药物滥用导致的相关神经递质耗竭有关，此阶段又可分为 3 个时期。早期"崩溃阶段"指继滥用药物出现的极度兴奋之后出现的阶段，主要表现为抑郁、焦虑不安、筋疲力尽和强烈的药物渴求感，这种状态一般发生在娱乐集会结束时。此后进入中期"崩溃阶段"，主要表现为对药物的强烈渴求，对药物的渴求替代了疲乏、抑郁等症状,此时滥用者可能用饮酒、苯二氮䓬类镇静催眠药或阿片类以帮助睡眠;晚期"崩溃阶段"主要表现为极度困倦和呈嗜睡状态,此期常伴食欲亢进。

2.中期戒断阶段

在"崩溃阶段"后,如果滥用者保持戒断状态,未继续使用成瘾药物,便进入与苯丙胺类兴奋剂药理作用相反症状的中期戒断阶段。症状包括对周围事物丧失兴趣,快感缺失等,这些症状在"崩溃阶段"后 12～96 小时最为严重,滥用者这时很容易重新进入新一轮药物滥用循环,再次滥用药物。

3.晚期戒断阶段

晚期戒断阶段指戒断症状逐步衰减的时期,此时可出现短暂的药物渴求及其他条件反应,如果此期能够保持操守不再使用,复吸的可能性会降低。

(二)急性中毒

一次大剂量或持续使用苯丙胺类兴奋剂可导致急性中毒,表现为意识障碍、谵妄、精神运动性兴奋状态。躯体表现主要为交感神经系统兴奋症状,如血压升高、脉搏加快或减慢、头痛、恶心、呕吐、出汗、口渴、发热、瞳孔扩大、睡眠障碍等。部分使用者可出现咬牙、共济失调、刻板动作。严重者出现心律失常、惊厥、循环衰竭、出血或凝血功能障碍、昏迷甚至死亡。

苯丙胺类兴奋剂中毒时除上述躯体障碍表现外,尚有一部分人表现为突出的精神病性症状,如活动增多,言语增加,自我感觉良好,易激惹,坐立不安,焦虑恐惧,情绪紧张及不稳定,思维散漫;并出现幻觉和妄想,如感到皮肤有虫蚁爬行,听到侮辱性及恐吓性声音,有被人追杀、迫害等妄想体验。言语含糊不清,行为上可出现冲动、伤人、自伤行为。清醒后不能完全回忆。这类案例在司法精神病鉴定中经常遇及。

(三)慢性中毒

苯丙胺类兴奋剂具有神经毒性作用,长期大量滥用对神经系统造成损害,破坏多巴胺神经末梢及肾上腺素能神经,使长期滥用者常会出现肌腱反射亢进、运动困难和步态不稳等。长期滥用还可导致厌食和长期消耗,体重下降是长期滥用者的一个明显标志。长期滥用还对精神活动造成影响,伴有注意力和记忆力等认知功能障碍。此外,长期滥用者还可出现磨牙动作、口腔黏膜损伤和溃疡、较多躯体不适主诉等。典型的慢性中毒症状有幻觉、偏执观念、妄想,具体分述如下。

1.精神障碍

苯丙胺类兴奋剂的神经毒性作用及对中枢神经系统的损害,可影响心理及精神状态。长期滥用或突然增大剂量使用苯丙胺类兴奋剂很容易导致精神障碍,主要表现为意识清晰状态下出现幻觉(以幻听多见)、妄想(被害妄想、关系妄想多见)等感知、思维障碍。由于患者对症状缺乏自知力,在精神症状的影响下可出现明显的攻击行为,睡眠剥夺也使精神症状进一步恶化。

2.认知障碍

苯丙胺类兴奋剂对认知功能的急性和长期影响也引起了研究者的关注,已有研究发现苯丙胺类药物会引起认知功能损害,尤其在学习和记忆方面。它对人类记忆、执行功能,特别是抑制及计划都有损伤,并且导致大脑特定部位,特别是额叶、海马、边缘系统灰质、胼胝体结构改变,EEG 有较多慢波活动,并且这些结构和功能的改变与认知功能相关。因此患者表情意志减退、懒散、整日无所事事、情感淡漠、无所谓样。但是,有研究显示在苯丙胺类物质长期戒断(超过 1 年)后执行功能损伤能够部分恢复,特定脑区体积也有增加。

四、诊断及鉴别诊断

(一)诊断

1.病史与检查

(1)病史,通过询问患者本人及其亲属,了解滥用药物史及相关危险因素。

(2)体格检查和精神检查,了解患者的一般情况、生命体征、有无注射痕迹、有无相关的精神症状。

(3)实验室检查毒品检测:末次使用苯丙胺类药物 48 小时内的容易获得阳性发现。心理评估:定量评估情绪、精神症状、认知功能等。必要时进行头部 MRI 检查。

2.诊断标准

参照 ICD-10 诊断标准:

(1)兴奋剂依赖

1)具有非医疗目的滥用苯丙胺类药物的强烈意愿。

2)对苯丙胺类药物滥用行为的开始、结束及剂量难以控制。

3)滥用苯丙胺类药物的目的是减轻或消除戒断症状。

4)减少或停止滥用苯丙胺类药物后出现戒断症状。

5)滥用苯丙胺类药物的过程中耐受性逐步增加。

6)不顾社会约束,选择滥用方式的(时间、地点、场合等)自控力下降。

7)由于滥用苯丙胺类药物逐步丧失原有的兴趣爱好,并影响到家庭、社会关系。

8)知道滥用苯丙胺类药物的危害仍坚持滥用。

9)减少或停止滥用苯丙胺类药物后出现戒断症状,重新滥用时剂量较前增加。

在以往 12 个月内发生或存在 3 项以上即可诊断为苯丙胺类药物依赖。

(2)兴奋剂中毒

1)最近使用苯丙胺类物质,可卡因或其他兴奋剂。

2)在使用兴奋剂的过程中或不久后,出现具有临床意义的问题行为或心理改变(例如,欣快或情感迟钝;社交能力改变;过度警觉;人际关系敏感;焦虑、紧张或愤怒;刻板行为;判断受损)。

3)在使用兴奋剂的过程中或不久后出现下列体征或症状的 2 项(或更多):a.心动过速或心动过缓;b.瞳孔扩大;c.血压升高或降低;d.出汗或寒战;e.恶心或呕吐;f.体重减轻;g.精神运动性激越或迟滞;h.肌力减弱、呼吸抑制、胸痛或心律失常;i.意识障碍、抽搐、运动障碍、肌张力障碍或昏迷。

4)这些体征或症状不能归因于其他躯体疾病,也不能用于其他精神障碍来更好地解释,包括其他物质中毒。

(3)兴奋剂戒断

1)长期使用苯丙胺类物质,可卡因或其他兴奋剂后,停止(或减少)使用。

2)诊断标准(1)后的数小时到数天内心境烦躁不安,且出现下列生理变化的 2 项(或更多)

症状:a.疲乏,b.生动、不愉快的梦,c.失眠或嗜睡,d.食欲增加,e.精神运动性迟钝或激越。

3)诊断标准(2)中的体征或症状引起具有显著临床意义的痛苦,或导致社交、职业或其他重要功能方面的损害。

4)这些症状或体征不能归因于其他躯体疾病,也不能用其他精神障碍来更好地解释,包括其他物质中毒或戒断。

(4)兴奋剂所致的精神病性障碍

1)存在下列症状的1项或2项:a.妄想;b.幻觉。

2)来自病史、躯体检查或实验室检查有证据显示存在下列2项症状:a.诊断标准(1)的症状是在兴奋剂中毒的过程中或不久后,或物质戒断接触某种药物之后出现。b.所涉及的兴奋剂能够引起诊断标准(1)的症状。

3)这种障碍不能用一种非兴奋剂所致的精神病性障碍来更好地解释。独立的精神病性障碍的证据包括如下:症状的发作是在开始使用兴奋剂之前;在急性戒断或重度中毒结束之后,症状仍然持续相当长的时间(例如,约1个月);或有其他证据表明存在一种独立的、非兴奋剂所致的精神病性障碍(例如,有反复出现的与非兴奋剂相关的发作的病史)。

4)这种障碍并非仅仅出现于谵妄时。

5)这种障碍引起具有临床意义的痛苦,或导致社交、职业或其他重要功能方面的损害。

(二)鉴别诊断

1.急性精神障碍

苯丙胺急性中毒时精神症状出现急,常常有明显的幻觉、被害妄想的精神病性症状容易与急性精神障碍混淆,但前者常常有药物使用史,毒物监测阳性,可有苯丙胺急性中毒的其他躯体症状而鉴别。

2.精神分裂症

慢性苯丙胺中毒时精神症状可持续数周至数月,但一般不超过半年,常常伴有明显的记忆和注意减退,阳性药物使用历史等而与精神分裂症鉴别。

3.其他躯体疾病

苯丙胺急性中毒时可出现由于交感神经兴奋的系类中毒症状如瞳孔扩大、大汗、口渴、厌食、血压增高和脉搏增快等。甚至出现阵发性心动过速、室性早搏等。部分患者可出现血糖升高,因口干而引起的固体食物吞咽困难,骨骼肌张力增加,肌腱反射亢进,不自主地磨牙动作,手足舞蹈样动作,亦可出现尿潴留和便秘。重者可导致惊厥、昏迷,心律失常甚至死亡。应注意与心血管系统疾病、代谢疾病、外伤、中毒等躯体疾病进行鉴别。

五、治疗

苯丙胺类兴奋剂滥用/依赖是一种慢性、复发性脑疾病,其治疗是一个长期过程。目前国际上尚没有针对苯丙胺类兴奋剂滥用或依赖所特有的治疗方案。推荐采用医学、心理、社会等综合措施治疗,包括停止滥用药物,针对急慢性中毒对症治疗、同时治疗长期滥用而引起的相关问题和共患疾病问题、针对心理依赖及其他躯体、心理、社会功能损害进行康复和防复吸治疗,最终实现康复和回归社会。

（一）急性中毒的治疗

对苯丙胺类兴奋剂急性中毒治疗，首先是保持安静的治疗环境，进行酸化尿液以促进苯丙胺类兴奋剂排泄治疗。常用的酸化尿液的药物有维生素 C，0.1g/次，每日 3 次；氯化铵 1.0g/次，每日 3 次；双氢磷酸钠 1～2g/次，6 小时 1 次等。对轻、中度高血压给予普萘洛尔（心得安）、地西泮（口服）治疗，重度高血压者给予硝酸甘油、酚妥拉明静滴控制血压。心动过速患者给予普萘洛尔、阿替洛尔（口服）治疗。兴奋躁动者可使用苯二氮䓬类镇静抗焦虑药或高效价抗精神病药物治疗，一般是使用氟哌啶醇 5mg（口服或肌内注射）合并罗拉西泮（口服）1～2mg 和 1mg 抗胆碱能药物（苯扎托品）。最近研究报道，奥氮平或齐拉西酮肌内注射更加有效。目前对使用苯二氮䓬类或抗精神病药物哪种治疗效果更好，看法仍不一致。

（二）急性戒断的治疗

对于苯丙胺类兴奋剂戒断症状无特殊治疗，早期治疗主要是合理饮食、调节躯体电解质平衡，并采取一些辅助药物进行对症治疗，如伴随明显激越或失眠症状的患者，可以使用一些短效的苯二氮䓬类药物。研究认为戒断症状是长期使用苯丙胺类兴奋剂造成的多巴胺功能亢进所致，有研究者采用多巴胺功能拮抗剂治疗苯丙胺类兴奋剂依赖，但疗效结果并不十分肯定。戒断后的苯丙胺类兴奋剂依赖者心理渴求很强、复发率很高，因此应进行系统的心理行为治疗来预防复发。

（三）苯丙胺类兴奋剂所致精神障碍的治疗

对于苯丙胺类兴奋剂所致精神障碍，药物治疗主要以苯二氮䓬类药物和抗精神病药物为主。在治疗前应对患者进行全面评估，包括意识状态、生命体征、精神症状、精神病史、用药史等，尽量争取患者本人的配合。如患者无明显兴奋，冲动及行为紊乱，首选苯二氮䓬类镇静药物治疗；如果出现明显兴奋激越行为，可选择抗精神病性药物，许多临床研究证实氟哌啶醇 2～5mg 肌内注射效果比较好，但需要依病情严重程度调整剂量。由于典型抗精神病性药物易引起大量不良反应，因此推荐首选非典型抗精神病药物治疗。

一项有关苯丙胺类兴奋剂所致精神障碍治疗用药的统计研究发现，90%以上是选择奥氮平、氯氮平、利培酮或喹硫平等非经典抗精神病药物进行治疗，使用这些药物的原理是因为其可阻断多巴胺受体。另有报道米氮平可通过阻断中枢突触前去甲肾上腺素能神经元受体，增加 NE、5-HT 的释放和传递，可有效改善苯丙胺类兴奋剂所致精神障碍患者的焦虑情绪和过度觉醒。

（四）苯丙胺类兴奋剂成瘾的药物治疗

目前还没有发现对苯丙胺类兴奋剂滥用/依赖明确有效的治疗药物。但研究者还是进行了有意义的探索，如通过药物治疗来重建或加强前额叶对脑边缘系统的控制作用，改善某种特殊的认知功能来减少复发，也可以借鉴美沙酮维持治疗的模式寻找苯丙胺类兴奋剂维持治疗的药物。

1.丁氨苯丙酮

丁氨苯丙酮（安非他酮）属于抗抑郁药，具有多巴胺兴奋作用，有研究显示丁氨苯丙酮结合行为治疗对低/中度苯丙胺类兴奋剂依赖者（过去 1 个月使用日数＜18 日）具有较好的疗效，丁氨苯丙酮的治疗原理是它可以减弱苯丙胺类药物渴求所引起的正性强化效果。

2.莫达非尼

莫达非尼是一种非苯丙胺类兴奋剂,它可以修复苯丙胺类兴奋剂戒断所损害的体内平衡、克服疲劳、集中注意力和提高性能力,在一定程度上,为那些"工具性使用"苯丙胺类人群提供了用于维持治疗的药物。

3.氯苯氨丁酸

氯苯氨丁酸作用于 GABA 类神经元,通过抑制单突触或多突触兴奋冲动而间接影响多巴胺功能,有研究用于治疗甲基苯丙胺依赖,发现疗效优于安慰剂。

4.苯丙胺类兴奋剂疫苗

如果研制出某种抗体(疫苗)能阻碍苯丙胺类兴奋剂与脑内受体结合,就可用于苯丙胺类兴奋剂急性中毒的治疗,疫苗还可起到降低苯丙胺类兴奋剂正性强化作用而达到预防复发的目的。目前苯丙胺类兴奋剂疫苗的研发尚处于起始阶段,有研究者担心这种阻断犒赏效应的作用会使滥用者增加使用苯丙胺类兴奋剂的剂量来获得欣快感。

(五)苯丙胺类兴奋剂所致脑损伤的治疗

苯丙胺可损伤脑部血管和神经末梢以及改变脑部化学成分,研究人员正在研发相关药物,以阻断或逆转由于滥用苯丙胺所致的脑损伤。

1.司来吉兰(思吉宁)

司来吉兰(思吉宁)是一种选择性单胺氧化酶 B 抑制剂,抑制多巴胺的重摄取及突触前受体,可促进脑内多巴胺的功能。它的神经保护作用可以抵消苯丙胺导致的神经毒性,并能改善有关的认知损害,目前此药已用于可卡因治疗。

2.双氢麦角碱

双氢麦角碱对多巴胺和 5-羟色胺受体有兴奋效应,对仅肾上腺素受体有阻断效应,它能增强脑代谢功能,增加脑血流量和对氧的利用,改善甲基苯丙胺所致的认知功能损伤。

3.自由基清除剂

维生素 E 可提高自然保护性化学物质的产生和延缓自由基造成的脑伤害过程,减轻甲基苯丙胺的神经毒性。

(六)心理行为治疗

同其他药物依赖一样,苯丙胺类兴奋剂依赖(成瘾)是一种慢性复发性脑疾病,具有复杂的生物学、心理学与社会学病因机制,应采取躯体、心理、社会康复等综合治疗模式来治疗药物依赖导致的各种相关问题。个别(团体)认知行为治疗(CBT)、行为列联管理(CM)及动机性促谈(MI)等心理行为治疗方法已经在国外被广泛应用于临床治疗中。上述干预主要是通过纠正成瘾者思维及行为模式、培训生活技能等方式,达到提高治疗依从性,保持操守的目的。尽管心理行为治疗对于患者的康复与预防复发起着非常重要的作用,但是由于药物依赖的治疗是一个长期的、复杂的过程,在临床工作中,应采用药物治疗与心理行为治疗相结合的综合措施来提高治疗效果。

六、预后及防治策略

对于苯丙胺类兴奋剂使用时间短,使用剂量小,精神症状少,人格完整,认知损害程度轻的患者预后较好;对于苯丙胺类兴奋剂使用时间长,使用剂量大,精神症状丰富,人格有缺陷,认知损害程度重的患者,由于治疗依从性差,预后不理想。

由于青少年及女性逐渐成为苯丙胺类兴奋剂滥用的主要群体,针对这些高危人群应采取相应的预防措施,进行相关宣教知识的普及、增加社会支持、树立健康的人生观等;加强对娱乐场所的监管,倡导健康的娱乐方式。针对已经成瘾的滥用者主要帮助依赖人员找出复吸的危险因素,如渴求、戒断症状、某些条件刺激、不良的社会环境及人际关系等,使他们掌握应对不良环境及心理应激的方法,同时结合药物、心理社会治疗,达到预防复吸的目的。

第四节　氯胺酮相关障碍

氯胺酮是一种人工合成的分离性麻醉药,氯胺酮注射液在临床上主要用于手术麻醉剂或者麻醉诱导剂。氯胺酮注射液经简单加工后即可得到固体氯胺酮,变成毒品,即俗称的"K粉"。20 世纪 90 年代以来,氯胺酮作为一种主要合成毒品在世界范围内开始流行,蔓延到亚洲地区,其所产生的成瘾性问题引起了全社会的重视。

一、药理作用和使用方式

氯胺酮可抑制丘脑-新皮层系统,选择性地阻断痛觉。静脉注射后约 30 秒钟(肌内注射后约 3～4 分钟)即产生麻醉作用。氯胺酮麻醉的特点为痛觉消失,意识模糊而不完全丧失,呈浅睡眠状态,对周围环境的刺激反应迟钝,是一种意识和感觉分离状态,称为"分离性麻醉"。氯胺酮作用于边缘系统,有致快感作用。

滥用者常采取鼻吸氯胺酮粉剂或将氯胺酮溶于饮料或红酒后饮用,毒瘾深的吸食者将液态氯胺酮直接进行肌内或静脉注射。多数使用者常将氯胺酮与其他药物,如冰毒、"摇头丸"等毒品一起滥用,这些药物可相互作用产生"协同效应"。

二、临床表现

1.急性中毒

滥用"K 粉"至 70mg 会导致中毒,在使用过程中或者使用后很快发生,主要包括精神与躯体症状。行为方面表现为兴奋、话多、自我评价过高等,患者出现理解、判断力障碍,可导致冲动、自伤或伤害他人行为。情绪症状表现为焦虑、紧张、惊恐、烦躁不安、濒死感等。剂量较大者可出现意识清晰度降低、定向障碍、行为紊乱、错觉、幻觉等以谵妄为主的症状,严重者可出现昏迷。躯体症状表现为心悸、气短、大汗淋漓、血压增加等心血管症状;中枢神经系统可出现眼球震颤、肌肉僵硬强直、构音困难、共济运动失调、对疼痛刺激反应降低等表现,严重者可出现高热、颅内出血,呼吸循环抑制,甚至死亡。

2.依赖综合征

主要表现为耐受性增加,戒断症状和强迫性觅药行为。在长期使用药物后,滥用者需要增加使用剂量和频度才能取得所追求的效果。戒断症状通常在停药后 12～48 小时后出现,患者表现烦躁不安、焦虑、抑郁、精神差、疲乏无力、皮肤蚁走感、失眠、心悸、手震颤等症状。戒断症状的高峰期和持续时间视氯胺酮滥用情况而不同。此外,滥用者有不同程度的心理渴求,控制不了氯胺酮使用频度、剂量,明知有害而仍然滥用。

3.精神病性症状

氯胺酮滥用者常出现精神病性症状,临床上与精神分裂症非常相似。主要表现为幻觉、妄想、易激惹、行为紊乱等症状。幻觉以生动、鲜明的视幻觉、听幻觉为主;妄想多为关系妄想、被害妄想等;行为紊乱主要表现为冲动、攻击和自伤行为。少数患者会出现淡漠、退缩和意志减退等症状。患者亦可有感知综合障碍,如感到自己的四肢变形等。

4.认知功能损害

滥用者表现为学习能力下降,执行任务困难,注意力不集中,记忆力下降等。由于氯胺酮的神经毒性作用,慢性使用者的认知功能损害持续时间可长达数周、数月或更长,损害较难逆转。

5.躯体并发症

较常见的躯体并发症是泌尿系统损害和鼻部并发症等。氯胺酮所致泌尿系统损害是一种以下尿路症状为主要临床表现的全尿路炎性损害,主要症状为排尿困难、尿频、尿急、尿痛、血尿、夜尿增多以及急迫性尿失禁等,可伴有憋尿时耻骨上膀胱区疼痛感,同时伴有不同程度的肾功能损害。鼻部并发症主要因鼻吸氯胺酮粉末导致,可并发慢性鼻炎、鼻中隔穿孔和鼻出血等。

三、辅助检查

辅助检查包括实验室检查及临床心理评估。

(一)实验室检查

1.常规检查

包括血常规及全生化,心电图,腹部 B 超等。因滥用氯胺酮后性冲动较为强烈,易引发不当性行为,增加性传播疾病,如梅毒血清学检测以及 HIV 抗体检测等也应作为常规检查。

2.氯胺酮检测

常用方法包括氯胺酮检测试剂盒、气相色谱-质谱联用法(GC-MS)以及高效液相色谱法(PLC),检测血中或者尿液氯胺酮及代谢物的浓度,阳性即可确诊。

3.影像学检查

氯胺酮滥用者头颅 CT 及 MRI 可有脑白质和脑灰质的损害,但因敏感性、特异性问题,目前尚不能用于诊断,但可用于鉴别诊断,以利于排除其他器质性疾病。伴有泌尿系统损害者,超声、CT 等影像学检查可有双肾积水、输尿管扩张、膀胱挛缩等改变,膀胱镜检提示不同程度膀胱急性炎症。

(二)心理评估

精神科量表及心理评估对诊断及制定治疗计划具有重要意义。常用评估工具包括:

1.成瘾行为与心理渴求的评定

成瘾严重程度指数量表(ASI)及视觉模拟量表有助于评估成瘾及心理依赖的严重程度。

2.精神症状评估

包括症状自评量表(SCL-90)、焦虑抑郁自评量表(SAS & SDS)、汉密尔顿焦虑抑郁量表(HAMA & HAMD)以及简明精神病量表(BPRS)等。

3.认知功能评估

韦氏智力测试(WAIS)、威斯康星卡片分类测试(WCST)以及霍普金斯词语学习测验修订版(HVLT-R)、简易视觉记忆测验一修订版(BVMT-R)等。

四、诊断及鉴别诊断

临床中对存在氯胺酮药物滥用史,或尿液氯胺酮定性定量检查阳性者,根据相应临床表现和体征,可以诊断为氯胺酮使用障碍。相关检查如头颅 CT、MRI,神经心理学评估成瘾行为与心理渴求以及相关精神症状评估等手段,有助于鉴别诊断、辅助诊断及评估氯胺酮使用的严重程度。

(一)DSM-5 中有关氯胺酮使用障碍的诊断标准

一种异常的氯胺酮的使用模式,导致具有显著临床意义的损害或痛苦,在 12 个月内出现下列至少两项症状。

1.氯胺酮的摄入经常比计划摄入量更大或时间更久。

2.有较强的欲望或未成功的尝试去减少或控制氯胺酮的使用。

3.大量的时间花在那些获得或使用氯胺酮或从其作用中恢复的必要活动上。

4.对氯胺酮的使用有渴求或强烈的欲望或迫切的要求。

5.反复使用氯胺酮导致不能履行在工作、学校或家庭中主要角色的义务。

6.尽管使用氯胺酮引起或加重持续或反复的社会、人际交往问题,仍然继续使用。

7.因使用氯胺酮而放弃或减少重要的社交、职业或娱乐活动。

8.在对躯体有害的情况下仍反复使用氯胺酮。

9.尽管认识到使用氯胺酮可能会引起或加重持续的或反复生理或心理问题,仍然继续使用。

10.符合以下任一种情况即认定为耐受:需要明显增加剂量以达到过瘾或预期效果;继续使用同等剂量会显著降低效果。

(二)DSM-5 中有关氯胺酮中毒的诊断标准

1.最近使用氯胺酮。

2.在使用氯胺酮的过程中或不久后出现具有显著临床意义的问题行为改变;

3.1 小时内出现下列体征或症状中的 2 项:

1)垂直或水平性眼球震颤。

2)高血压或心动过速。

3)麻木或对疼痛的刺激降低。

4)共济失调。

5)构音障碍。

6)肌肉僵直。

7)癫痫发作或昏迷。

8)听觉过敏。

4.这些症状和体征不能归因于其他躯体疾病或精神障碍来解释,包括其他物质中毒。

鉴别诊断:氯胺酮所致精神病性障碍应注意与精神分裂症、心境障碍、焦虑症以及其他物质所致精神障碍等加以鉴别。泌尿系损害应注意与泌尿系统原发疾病相鉴别。

五、氯胺酮所致精神障碍的治疗

(一)急性中毒的治疗

对于氯胺酮中毒无特异性的解毒剂,处理原则与其他药物中毒相同。如出现呼吸心搏骤停,应给予必要的呼吸、循环支持,及时转运到有条件的医院进行抢救。如患者出现急性谵妄状态,必要时给予约束,保护患者安全。兴奋躁动者可给予氟哌啶醇每次 2.5~10mg 肌内注射,必要时可以重复,每日总剂量不宜超过 20mg。

(二)依赖综合征的治疗

目前尚无减轻氯胺酮心理渴求和抗复吸治疗的药物。治疗上以心理社会干预措施为主。针对氯胺酮戒断症状治疗主要是对症治疗,如使用镇静催眠药物等,同时辅以支持疗法,补充水或电解质,加强营养。

(三)精神症状的治疗

针对患者出现的精神病性症状,推荐使用非典型抗精神病药物,如利培酮、奥氮平、喹硫平等口服,精神病性症状消失后可逐渐减少药物剂量,视情况给予维持治疗。对于抑郁症状,可使用 SSRIs、SNRIs 等新型抗抑郁药物。急性焦虑症状可使用苯二氮䓬类药物。

(四)心理社会治疗

心理社会治疗可采取认知治疗、行为治疗、集体心理治疗、家庭治疗、动机访谈等多种方法和措施。主要目标是强化患者治疗动机,改变药物滥用相关错误认知,帮助其识别及应对复吸高危因素,提高生活技能,适应社会生活,预防复吸。

第五节　酒精相关障碍

一、基本概念

酗酒和嗜酒是通俗用名称,前者指没有节制地饮酒,后者指有饮酒的嗜好和习惯。

(一)酒中毒

此名称虽在习惯中经常使用,但对含义的认识并不一致,因它可具有多种不同含义,即可指习惯性饮酒,也可指因超量饮酒而所致的躯体、精神与社会功能损害,也有认为是一个特殊疾病单元,因此概念比较含糊。

(二)酒滥用

所谓滥用是指"胡乱地、过度地使用"。饮用者不顾饮酒给个体带来的种种不利影响,但仍不加节制地饮用,如经常因饮酒影响劳动纪律,或常因酒后开车被罚款或造成交通事故,或因饮酒造成躯体或精神损害等。ICD-10 称为有害性饮酒,指饮酒引起个体躯体性的或精神性的损害,强调了饮酒的医学后果;并特别指出如果存在依赖综合征,则不应诊断为有害性饮酒。因此酒滥用包括了过度饮用及带来后果的意义。有些出于社交需要的人群,也可能经常饮酒,偶尔也会醉酒,但一般不经常造成不良后果,而且多能自加节制,与酒滥用不同。

(三)酒依赖

指一种带有强迫性的饮酒行为,个体对酒有强烈的渴求心理,或饮酒行为已失去控制,饮酒成了生活中优先于其他事情的选择。一般具有下列特征。

1.精神依赖:患者有强烈地难以自控的渴求饮酒的愿望,为了达到饮酒目的,可以不纳任何劝告,不考虑一切社会及健康后果,把饮酒视为生活中的头等大事。

2.耐受性:饮酒需要量随着时间推移不断增加,但耐受性形成也存在个体差异,有的人长期饮酒,饮用量仍可停留在原来水平或稍有增加。

3.对饮酒行为失去控制:常见在任何场合下,只要一端起酒杯,就失去节制能力,非醉不休,而造成屡屡误事,但不吸取教训。

4.躯体依赖:停止饮酒或骤减酒量,会出现躯体戒断症状。但也发现,有不少酒依赖者可以具备其他特征,然不一定存在躯体依赖。有人报道在酒依赖者中仅 5% 有过严重戒断症状的体验。因此,在临床上有人主张把躯体依赖视为诊断酒依赖的充分条件,但并非是必备条件。

5.出现各种并发症:当酒依赖进展到一定程度,全身各器官系统会受到损害。

二、诊断

DSM-Ⅳ 所提出与酒相关障碍之概念比较明确,而且列出了诊断的具体标准,较为实用。该诊断项目下分为两个大类,第一类为酒使用障碍,包括酒依赖与酒滥用;第二类为酒所致障碍,包括酒中毒、酒戒断反应和酒中毒所致的神经、精神及其他障碍。以下为 DSM-Ⅳ 所制订有关障碍的诊断标准。

(一)酒滥用诊断标准

1.导致有临床意义的损害或苦恼的适应不良饮用模式

其表现至少有下述一项,并且总是发生于 12 个月期间内。

(1)反复饮酒导致不能履行工作、学习或家庭的主要职责(例如多次旷工或工作质量低下;引起旷课、停学或被开除;忽视照顾子女或家务)。

(2)反复在对躯体有危险的情况下仍继续饮酒(如躯体有损害时驾车或操作机器)。

(3)反复因饮酒发生法律问题(如妨碍治安而受拘)。

(4)尽管饮酒引起持久的或反复发生的社交或人际关系问题或被这些问题加重(如为醉酒而与配偶经常争吵、打架),但仍继续饮用。

2.症状从不符合酒依赖诊断标准。

(二)酒依赖诊断标准

一种导致有临床意义的损害或苦恼的适应不良的酒饮用模式,其表现至少有下列 3 项,并且是发生于同一个 12 个月期间的任何时间。

(1)有耐受性。

(2)出现戒断症状。

(3)饮酒的量或时间超过原来打算的用量或时间。

(4)长期希望或多次努力减少或控制酒的饮用,但未成功。

(5)竭力去满足饮酒需要。

(6)由于饮酒而放弃或减少了重要的社交、职业或娱乐活动。

(7)尽管知道长期饮酒很可能引起持久的或反复发生的躯体或心理问题或使这些问题加重,但仍继续饮酒。

ICD-10 提出的酒依赖定义和诊断标准基本与此类似。定义认为依赖是继反复饮酒几个月或几年后所产生的一组心理综合征,因此称为依赖综合征。根据 ICD-10 的诊断标准,如果患者过去某个时间同时出现下列症状中的 3 个或 3 个以上,可成立诊断。

(1)对饮酒有强烈的渴望感。

(2)无法控制饮酒行为。

(3)停饮或减少时出现戒断症状。

(4)有耐受性证据。

(5)因饮酒而逐渐忽视其他的快乐或兴趣。

(6)不顾其明显的危害后果而坚持继续饮酒。

三、临床表现

短时间内大量饮酒,超过了机体代谢酒精的速度,可造成蓄积中毒。如果长期反复大量饮酒,则会引起脑功能减退和各种精神障碍,包括酒依赖、戒断综合征以及精神病性症状等,甚至导致不可逆的病理改变。

1.急性酒中毒

酒精是中枢神经系统抑制剂,个体对酒精的反应差异很大,取决于血液中酒精浓度和个体耐受性。大量饮酒后,绝大多数醉酒者发生构音不清,共济失调,并伴有心率增快、呼吸急促、血压降低、皮肤血管扩张、呕吐、意识清晰度下降等,但记忆力和定向力多保持完整。在酒醉初期,醉酒者的自我控制能力减退,出现兴奋话多,言行轻佻,不加思考,情绪不稳等类似轻躁狂的兴奋期症状。随后可出现言语凌乱、步态不稳、困倦嗜睡等麻痹期症状。若醉酒进一步发展,则出现意识障碍,如意识清晰度下降和(或)意识范围狭窄,甚至出现嗜睡、昏睡甚至昏迷。多数经数小时或睡眠后恢复正常。一般来说,在没有明显成瘾情况下,饮酒量或血液内酒精浓度不同,中枢神经系统抑制的程度及范围也不同(表 5-1)。

表 5-1　血液中酒精浓度与中毒症状的关系

酒精浓度(mg/dL)	中毒症状
20～30	动作缓慢、思考能力下降
30～80	动作笨拙、认知损害
80～200	共济失调、判断错误、心境不稳、认知严重损害
200～300	眼球震颤、口齿不清、短暂性记忆丧失
>300	影响生命体征、可能致死

酒所致遗忘是指一种短暂的遗忘状态,多发生在醉酒状态后,当时并没有明显的意识障碍,但次日酒醒后对饮酒时的言行完全或部分遗忘,遗忘的片段可能是几个小时,甚至更长时间。

2.酒依赖

酒依赖俗称"酒瘾",是由于长期反复饮酒所致的对酒渴求的一种特殊心理状态,这种渴求导致的行为已极大地优先于其他重要活动。1976 年,英国学者 Edwards 等提出酒依赖模型,

基本假设是依赖不是全或无现象,而是有不同的严重程度。酒依赖的临床特征如下:

(1)固定的饮酒模式:多数饮酒者能控制自己的饮酒行为,根据环境调整自己的饮酒方式。但酒依赖者的饮酒方式比较固定,如晨起饮酒,在不应该饮酒的时间、场合饮酒,主要是为了维持体内酒精浓度,以免出现戒断症状。

(2)特征性寻求饮酒行为:酒依赖者将饮酒作为第一需要,高于一切活动,为了饮酒可以不顾事业、家庭和社交活动,可以采用任何手段。

(3)对酒精耐受性逐渐增加:表现为饮酒量增加,但酒依赖后期由于肝功能受损,耐受性会下降,少量饮酒会导致功能失调。

(4)反复出现戒断症状:当患者减少饮酒量或延长饮酒间隔、血液中酒精浓度下降时,就出现手、足、四肢震颤,以及出汗、恶心、呕吐、情绪不稳等戒断症状。若及时饮酒,此戒断症状迅速消失。戒断症状可轻可重,重者可危及生命,与个体差异和依赖程度有关。

(5)为避免戒断症状的饮酒行为:在依赖的初级阶段,患者觉得需要在午饭喝酒以缓解不适,随着症状发展,患者需要在晨起饮酒,后来需要在夜间饮酒,最后是身不离酒。

(6)对酒精渴求:患者对酒精强烈渴望,渴求往往与环境有关,诱发渴求的因素包括戒断症状、焦虑、抑郁、兴奋情绪等。患者明知应该少喝酒,但往往无法控制饮酒行为和饮酒量。

(7)多次戒酒失败:患者反复出现戒酒后重新饮酒,并会在较短时间内再现原来的依赖状态。

3.戒断状态

戒断状态指长期大量饮酒者停止或减少饮酒后所引起的一系列躯体和精神症状。症状的严重程度受多种因素影响,如个体饮酒方式、饮酒类型、年龄、机体状况、既往的戒酒症状等。

(1)单纯性酒精戒断反应:长期大量饮酒后停止或减少饮酒,数小时后可出现自主神经功能亢进如出汗、心动过速与血压升高,手、舌或眼球震颤,失眠,厌食,焦虑,头痛,恶心、呕吐等,少数患者可有短暂的视、触、听幻觉或错觉。95%以上的戒断反应为轻到中度,一般在戒酒后6～12小时出现,48～72小时达高峰,之后逐渐减轻,4～5天后躯体反应基本消失。

(2)震颤谵妄:严重的酒依赖患者突然停止饮酒,而引发的一种历时短暂、并有躯体症状的急性意识模糊状态。大约在停饮后3～4天出现。经典的三联征包括伴有生动幻觉或错觉的谵妄、全身肌肉粗大震颤和行为紊乱。幻觉以恐怖性幻视多见,如小动物、丑陋的面孔等,因而患者出现极度恐惧或冲动行为。常伴有自主神经功能亢进症状,发作具有昼轻夜重的规律。如果处理不当,部分患者因高热、衰竭、感染、外伤而死亡。震颤谵妄常突然发生,持续2～3天,常以深而长的睡眠结束,恢复后部分或全部遗忘。

(3)酒精性癫痫:约30%患者在戒酒期间出现癫痫样痉挛发作,多在停饮后12～48小时后出现,表现为意识丧失、四肢抽搐、两眼上翻、角弓反张、口吐白沫等,持续时间不定,一般在5～15分钟意识恢复。

4.酒精所致神经系统损害

长期(一般多于5年)大量饮酒引起的严重脑器质性损害。临床以记忆力缺损、痴呆和人格改变等为主要特征,绝大部分患者不能完全恢复正常。包括韦尼克脑病、科萨可夫精神病和酒中毒性痴呆。

(1)韦尼克脑病(WE):是慢性酒中毒常见的一种代谢性脑病,一般在酒依赖基础上,连续几天大量饮酒,又不进饮食,引起维生素 B_1 缺乏所致。典型症状表现为眼球震颤、眼球不能外展和明显的意识障碍,伴有定向障碍、记忆障碍、震颤谵妄等。大量补充维生素 B_1 可使眼球的症状很快消失,但记忆障碍的恢复较为困难,一部分患者转为科萨可夫综合征。

(2)科萨可夫精神病:也称科萨可夫综合征,又称遗忘综合征。多在酒依赖伴有营养缺乏的基础上缓慢起病,也可在震颤谵妄后发生。主要表现为近记忆障碍、虚构、定向障碍三大特征。严重时患者几乎完全丧失了近期的记忆,或对过去实际经历过的事物在其发生的时间、地点、情节上有回忆的错误。由于记忆损害,患者在被要求回忆往事时,为了摆脱困境,以随意想出的内容来填补记忆的空白,称之为"虚构"。到后来,患者分不清东西南北,记不住亲人的姓名,外出不远即迷路。患者往往经久不愈,仅少数可恢复正常。

(3)酒中毒性痴呆:在长期大量饮酒后出现的持续性智力减退,患者表现为短期、长期记忆障碍,抽象思维及理解判断障碍,人格改变,逐渐发展成痴呆,出现失语、失认、失用等。严重者生活不能自理,预后差,多因严重躯体并发症而死亡。

5.其他精神障碍

(1)酒中毒性幻觉症:长期饮酒引起的幻觉状态,也可在突然停饮或减少酒量后(一般24～48小时后)发生。通常以幻视为主,幻视内容多为原始性或各种小动物。幻听多为评论性和命令性幻听,内容对患者不利。不伴有意识障碍。

(2)酒中毒性妄想症:慢性酒中毒患者,在意识清晰情况下出现嫉妒妄想、被害妄想等症状,受其支配可出现攻击、凶杀等行为。酒中毒性妄想症起病缓慢,病程迁延,长期戒酒后可逐渐恢复。

四、治疗

WHO 已于 2015 年设定目标,未来 15 年内要减少 10％的酒精有害使用,这需要国家政策方面加强对酒精有害使用的公共卫生反应,积极预防和处理物质使用相关障碍和相关健康问题。目前对于酒精所致精神障碍,尤其是慢性酒中毒的治疗多采用综合性疗法。

(一)急性酒中毒治疗

急性酒中毒治疗主要包括催吐、洗胃、生命体征的维持和加强代谢等措施。入院后要尽快使用纳洛酮,纳洛酮为纯阿片受体拮抗剂,是一种安全性高、不良反应小的药物,可使患者血液中酒精含量明显下降,使其快速清醒,减少、避免意识不清者呕吐、窒息等并发症发生。一般用法为肌内注射,每次 0.4～0.8mg,或者用 0.4～0.8mg 溶解在 5％的葡萄糖溶液中静脉滴注,可重复使用,直至患者清醒为止。

(二)戒断症状的处理

1.单纯戒断症状:临床上常用苯二氮䓬类药物来解除酒精的戒断症状,应用时足量、不需要缓慢加药,不仅可以抑制戒断症状,而且还能预防可能发生的震颤谵妄、戒断性癫痫发作。地西泮剂量一般为每次 10mg,3～4 次/日,首次剂量可以更大些,口服即可,不必加用抗精神病药物。注意用药时间不宜太长,以免发生对苯二氮䓬类药物的依赖。

2.震颤谵妄:给予安静的环境,光线不宜太强。如有明显的意识障碍、行为紊乱、恐怖性幻觉、错觉,需要专人看护,以免发生意外,注意保温,预防感染。首选苯二氮䓬类药物帮助患者镇静,地西泮每次 10mg,2～3 次/日,如果口服困难应选择注射途径。此外,可用氟哌啶醇控制患者的精神症状。

(三)酒增敏药

戒酒硫(TETD),能抑制肝细胞乙醛脱氢酶。在最后一次饮酒后 24 小时服用,每日 1 次,每次 0.25～0.5g,可持续应用一个月至数个月。预先 3～4 天给予足够剂量的 TETD,可使人在饮酒后 15～20 分钟出现显著的症状和体征,如面部发热、脸红、血管扩张、搏动性头痛、呼吸困难、恶心、呕吐、出汗、口渴、低血压、极度不适、软弱无力等,严重者可出现精神错乱和休克。这种不愉快感觉和身体反应可使嗜酒者对酒望而却步。有心血管疾病、躯体功能较差者禁用或慎用。

(四)降低饮酒渴求药物

长效阿片类受体拮抗剂纳曲酮于 1994 年被美国 FDA 批准用于治疗慢性酒中毒,它可以降低嗜酒者对饮酒的渴求,减少酒精摄入量。此外,GABA 受体激动剂乙酰基高牛磺酸钙也是一种较安全、有效的抗渴求药物,能减少戒酒后复发。此外,抗抑郁药物(如选择性 5-HT 再摄取抑制剂)不仅能治疗酒依赖伴发的抑郁及焦虑障碍,也能降低对饮酒的渴求。

(五)对症支持治疗

多数患者有神经系统损害以及躯体营养状态较差,可给予神经营养剂,同时补充大量维生素,特别是 B 族维生素。对慢性酒中毒者均应首先采用肌内注射维生素 B_1 100mg,一是补充可能存在的维生素 B_1 缺乏,二是防止韦尼克脑病的发生。针对患者出现的焦虑、紧张和失眠症状,可用抗焦虑药,如地西泮、氯硝西泮、阿普唑仑等对症处理。若患者出现明显的兴奋躁动、幻觉妄想等,可给予小剂量抗精神病药,如氯丙嗪或氟哌啶醇肌内注射或口服治疗。对情绪抑郁者,可给予抗抑郁剂治疗。

(六)康复治疗

对戒酒者进行心理社会干预,如认知行为治疗、行为治疗、群体治疗、家庭治疗、动机访谈等,鼓励其参加各种文体活动,激发保持长期戒酒的愿望,促进其职业康复,帮助患者回归家庭和社会。还可鼓励患者参加一些自助团体,如匿名戒酒会(AA)等也是帮助患者康复的理想场所,借由团体讨论、分享、支持,患者可感受到归属感和同伴支持,并在治疗者带领下拒绝酒精的诱惑。

(七)预防

通过社会宣教及健康促进活动改变公众的饮酒模式,提倡文明饮酒和以饮料代酒,严禁未成年人饮酒。提倡生产低度酒,打击非法造酒和生产劣酒、假酒等,减少社会酒精总消费量,降低酒精所致精神障碍的发病率。

五、病程及预后

大多数慢性酒中毒者首次饮酒在 13～15 岁,首次出现酒依赖问题在 16～22 岁,25～40 岁是形成酒依赖问题的密集区。慢性酒中毒者可缩短寿命 10～15 年,主要是由饮酒导致心脑血管病、癌症、事故、自杀等发生率增加所致。一旦形成酒依赖,饮酒会明显影响生活、社会功能,患者会进行短暂的戒酒,然后一段时间的少量饮酒,再出现饮酒问题,周期性循环。但只要患者具有戒酒动机,有效的心理社会干预可帮助许多患者从这些循环中返回主流社会。

第六章　精神分裂症谱系及其他精神病性障碍

第一节　精神分裂症

一、概述

精神分裂症是一种常见的病因尚未完全阐明的精神疾病,具有思维、情感、行为等多方面的障碍,以精神活动和环境不协调为特征。通常意识清晰,智能尚好,部分患者可出现认知功能损害。多起病于青壮年,常缓慢起病,病程迁延,有慢性化倾向和衰退的可能,但部分患者可保持痊愈或基本痊愈状态。

目前在精神科门诊与住院患者中,精神分裂症所占的比例有所下降,但诊断和处置精神分裂症依旧是精神科医生的主要工作之一。近年来,随着生物学技术的进步,脑科学研究方兴未艾,精神分裂症已成为分子遗传学、神经病理学、神经生化、神经免疫学的研究焦点。

19世纪,现代精神病学的奠基人 E. Kraepelin 收集了数千例患者的临床资料,对各种各异的症状群进行了分析,认为是同一疾病过程的不同临床表现。尽管有的表现出幻觉妄想、兴奋躁动,有的情感淡漠、行为退缩,但最后结局均趋向于痴呆(事实上不完全是这样),因而提出了"早发性痴呆"这一疾病名称,第一次对精神疾病进行了分类。此后,深受弗洛伊德学说影响的瑞士医生 E. Bleuler 从心理学角度分析了精神分裂症的病理现象,他认为这一疾患的本质是由于病态思维过程所导致的人格分裂,首次将"精神分裂症"这一术语引入精神病学。

二、流行病学

精神分裂症可见于各种社会文化和各个社会阶层中。在成年人口中的终生患病率在1%左右。但在世界不同地区患病率的差异可以很大,如在爱尔兰可达17.4‰,太平洋上的岛国只有0.9‰。总的来看,发展中国家的平均患病率要低于发达国家。这种差异除了地域、种族、文化等因素之外,诊断标准的采用与掌握上的不一致也是相当重要的原因。精神分裂症的发病高峰集中在成年早期这一年龄段:男性为15~25岁,女性稍晚。精神分裂症的慢性病程导致患者逐步脱离正常生活的轨道,个人生活陷入痛苦和混乱。有50%的患者曾试图自杀,10%的患者最终死于自杀。此外,精神分裂症患者遭受意外伤害的概率也高于常人,平均寿命缩短。

1993年全国流调资料显示精神分裂症的终生患病率为6.55‰,与1982年的流调结果5.69‰相比差别不大。我国的大部分流调资料都提示女性患病率高于男性,性别差异在35岁以上年龄组较明显;城市患病率高于农村。同时发现,无论城乡,精神分裂症的患病率均与家庭经济水平呈负相关。我国目前有近700万人罹患精神分裂症。由此每年所造成的医疗费用支出、患者本人及家属的劳动生产力损失是十分惊人的。

三、病因及发病机制

(一)遗传因素

国内外有关精神分裂症的家系调查,发现本病患者近亲中的患病率要比一般人群高数倍,且血缘关系越近,发病率越高。双生子研究发现同卵双生的同病率是异卵双生的4～6倍。寄养子研究发现精神分裂症母亲所生子女从小寄养出去,生活于正常家庭环境中,成年后仍有较高的患病率,提示遗传因素在本病发病中的主要作用。近年来由于分子遗传学技术的进步,使易感基因的定位有了可能,但目前并未有一致公认的结果。

(二)神经生化方面的异常

精神分裂症神经生化基础方面的研究,主要有三个方面的假说:

1.多巴胺(DA)假说

20世纪60年代提出了精神分裂症的多巴胺假说,即认为精神分裂症患者中枢DA功能亢进。该假说有不少支持的证据。长期使用可卡因或苯丙胺,会在一个无任何精神病遗传背景的人身上产生幻觉和妄想。苯丙胺和可卡因的主要神经药理学作用是可以升高大脑神经突触间多巴胺的水平。而阻断多巴胺D_2受体的药物可用来治疗精神分裂症的阳性症状。多宗研究提示精神分裂症患者血清高香草酸(HVA,DA的主要代谢产物)增高,尸体脑组织中DA或HVA高于对照组;PET研究发现未经抗精神病药物治疗的患者纹状体D2受体数量增加,因此推测脑内多巴胺功能亢进与精神病症状有关。经典抗精神病药物均是通过阻断DA受体发挥治疗作用的。研究还进一步证实传统抗精神病药物的效价与D2受体的亲和力有关。

2.氨基酸类神经递质假说

中枢谷氨酸功能不足可能是精神分裂症的病因之一。谷氨酸是皮层神经元重要的兴奋性递质。使用放射配基结合法及磁共振波谱技术,发现与正常人群相比,精神分裂症患者大脑某些区域谷氨酸受体亚型的结合力有显著变化,谷氨酸受体拮抗剂如苯环己哌啶(PCP)可在受试者身上引起幻觉及妄想,但同时也会导致情感淡漠、退缩等阴性症状。抗精神病药物的作用机制之一就是增加中枢谷氨酸功能。

3.5-羟色胺(5-HT)假说

早在1954年Wolley等就提出精神分裂症可能与5-HT代谢障碍有关的假说。最近10年来,非典型(新型)抗精神病药在临床上的广泛应用,再次使5-HT在精神分裂症病理生理机制中的作用受到重视。

非典型抗精神病药物氯氮平、利培酮、奥氮平等除了对中枢DA受体有拮抗作用外,还对5-HT$_{2A}$受体有很强的拮抗作用。5-HT$_{2A}$受体可能与情感、行为控制及DA调节释放有关。5-HT$_{2A}$受体激动剂可促进DA的合成和释放,而5-HT$_{2A}$受体拮抗剂可使A_{10}DA神经元放电减少,并能减少中脑皮层及中脑边缘系统DA的释放,这与抗精神病作用及锥体外系反应的减少均有关系。

精神分裂症是个非常复杂的疾病,涉及的范围非常广,上述学说仍在假说阶段。这些神经递质的变化是因、是果,还是相关因素,仍无最后定论。

(三)社会心理因素

尽管有越来越多的证据表明生物学因素、特别是遗传因素在精神分裂症的发病中占有重要地位,但心理社会因素在其病因学中仍可能具有一定的作用。除了前述的精神分裂症与社会阶层、经济状况有关外,临床上发现,大多数精神分裂症患者的病前性格多表现为内向、孤僻、敏感多疑,很多患者病前 6 个月可追溯到相应的生活事件。国内调查发现,精神分裂症发病有精神因素者占 40%~80%。当然目前没有证据表明精神因素就是病因,但精神因素对精神分裂症的发生可能起到了诱发作用。

(四)神经病理学及大脑结构的异常

选取典型病例进行尸解研究,发现恒定在中前颞叶(海马、嗅外皮质、海马旁回)存在脑组织萎缩,类似的表现也存在于额叶。CT 发现精神分裂症患者出现脑室的扩大和沟回的增宽,这些变化在精神疾病的早期甚至治疗开始之前就已经存在。PET(正电子发射成像)更提供了在活体身上研究大脑功能活动的手段,精神分裂症患者在测试状态如进行威斯康星卡片归类试验(应当由额叶完成的活动)时,并不出现额叶活动的增强,提示患者存在额叶功能低下。

(五)神经发育病因学假说

英国的一项研究对诞生于某一年份的一组儿童进行追踪观察直至成年,对确认发生了精神分裂症的患者的既往成长记录进行回顾。发现患者在童年期学会行走、说话的时间均晚于正常儿童;同时有更多的言语问题和较差的运动协调能力。与同伴相比,智商较低,在游戏活动中更愿独处,回避与其他儿童的交往。据此 D. Weinberger 和 R. Murray 提出了精神分裂症的神经发育假说:由于遗传的因素和母孕期或围生期损伤,在胚胎期大脑发育过程就出现了某种神经病理改变,主要是新皮质形成期神经细胞从大脑深部向皮层迁移过程中出现了紊乱,导致心理整合功能异常。其即刻效应并不显著,但随着进入青春期或成年早期,在外界环境因素的不良刺激下,会不可避免地出现精神分裂症的症状。

(六)子宫内感染与产伤

研究发现,母孕期曾患病毒感染者及产科并发症高的新生儿,成年后发生精神分裂症的比例高于对照组。

四、临床表现

分裂症的临床表现复杂多样,不同类型、不同阶段、不同患者的表现可有很大的差别,但这类患者均具有感知、思维、情感、意志行为、认知等方面的障碍。

(一)前驱期症状

前驱期症状是指在明显的精神病性症状出现前,患者所出现的一些非特异性的症状。如情绪的改变,如焦虑、抑郁、烦躁,易激惹等;认知的改变,常感注意力不集中,反应迟钝,甚至出现一些古怪的观念和想法等;行为改变,如孤僻、社交退缩、行为怪异、冲动、攻击行为;躯体改变,如饮食和睡眠的改变,乏力、身体不适等。由于这些症状特异性较低,其他疾病也可以见到,且常常被予以合理化的解释,故前驱期的这些症状常不被家人重视。

(二)显症期症状

1.思维联想障碍

思维联想过程缺乏连贯性和逻辑性,是分裂症最具有特征性的障碍。其特点是患者在意识清楚的情况下,思维联想散漫或分裂,缺乏具体性和现实性。可以出现称思维松弛、逻辑倒错性思维、诡辩症,严重时出现破裂性思维。思维障碍在疾病的早期阶段可仅表现为思维联想过程在内容意义上的关联不紧密。此时患者对问题的回答叙述不中肯、不切题,使医生感到与患者交流困难,称联想松弛。

思维障碍的另一类形式,是出现病理性象征性思维或语词新作。还可以出现思维中断、思维云集,这类联想障碍往往伴有较明显的不自主感,患者感到难以控制自己的思想,并常常做出妄想性判断,如认为自己的思维受外力的控制或操纵。

2.情感障碍

情感淡漠、情感反应与思维内容及外界刺激不协调,是分裂症的重要特征。最早涉及的是较细腻的情感,如对周围人的关怀、同情,对亲人的体贴,患者对周围事物的情感反应变得迟钝或平淡,对生活、学习的要求减退,兴趣爱好减少。随着疾病的发展出现情感淡漠。此外,情感倒错或情感矛盾。

3.意志行为障碍

部分患者表现基本正常,部分患者会出现意志活动缺乏。甚至丧失。一些意向倒错、矛盾意向;一些出现亚木僵或木僵状态,有违拗、被动服从、蜡样屈曲、模仿言语、模仿动作;一些精神运动抑制者偶尔出现短暂的精神运动性兴奋。

上述思维、情感、意志活动三方面的障碍使患者精神活动与环境脱离,行为孤僻离群,加之大多不暴露自己的病态想法,沉醉在自己的病态体验中,自哭自笑,周围人无法了解其内心的喜怒哀乐,称之为内向性。

4.其他常见症状

(1)幻觉和感知综合障碍:幻觉见于半数以上的患者,有时可相当顽固,其特点是内容荒谬,脱离现实,最常见的是言语性幻听。患者常听见邻居、亲人、同事或陌生人说话,内容往往使患者不愉快;具有特征性的是评论性幻听、命令性幻听、思维、鸣响、思维被广播。患者的行为常受幻听支配,如与声音做长时间对话,直至发怒、大笑、恐惧等;或沉醉于幻听之中,自笑、自语、哭泣等;幻听可以是真性的,也可以是假性幻听。

幻视也不少见,分裂症幻视的形象往往很逼真,颜色、大小、形状清晰可见,内容多单调离奇,如看见一只手、半边脸、没有头的影子,灯泡里有一个小人等;幻视的形象也可在脑内出现,患者说是用"肉眼"看见的,即假性幻视,幻视常常与其他幻觉一起存在。

人格解体在分裂症有一定的特点,如患者感到脑袋离开了自己的躯干,丧失了体重,身体轻得好像风能吹得起来,走路时感觉不到下肢的存在等,有时此类体验较复杂抽象,如患者叙述丧失了完整"我"的感觉,"我"分裂成为2个或3个,自己是其中的1个,只有部分精神活动和肉体活动受自己支配等。

(2)妄想:妄想是分裂症最常见的症状之一。内容以关系妄想、被害妄想和影响妄想最为常见。主要特点是:①内容离奇,逻辑荒谬,发生突然;②妄想所涉及的范围有不断扩大和泛化趋势,或具有特殊意义;③患者对妄想的内容多不愿主动暴露,并往往企图掩饰,患者不愿回答与妄想有关的问题,包括对自己的亲人。

(3)精神自动症:患者坚信有外力在控制、干扰和支配自己的行动和思想,而自己则完全不能自主,甚至有某种特殊的仪器、电波、电子计算机或一种莫名其妙的力量在控制自己;有的患者则坚信自己的内心体验或所想的事已人尽皆知,搞得满城风雨了,即内心被揭露感。如被控制感、强制性思维与假性幻觉、内心被洞悉感相结合出现,即所谓康金斯基-克拉伦波精神自动症综合征。

(4)紧张综合征:此综合征最明显的表现是紧张性木僵。有时可突然出现短暂的冲动行为,即紧张性兴奋,很快又转为紧张性木僵。

(5)自知力:自知力缺乏。患者认识不到异常的体验是由疾病引起,而归咎于别人的恶意行为,导致拒绝治疗。

(6)认知功能障碍:分裂症患者往往有认知功能的缺损,主要涉及注意、记忆、抽象思维、信息整合、执行功能等方面。

五、临床分型

当疾病发展到一定阶段,可按其临床占主导的症状分为若干类型。在临床上虽可见到部分病例从一种类型转变至另一类型,或数种临床类型的特点结合在一起,但不同类型的发病形式、临床特点、病程经过和结局有一定差别,对治疗的选择和预后估计和病因学研究有一定指导意义,因此临床分型有一定意义和必要性。

在DSM-5中已经革除亚型,采取维度的方法来界定精神分裂症症状,且紧张症型精神分裂症已取消,用一种新的诊断—紧张症取代。

1.单纯型

本型占分裂症患者的2%左右。多为青少年期起病,起病缓慢,持续进行,临床特点为逐渐加重的孤僻、被动、活动减少、生活懒散,情感逐渐淡漠,对生活学习的兴趣愈来愈减少,对亲友表现冷淡,行为退缩,日益脱离现实生活。逐渐发展的人格衰退,幻觉和妄想不明显,以阴性症状为主,此型患者在发病早期常不被注意,往往经数年病情发展较严重时才被发现。治疗效果较差。

2.青春型

多在青春期急性或亚急性起病,临床主要表现是言语增多,内容荒诞离奇,想入非非,思维零乱,甚至破裂,情感喜怒无常,变化莫测,表情做作,好扮弄鬼脸,行为幼稚、愚蠢、奇特,常有兴奋冲动。患者的本能活动(性欲、食欲)亢进,也可有意向倒错,如吃脏东西、吃痰、吃大便、吃小便等,幻觉生动,妄想片段,常零乱不固定,内容荒诞与患者的愚蠢行为相一致。此型病程发展较快,虽可有自发缓解,但维持不久易再发。

3.紧张型

大多数起病于青年或中年,起病较急,病程多呈发作性。主要表现为紧张性兴奋和紧张性木僵,两者交替出现,或单独发生。临床上以紧张性木僵多见。

(1)紧张性木僵:突出的表现是运动性抑制。轻者动作缓慢,少语少动,或长时期保持某一姿势不动。重者终日卧床,不食不动,缄默不语,对周围环境刺激(言语、冷热、疼痛等)没有反应,以致唾液留在口内也不咽不吐,顺口角流下。肌张力增高,可出现蜡样屈曲、被动性服从,有时则相反,出现主动性违拗,此时可出现模仿动作、模仿言语。偶可伴有幻觉和妄想。患者呈运动性抑制,但对周围事物的感知仍存在,病后对所经历事件均能回忆。一般持续数周至数月。文献记载木僵状态有持续数年或十数年者。

(2)紧张性兴奋:以突然发生的运动性兴奋为特点。患者行为冲动,不可理解,言语内容单调刻板。如患者突然起床,砸东西,伤人毁物,无目的地在室内徘徊,不停地在原地踏步。可持续数天或数周,转入木僵状态。此型自发缓解较其他类型常见。

4.偏执型

又称妄想型。发病年龄较晚,多在青壮年或中年,起病较缓慢,病初表现为敏感多疑,逐渐发展为妄想,妄想的范围可逐渐扩大,有泛化趋势,妄想内容以关系妄想、被害妄想最多见,其次是自罪、影响、中毒和嫉妒妄想。绝大多数患者有数种妄想同时存在,偏执型一般不伴有感知障碍,或虽伴有幻觉,但在整个病程中仍以妄想为主者占多数。幻觉中以言语性幻听最常见,内容多使人不愉快,如讽刺、批评、评议、威胁、命令等。患者的妄想和幻觉内容多较离奇、抽象、脱离现实,大多数患者沉湎于幻觉或妄想体验之中,行为孤僻,不与周围接触,表现为闭门不出、恐惧不安、报复、跟踪等,部分患者由于起病缓慢隐蔽,部分工作能力尚能保存,往往不易早期发现。此型自发缓解者少见,治疗后预后较好。

5.未分化型

分裂症未分化型,系指患者的精神症状符合分裂症的诊断标准,有明显的精神病性症状,如妄想、幻觉、破裂性思维或严重的行为紊乱,但又不符合上述论及的任何类型的一组患者。

6.残留型

过去符合分裂症诊断标准,早期的阳性症状基本消失,临床症状以阴性症状为主,病程1年以上,呈慢性迁延的分裂症。

7.精神分裂症后抑郁

精神分裂症后抑郁,是指患者在过去1年内曾符合分裂症的诊断,当患者症状部分或大部分控制后出现抑郁症状,且抑郁情绪持续2周以上,这种抑郁状态可能是本病症状的组成部分,也可能是患者在症状控制后出现的心理反应,亦可能由药物的不良反应引起。抑郁一般不达到重性抑郁程度,但存在自杀的危险性,临床上应予以重视。

六、诊断与鉴别诊断

(一)诊断依据 ICD-10 诊断标准

1.症状标准具备下述(1)~(4)中的任何一组(如不甚明确常需要两个或多个症状)或(5)~(9)至少两组症状群中的十分明确的症状。

(1)思维鸣响、思维插入、思维被撤走及思维广播。

(2)明确涉及躯体或四肢运动,或特殊思维、行动或感觉的被影响、被控制或被动妄想、妄想性知觉。

(3)对患者的行为进行跟踪性评论,或彼此对患者加以讨论的幻听,或来源于身体某一部分的其他类型的幻听。

(4)与文化不相称且根本不可能的其他类型的持续性妄想,如具有某种宗教或政治身份,或超人的力量和能力(如能控制天气,或与另一世界的外来者进行交流)。

(5)伴转瞬即逝或未充分形成的无明显情感内容的妄想,或伴有持久的超价观念,或连续数周或数月每日均出现的任何感官的幻觉。

(6)思潮断裂或无关的插入语,导致言语不连贯,或不中肯或语词新作。

(7)紧张性行为,如兴奋、摆姿势,或蜡样屈曲、违拗、缄默及木僵。

(8)阴性症状,如显著情感淡漠、言语贫乏、情感迟钝或不协调,常导致社会退缩及社会功能下降,但须澄清这些症状并非由抑郁症或神经阻滞剂治疗所致。

(9)个人行为的某些方面发生显著而持久的总体性质的改变,表现为丧失兴趣、缺乏目的、懒散、自我专注及社会退缩。

2.严重程度标准无。

3.病程标准特征性症状在至少1个月以上的大部分时间内肯定存在。

4.排除标准

(1)存在广泛情感症状时,就不应做出精神分裂症的诊断,除非分裂症的症状早于情感症状出现。

(2)分裂症的症状和情感症状两者一起出现,程度均衡,应诊断分裂情感性障碍。

(3)严重脑病、癫痫、药物中毒或药物戒断状态应排除。

5.DSM-5诊断标准

(1)存在2项(或更多)下列症状,每一项症状均在1个月中相当显著的一段时间里存在(如成功治疗,则时间可以更短),至少其中1项必须是①②或③:①妄想。②幻觉。③言语紊乱(例如频繁离题或不连贯)。④明显紊乱的或紧张症的行为。⑤阴性症状(即情绪表达减少或动力缺乏)。

(2)自障碍发生以来的明显时间段内,1个或更多的重要方面的功能水平,如工作、人际关系或自我照顾,明显低于障碍发生前具有的水平(当障碍发生于儿童或青少年时,则人际关系、学业或职业功能未能达到预期的发展水平)。

(3)这种障碍的体征至少保持6个月。此6个月应包括至少1个月(如成功治疗,则时间可以更短)符合诊断标准A的症状(即活动期症状),可包括前驱期或残留期症状。在前驱期或残留期中,该障碍的体征可表现为仅有阴性症状或有轻微的诊断标准A所列的2项或更多的症状(例如奇特的信念、不寻常的知觉体验)。

(4)分裂情感性障碍或双相障碍伴精神病性特征已经被排除,因为:①没有与活动期同时出现的重性抑郁或躁狂发作;②如果心境发作出现在症状活动期,则他们只是存在此疾病的活动期或残留期整个病程的小部分时间内。

(5)这种障碍不能归因于某种物质(如滥用的毒品、药物)的生理效应或其他躯体疾病。

(6)如果有孤独症(自闭症)谱系障碍或儿童期发生的交流障碍病史,除了精神分裂症的其他症状外,还需有显著的妄想或幻觉,且存在至少1个月(如成功治疗,则时间可以更短),才能做出精神分裂症的额外诊断。

(二)鉴别诊断

典型的精神分裂症患者按诊断标准诊断并不困难。症状表现不典型、不明确时,或者处于疾病的早期精神症状尚未充分发展阶段,就难以做出明确诊断。多种精神障碍的症状均可以在精神分裂症的不同阶段、不同类型表现。所以,在诊断精神分裂症时必须考虑与下列疾病鉴别。

1.强迫症

某些精神分裂症的早期阶段以强迫症状作为主要症状出现,缺乏显著的精神病性症状,此时需要与强迫症鉴别。强迫症状可能是典型的,也可能伴有某些难以用强迫症解释的可疑精神病性症状,也不完全具备神经症特点,治疗强迫症的药物往往难以奏效。强迫性思维往往被患者描述为"怀疑"和"被牵连"的现象出现,往往被某些医生做出"妄想症状"的错误判断。此时,要认真分析症状,紧密观察病情的动态变化。随着病程的进展和症状的演变,强迫症的症状愈加不典型,情感反应日趋平淡,并在强迫性症状的背景上,逐渐出现精神分裂症特征性症状。此时,强迫症状内容具有离奇、荒谬和不可理解的特点,自知力一般不完整,患者摆脱强迫状态的愿望不强烈,为强迫症状纠缠的痛苦体验也不深刻,不能清楚讲出这种强迫思维是属于"自我"的和"非我"的,这些都与强迫症根本不同。

值得注意的是不少强迫症患者存在分裂性症状,DSM-Ⅳ常常将这些症状诊断为分裂型人格障碍(SPD),据调查高达$5\%\sim32\%$的强迫症合并有 SPD。但是对这些分裂性症状的诊断归类国内外存在分歧。精神分裂症与强迫症状两种症状合并出现率远远高于其中任何一种疾病的发病率,故推测两种疾病可能存在某些共同的发病基础或者联系,提出可能存在一种强迫亚型精神分裂症和一种分裂亚型强迫症。

另外,精神分裂症处于恢复期的漫长阶段往往出现强迫症状,此时的症状并不是从整个病程发展而来的,多数是幻觉妄想症状消失后产生的。尽管发生的机制不甚清楚,但根据临床研究和经验分析,多与病前性格、社会心理因素、认知功能受损以及某些抗精神病药物影响有关。某些患者精神病性症状几乎全部消失,自知力也有良好的恢复,但残留有失眠、情绪不稳、焦虑、抑郁、注意力不集中等神经症综合征,包括强迫症在内。

2.抑郁发作

50%的精神分裂症患者在急性发作后 6 个月内出现抑郁情绪,此时的抑郁情绪可能是精神分裂症的症状组成,但不是主要临床表现,随着精神分裂症特征性症状的出现,抑郁就显得不那么显著或者消失。恢复期患者在整个病程中抑郁始终是一个值得重视并难以解决的问题,影响因素有:面对疾病恢复后的生活、学习、工作以及家庭问题等众多因素的失落感、自卑感、前途没有希望、被贴上疾病的"标签"、病耻感等。由于上述因素使得患者自信心降低、失去控制能力、经常的不愉快体验以及住院的"创伤"等。按 Hafner 的资料,在这部分患者中,抑郁情绪的累计患病率可达 80%,需要引起临床的重视,以期早期发现、避免对症状的误认和漏诊。

精神分裂症的认知功能方面受损、阴性症状与抑郁是有本质区别的,前者思维活动贫乏;情感活动处于迟钝、淡漠或不协调状态;意志行为活动显著缺乏,能力减弱、缺乏社会性意向等。而抑郁障碍患者是思维活动的缓慢,处于欲说不能的状态;情感低落或低沉,负性情感活动增强;意向活动减少、缓慢、迟滞,不想活动和精力缺乏。

紧张型木僵须与抑郁症木僵鉴别。抑郁症患者活动减少,反应迟滞,严重时可以达到亚木僵或木僵状态。此时患者思维活动困难,动作极度缓慢,情感低沉忧愁,与精神分裂症紧张型十分相似。精神分裂症木僵表情呆板,情感淡漠,与周围环境协调性较差,两者的情感障碍和与环境的接触困难有本质的区别。

3.躁狂发作

急性起病表现为言语运动性兴奋的精神分裂症,由于起病急、进展快,尚未形成典型的综合征,临床表现既有片段的幻觉妄想、离奇思维、突出表现为言语运动性兴奋,情感不稳定、多变。表现可能与躁狂发作比较相似,此时对两者的鉴别要谨慎,要点是:①两者思维联想、思维内容的表现形式均有所不同。躁狂发作患者的音联意联、语量增多有可理解性和现实性、带有夸大色彩。②两者内心体验与对周围事物的情感反应、对周围客体接触情境的表情变化明显不同。躁狂发作患者的情感高涨、活跃、生动、有感染性,情感表现无论喜怒哀乐,均与思维内容相一致,与周围环境协调配合,情感变化过程使得周围人产生共鸣反应。③精神分裂症患者虽然行为活动增多,但不伴有情感高涨,情感变化与周围环境也不配合、不协调,动作单调刻板,言语交谈、接触比较困难,行为愚蠢、幼稚、杂乱无章和冲动性。

4.创伤后应激障碍

创伤后应激障碍(PTSD)的特征为继创伤或灾难性事件之后长期存在的焦虑反应,通常为经历或目睹了创伤事件。PTSD通常在创伤事件后3～6个月内发生,创伤后应激障碍患者的情感反应鲜明强烈。精神症状随着精神创伤的解除而逐渐减轻、消失。

在精神创伤直接影响下发病的精神分裂症临床并不少见,他们在疾病早期思维和情感障碍均可带有浓厚的创伤色彩,需要与创伤后应激障碍相鉴别。但精神分裂症随着病情的发展,妄想的内容离精神因素愈来愈远,日益脱离现实,在结构和逻辑推理上愈来愈荒谬。患者不能主动暴露内心体验,也缺乏相应的情感反应。

5.妄想障碍

妄想障碍是一组疾病的总称,其共同特点是以系统的妄想为主要临床症状,如关系妄想、迫害妄想、嫉妒妄想、影响妄想等,但缺乏精神分裂症的特征性症状。患者的行为和情感反应与妄想症状相一致,妄想形成有一定现实为基础,是在对事实片面评价的基础上发展起来,思维始终保持有条理和有逻辑,缺乏幻觉。这类患者多具有特殊的性格缺陷,表现为主观、固执、敏感、多疑、自尊心强、自我中心和自命不凡的特点。存在不健全人格和心理因素相互作用,在鉴别上有重要意义。

精神分裂症偏执型临床特征以显著的幻觉和特征性妄想为主要临床相,妄想内容荒谬、离奇、无现实基础且不可理解。病程进展迁延,逐渐出现精神功能衰退以及显著的认知功能受损。

6.精神活性物质所致精神障碍

使用乙醇或精神活性物质可引起精神症状,有的表现类似精神分裂症,需要进行鉴别,鉴别最为关键的要点是获取准确的病史。

需要指出的是,精神分裂症患者可以同时共病精神活性物质依赖。一旦特征性精神症状在停用精神活性物质后持续存在,病程迁延并反复发作。此时的精神症状似乎与精神活性物质的问题没有任何内在联系了,对此,可以同时做出两个诊断。

7.躯体疾病所致的精神障碍

在躯体因素诱发下起病的精神分裂症患者,通常起病急,早期可出现轻度意识障碍、定向错误、幻视等症状,需要与症状性精神病相鉴别。症状性精神病虽可以出现类似精神分裂症的症状,但这些症状是在意识障碍的背景上出现的,幻觉以恐怖性幻视为主,且有昼轻夜重的波动性特点,患者描述幻觉妄想症状时情感鲜明生动。临床常见有肾性脑病、肺性脑病、胶原性结缔组织病变等,躯体疾病的严重程度和实验室指标可作为重要参考。当意识障碍减轻或消失时,患者与环境接触良好,情感反应保存,没有精神分裂症特征性症状。

8.脑器质性精神障碍

脑器质性病变如癫痫、颅内感染、脑肿瘤等均可引起精神病性症状,有时与精神分裂症的表现难以区别,如生动鲜明的幻觉和妄想。这类患者往往同时伴有意识障碍,症状波动性较大,有昼轻夜重的变化规律,幻觉多为恐怖性幻视。原发疾病往往有确切的临床及实验室证据,如脑电图异常、脑脊液及脑影像学改变等。精神症状与原发疾病有密切联系,随着原发疾病的恶化而加重,随着原发疾病的改善而好转。

9.人格障碍

某些精神分裂症患者以假性病态人格的表现为其早期症状,特别以青少年起病、病程进展缓慢者,容易误诊为人格障碍。此时鉴别诊断必须详细了解患者的生活经历,在家庭、学校、单位、社会各方面的表现,以及个性发展经过。人格障碍是个性发展的偏离,不是一个疾病的过程,在不顺利的环境下个性缺陷可以更为明显,属量的变化。鉴别要点是人格障碍是自小而来的连续过程,并非发作性。

精神分裂症缓解不全可遗留人格缺陷,如缺乏既往精神病史(或表现轻症未被注意)则区别往往比较困难,可结合既往个性特征及家族史等加以诊断。精神分裂症缓解不全的病例,除表现人格改变外,情感、思维、意志等方面也有障碍,他们往往缺乏自发性和自然性,这是人格障碍所具备的。

轻型或处于静止状态的偏执型精神分裂症,可误诊为偏执型人格障碍,但后者主要表现在过分敏感的基础上对日常事务和人际关系的误解,从而产生一定的牵连观念,但一般不发生幻觉、妄想,可与精神分裂症进行区别。

七、治疗

(一)精神分裂症的治疗概述

精神分裂症是一种慢性致残性精神疾病,对于其治疗应当是一种全病程多方面参与的治疗和管理。首发精神分裂症的干预绝不仅限于急性期治疗阶段,也不仅限于医务人员与患者及家属在门诊或病房的短暂接触。除了以下讲述的住院期间的躯体治疗外,还需要回归社区继续进行社会心理干预及精神康复训练;除了医院医生的参与,还需要社区、公安等社会多部门及人员的参与。例如,对于有兴奋躁动、自杀自伤风险的患者,除了一般处理,建议及早转入封闭病房治疗和观察;对于肇事肇祸的患者,需要交予公安司法部门处理;对于没有责任能力危害社会的重性精神疾病患者,需要政府实施强制性的精神医学治疗等。

抗精神病药物不能"根治"精神分裂症,其治疗性质类似于降糖药物治疗糖尿病;具体维持服药时间无统一规定,但对于有严重攻击、自杀行为和残留症状者,可能需要终生服药;预防复发需要长期的药物治疗,维持治疗剂量个体化;心理社会干预及康复训练有利于全面的良好预后;不同药物适用于不同个体,与患者讨论其感受到的不良反应,及时处理抗精神病药引起的不良反应;抗精神病药物不能突然停药;慢性患者常残留阳性症状及情感症状,包括抑郁及自杀,可采用换药、加量、合并治疗方法,加强随访,及时调整治疗。

(二)精神分裂症的早期识别和干预

在出现典型的精神分裂症症状前,患者常常出现与既往不同的行为方式等表现,即前驱期表现或称为"前哨综合征"。常见的前驱期症状有情绪的改变(如抑郁症状、开始疏远他人等)、认知功能改变(可通过神经认知工具发现异常)、感知觉异常、行为改变(敏感、多疑、怪异行为等)。由于这种变化较为缓慢,持续数月至数年,且症状往往隐匿而不典型,常常被家属忽视。这是一个特殊的阶段,可能持续1~5年,甚至更长时间而不被注意。但如果能对这个阶段进行早期识别和干预,就能够有效地缩短精神分裂症的未治疗持续时间(DUP)。DUP的缩短对改善精神分裂症的疗效和预后是至关重要的。精神分裂症患者如以阴性症状慢性起病,初期易误认为人格问题,直到症状较重,生活不能自理时才就诊,故DUP较长,边缘系统多巴胺持续升高的时间长,预后差;相反,阳性症状易被发现为不正常,就诊时间较早,故DUP较短。这是阴性症状预后较差,阳性症状预后较好的原因之一。研究显示,起病年龄越小,说明精神病失代偿越早。精神分裂症越早干预,其预后越好。因此,了解前驱期症状,有利于早期识别和早期治疗,对于改善预后非常重要。

(三)精神分裂症的治疗技术和治疗策略

1.治疗技术

(1)药物治疗:包括抗精神病药物、改善脑功能药物及其他辅助药物等以下几个方面。

1)抗精神病药物:目前主要运用的抗精神病药包括两大类。a.第一代抗精神病药:其主要药理作用为阻断中枢多巴胺D_2受体,治疗中可产生锥体外系不良反应和催乳素水平升高。代表药物为氯丙嗪、氟哌啶醇等。b.第二代抗精神病药称非传统抗精神病药、非典型抗精神病药、新型抗精神病药物等。第二代药物在治疗量时,较少产生锥体外系症状,但少数药物催乳素水平升高仍明显。按药理作用分为四类:a.5-羟色胺和多巴胺受体拮抗剂(SDAs),如利培酮、奥氮平、喹硫平、齐拉西酮等;b.多受体作用药(MARTAs),如氯氮平;c.选择性多巴胺D_2、D_3受体拮抗剂,如氨磺必利;d.多巴胺受体部分激动剂,如阿立哌唑。

根据《中国精神分裂症防治指南》(第二版)、《WFSBP 2012年指南》抗精神病药物选择推荐如下:

一线药物:非典型抗精神病药物(利培酮、齐拉西酮、喹硫平、奥氮平、氨磺必利、阿立哌唑、哌罗匹隆、帕利哌酮等);

二线药物:典型抗精神病药物(氯丙嗪、奋乃静、氟哌啶醇等);非典型抗精神病药物(舒必利、氯氮平等)。

首发精神分裂症患者(WFSBP):

1A级推荐:奥氮平,喹硫平,利培酮

2A级推荐:氯氮平,氟哌啶醇

2B级推荐:氨磺必利,齐拉西酮,阿立哌唑

慢性精神分裂症患者急性恶化或复发(WFSBP):

1A级推荐:氨磺必利,阿立哌唑,奥氮平,喹硫平,利培酮,齐拉西酮

1/2A级推荐:阿塞那平,氯氮平,伊潘立酮,帕利哌酮,舍吲哚

2A级推荐:氟哌啶醇

3B级推荐:鲁拉西酮,佐替平

抗精神病药物剂量调整:

常规药物剂量调整:选择药物推荐的平均起始剂量为首次给药剂量,1周之内增至推荐的平均有效治疗剂量;可视患者的耐受情况及疗效增至最大治疗剂量;

特殊人群及敏感体质药物剂量调整原则:选择药物推荐的最低起始剂量作为首次给药剂量,根据患者年龄及躯体耐受情况,决定加药时间及剂量。

2)改善脑功能药物

a.使用原则:根据患者认知功能损害、体征、实验室及影像学检查结果等选择相应的改善脑功能药物治疗;可根据患者配合情况选择静脉滴注或口服治疗。

b.常用药物:改善脑循环为主的药物;保护、营养及修复脑神经药物;改善自主神经功能、免疫调节药物。

3)其他辅助药物

a.苯二氮䓬类药物或其他镇静催眠药物:可以治疗紧张症状,睡眠问题,焦虑和激越;抗抑郁药物可以治疗共存的抑郁和强迫障碍;心境稳定剂和 β 受体阻滞剂可以降低敌意和攻击的严重性;5-HTIA 受体激动剂可用于伴焦虑症状的患者。

b.中药:根据患者伴发症状可酌情配合使用镇静安神等中药。

c.其他药物:伴有肝损伤患者可合并使用保肝药物治疗等。

(2)物理治疗

1)改良电休克治疗(MECT)适用于:a.严重抑郁,有强烈自伤、自杀行为或明显自责自罪者;b.极度兴奋躁动、冲动伤人者(精神分裂症、双相障碍);c.拒食、违拗和紧张性木僵者(精神分裂症);d.抗精神病药物治疗无效或对治疗药物不能耐受者。

在最新版本的 WFSBPA 和 APA 指南中,MECT 仅推荐用于难治性的精神分裂症。也可以与抗精神病药物联合使用。最新发表的 Meta 分析提示 MECT 对精神分裂症的总体症状是有效的,不管是否合并抗精神病药物。尤其是对于紧张性精神分裂症效果较好,单独治疗的研究较少且证据不足。

2)重复经颅磁刺激治疗(rTMS):主要适用于顽固性幻听和阴性症状。目前在中国尚没有治疗精神分裂症的适应证。国外的最新研究提示,rTMS 对难治性精神分裂症(持续幻听和持续的阴性症状)有一定疗效。基于 10 个双盲研究的 Meta 分析显示,左颞叶低频(1Hz)rTMS 治疗对药物无效的幻听有明显的优势。高频率(10Hz)rTMS 作用在脊背部前额叶可以改善精神分裂症的阴性症状,但证据有限。尤其是 rTMS 的治疗强度和频率还需进一步研究。

(3)心理与社会干预:仅仅让患者消除精神症状是不够的,心理社会干预措施有助于患者达到并保持良好的健康状态,恢复原有的工作或学习能力,重建恰当稳定的人际关系,这样才算达到全面的社会康复。对于急性期精神分裂症患者心理治疗的主要目的不是去改变幻觉妄想和其他精神症状,而是提高患者对疾病的认识水平,提高自我保健的能力,在有效预防复发的基础上,力争社会功能的全面康复。主要的形式是支持性心理治疗。在巩固维持期,心理治疗可以增强患者对治疗的依从性,保证药物的维持治疗,减低复发率,而且有助于解决患者的心理需要和心理问题,全面提高社会功能,获得临床痊愈。主要形式可以采用集体心理治疗、心理咨询与技能训练、认知疗法、家庭治疗和行为治疗。对于慢性期患者还可以采用工娱治疗和音乐治疗等形式。

1)心理治疗的目的

a.临床治疗团队、患者和家属应建立治疗联盟,重视患者及家属关注的问题并进行相关指导,提高患者家属对相关治疗的依从性及满意度。

b.矫正患者不良的认知或行为模式,处理患者出现的社会心理应激、人际关系困难、家庭婚姻问题、人格问题。

c.改善阴性症状、社会功能和生活质量,提高患者的社会心理功能,促进患者的临床痊愈,降低疾病的复发率。

2)心理治疗的原则

a.根据精神分裂症的不同病程阶段及患者和家属的需求而调整心理治疗的目的和内容。

b.以实时的心理评估及心理诊断为依据动态调整心理社会干预手段。

c.制定个体化的心理治疗计划和方案,如日常生活技巧训练,达到就业和学习目标,财务管理,发展和维护社交关系和应对症状对生活的影响。

3)心理治疗的选择

a.按不同病程阶段选择

急性期:由于此阶段的患者症状不稳定,心理治疗的主要目的不是去改变幻觉妄想和其他精神症状,而是提高患者对疾病的认识水平,提高自我保健的能力,与患者及家属建立治疗联盟,在有效预防复发的基础上,力争社会功能的全面康复。主要的形式是支持性的心理治疗及家庭治疗。

巩固期:此阶段患者症状基本稳定,自知力逐步恢复,接触较好,此时给予患者个体化的心理治疗,有助于患者全面了解自身疾病状况,认识自己的精神症状,减少伴随的情绪问题,改善阴性症状,巩固疗效,减少疾病复发等。在巩固维持期,心理治疗可以增强患者对治疗的依从性,保证药物的维持治疗,减低复发率,而且有助于解决患者的心理需要和心理问题,全面提高社会功能,获得临床痊愈。主要形式可以采用集体心理治疗、心理咨询与技能训练、认知疗法、家庭治疗和行为治疗。

稳定期:此阶段患者病情基本控制,关注的问题更多的是功能恢复和预防复发。此时给予患者针对物质滥用和减少残留症状与伴发症状的心理治疗,以及与就业、教育、社会活动(如就业支持、社交和日常生活技能培训和认知缺陷的补偿性干预)等相关的教育和认知行为心理治疗是十分必要的。对于慢性期患者还可以采用工娱治疗和音乐治疗等形式。

b.按不同治疗方法选择

支持性心理治疗:是临床上应用较广的心理治疗方法,适用于精神分裂症的各个病期。支持性心理治疗以医患关系为中心,治疗的内容主要取决于患者具体的问题。该治疗方法是非指导性的,强调移情、倾听和非占有性热诚。每次 40～80 分钟,一般每周 3～5 次。

认知行为治疗:是根据患者当前或既往的症状和(或)功能,在他们的思维方式、感觉和行为之间建立联系,同时重新评估他们对目标症状的感知、信念或推理。该治疗的目标是帮助患病个体正常化,减轻精神症状,改善社会功能和自知力,从而减少相关痛苦及其对功能的影响。每次 40～80 分钟,一般每周 3～5 次。

人际关系心理治疗:适用于患者当前生活的变动引起的人际交往功能下降,包括丧失,社会角色冲突和角色转换,社会隔离,社交技能缺乏等。每次 40～80 分钟,一般每周 1～2 次。

认知矫正治疗:是一种特别关注基础认知进程(如注意力、工作记忆或执行功能等)的心理治疗手段,治疗目的是改善特定的认知功能或其他功能(如日常生活、社会或者职业技能等)。每次 40～80 分钟,一般每周 1～2 次。

婚姻或家庭治疗:本治疗可改善患者的夫妻关系和家庭关系,增强患者的社会支持、减少不良家庭环境对疾病康复的影响。家庭治疗的开始时间可以在急性期或者之后,包括住院期间和恢复期。有研究发现家庭内部的情感表达是精神分裂症发病和复发的有效预测因子,家庭治疗可以降低疾病复发率,改善患者社交功能和对疾病的认知。每次 40～80 分钟,一般每周 1～2 次。

动力心理治疗:适用于存在特定的心理冲突,如罪感、耻感、人际关系、焦虑的管理、压抑或不能接受的冲动,以及儿童和养育者之间情感交流的不足而造成儿童心理发育缺陷,进而产生自尊、情绪自我调节方面的问题。每次 40～80 分钟,一般每周 1～2 次。

团体/小组心理治疗:适用于存在人际关系问题、社交问题等心理问题并具有一定期望、心理成熟度和共同目标的患者,主要处理患者的人际问题、提高他们的人际沟通能力,缓解焦虑状态。每次 40～80 分钟,一般每周 3～5 次。

心理危机干预:对突发的社会心理应激导致患者情绪突发变化,可能带来潜在的安全风险,要进行紧急心理危机干预。

社交技能训练:是一种结构化的心理治疗。治疗目的是帮助精神分裂症患者重新获得社交技能和自信,提高应对社会情境的能力,减轻社交痛苦,改善其生活质量,并有助于减少阴性症状和预防复发。

心理健康教育:是指为精神分裂症患者提供信息和教育,具体涉及疾病诊断、治疗、相应资源、预后、常见应对策略和权利。研究提示心理健康教育对传递疾病知识是有效的,且只有在配合动机强化疗法和特定的行为疗法如提醒、激励和自我监测下,才能够提高依从性。

艺术治疗:艺术治疗是将心理治疗技术与文艺活动(如绘画、音乐、戏剧、舞蹈)相结合,以促进患者的创造性表达。最常见的艺术治疗主要包括音乐治疗和绘画治疗。临床研究证据一致表明,无论采用何种形式(绘画、音乐)的艺术治疗均能有效减少阴性症状。

(4)康复治疗:大部分精神分裂症患者在接受药物治疗、症状基本消失以后,仍然存在认知、行为及个性等方面的问题,但仍有约 2/3 的患者由于反复发作或不断恶化出现人格改变、社会功能下降,最终可导致患者丧失社会功能,临床上呈现为不同程度的残疾状态,所以需要继续接受精神康复方面的治疗和训练。精神康复服务的主要对象是重性精神疾病患者,并主要是慢性精神病患者,主要通过生活技能训练和社会心理功能康复,药物自我管理能力训练和学习求助医生等,使者在生理上、心理上、社会活动上和职业上实现全面的、整体的康复,最终能够回归社会。

2.治疗策略

(1)基于不同临床相的治疗

1)以幻觉、妄想等精神病性症状为主要临床相:

a.不合作患者:选择典型抗精神病药物氟哌啶醇注射液肌内注射或氯丙嗪短效针剂或与等量异丙嗪混合注射,疗程3～7天,对于伴有严重兴奋躁动的患者应在必要的心肺安全监护条件下采用氯丙嗪、异丙嗪等量溶于生理盐水中,缓慢静脉注射或静脉滴注。另外,新型非典型抗精神病药如齐拉西酮短效针剂肌内注射(20～40mg/d),可连续肌内注射3天,然后转为口服齐拉西酮或其他新型抗精神病药,必要时可同时肌内注射苯二氮䓬类如劳拉西泮和氯硝西泮,有助于兴奋激越更快得到控制。也可以给予口服非典型抗精神病药如利培酮、帕利哌酮、奥氮平、喹硫平、齐拉西酮、阿立哌唑或氨磺必利,特别是口服液或口崩片等用药方式比较适合不合作的患者。同时合并注射苯二氮䓬类如劳拉西泮、氯硝西泮或地西泮等。

b.合作患者:优先采用口服一种非典型抗精神病药如利培酮、帕利哌酮、奥氮平、喹硫平、齐拉西酮、阿立哌唑和氨磺必利,其次可考虑使用一种典型抗精神病药如氯丙嗪、氟哌啶醇、奋乃静或舒必利治疗。

2)以兴奋、激越和暴力行为为主要临床相:首选典型抗精神病药物如氟哌啶醇或氯丙嗪肌内注射,或选择非典型抗精神病药齐拉西酮肌内注射,可根据患者兴奋激越严重程度考虑同时合用苯二氮䓬类肌内注射如劳拉西泮或氯硝西泮。或者以口服新型非典型抗精神病药物为主合并注射苯二氮䓬类药物。

3)以紧张症状群或精神运动性抑制为主要临床相:首选电休克治疗或舒必利静脉滴注治疗,起始剂量50～100mg/d,3～5天内滴定至目标治疗剂量200～600mg/d,可持续治疗1～2周,应重视躯体营养状况及水、电解质平衡,应及时合并躯体支持治疗。治疗有效后可继续口服舒必利或转换非典型抗精神病药治疗。

4)以阴性症状为主要临床相:首选非典型抗精神病药治疗,如氨磺必利、阿立哌唑、利培酮、帕利哌酮、奥氮平、喹硫平和齐拉西酮等,阴性症状为主患者的目标治疗剂量相对较低,或者谨慎使用小剂量氯氮平50～100mg/d。如果无效,可考虑换用另一种新型非典型抗精神病药或以氯氮平治疗。

5)以阳性症状为主同时伴抑郁等心境症状为主要临床相:首选一种非典型抗精神病药物如阿立哌唑、氨磺必利、喹硫平、齐拉西酮、利培酮、帕利哌酮或奥氮平,或典型抗精神病药物如舒必利;或谨慎使用氯氮平;如果优化治疗后抑郁、焦虑仍未有效缓解,可换用另一种新型非典型药物治疗。部分患者特别是伴严重消极行为如自杀或自伤、拒食时,可首选联合电休克治疗。

6)以突出的自杀或自伤行为为主要临床相:首选以高效价、剂量滴定迅速、起效相对较快、对心境症状疗效相对更好的非典型抗精神病药物,如奥氮平、阿立哌唑、氨磺必利、齐拉西酮和帕利哌酮等,自杀或自伤行为突出的患者可联合MECT治疗,有利于自杀或自伤行为的迅速控制。如果有效,在完成MECT治疗疗程后,继续使用已选择的非典型抗精神病药物治疗。

(2)基于目前用药疗效的治疗(已用药及疗效剂量疗程)

1)有效:用药2～4周达临床缓解(与基线相比症状评估减分率≥30%),原药治疗。

2)无效:用药2～4周未达临床缓解(与基线相比症状评估减分率≥30%)。

a.未达最大治疗剂量:加量到最大有效治疗剂量。

b.已达最大治疗剂量:换用另一种作用机制相同或作用机制不同的抗精神病药物,同时按照基于症状的药物治疗方案选择换药种类。

（3）基于有无家族史的治疗

1）精神分裂症家族史：可首选先证者肯定治疗效果的抗精神病药物治疗。

2）双相障碍家族史：可联合情感稳定剂治疗。

3）抑郁障碍家族史：可联合抗抑郁药治疗。

4）自杀家族史：可联合有预防自杀的情感稳定剂锂盐治疗。

（4）基于特殊人群的治疗：老年、儿童、孕期及哺乳期妇女、特殊人格者。

1）老年：以第二代抗精神病药为主，起始剂量和增加剂量要小，缓慢加量，治疗剂量一般为青壮年的 1/3～1/2，尽量避免合并用药，避免随意减药、停药和加量。用药安全第一，根据药物不良反应来选用药物。

2）儿童和青少年：美国 FDA 批准如下。

B 级推荐：阿立哌唑、奥氮平、喹硫平、帕利哌酮、利培酮。

C 级推荐：氯氮平。

3）孕期、围生期及哺乳期妇女：无 A 级药物，氯氮平为 B 级，其余多为 C 级和 D 级。

4）存在特殊偏执人格、情感不稳定性人格特征，可联合情感稳定剂或小剂量抗精神病药治疗。

（5）共病其他精神障碍的治疗

1）精神分裂症认知缺陷的治疗：首选非典型抗精神病药物，如奥氮平、喹硫平和利培酮。A 级推荐：利培酮 1～2mg/d。

2）精神分裂症抑郁症状的治疗

A 级推荐：SSRIs 类中舍曲林 50mg/d 作为首选药物合并抗精神病药治疗精神分裂症的抑郁症状是有效的。

B 级推荐：NaSSA 类米氮平 30mg/d 对精神分裂症抑郁症状有改善作用。

3）物质滥用与依赖：研究显示，与经典抗精神病药相比，氯氮平等其他非典型抗精神病药更能够减少精神分裂症患者的酒精、大麻和可卡因使用率。

4）吸烟行为：FDA 批准安非他酮用于戒烟及精神分裂症患者的戒烟。2014 年 NICE 指南中提及可将伐伦克林用于诊断为精神疾病或精神分裂症患者的戒烟治疗，但警告二者有可能增加神经精神症状。目前对于非典型抗精神病药对于精神分裂症患者戒烟行为的研究报道居多的是氯氮平。

（6）合并躯体疾病的治疗

1）心脏病患者：选择对心脏不良反应小的药物，如奋乃静、利培酮、奥氮平、喹硫平等。

2）肝病患者：选择低毒性高效价药物，如奋乃静、氟哌啶醇、利培酮等。

3）肾病患者：治疗时应减少抗精神病药物剂量。

4）糖尿病患者：选择引发糖尿病风险小的药物，目前已知的非典型抗精神病药中引发糖尿病的风险依次为氯氮平、奥氮平（高度），利培酮、喹硫平（中度），齐拉西酮（最低）。

（7）慢性精神分裂症患者急性恶化或复发的治疗

A 级推荐：氨磺必利、阿立哌唑、阿塞那平、氯氮平、氟哌啶醇、伊潘立酮、奥氮平、帕利哌酮、喹硫平、利培酮、舍吲哚、齐拉西酮。

B级推荐:鲁拉西酮、佐替平。

(8)难治性精神分裂症的治疗:是指按通用方法进行治疗而不能获得理想疗效的一群患者。包括:过去5年对3种药物剂量和疗程适当的抗精神病药物(3种中至少有两种化学结构是不同的),足量、足疗程治疗反应不佳;或不能耐受抗精神病药物的不良反应;或即使有充分的维持治疗或预防治疗,病情仍然复发或恶化的患者。起因常有4个方面,即患者因素、疾病本身的因素(如合并躯体情况、共患其他疾病、拒医拒药)、社会环境因素和医生因素。

对于难治性精神分裂症患者的治疗包括:

1)首先,重新审定诊断,进一步了解患者既往用药史及相关因素,评估患者既往的治疗依从性,着重考虑用药个体化,必要时监测药物血浆浓度。重新制订治疗方案。

2)其次,更换合适的药物,足量、足疗程治疗,疗程一般不少于2~5年。包括换氯氮平治疗;氯氮平联合其他药物治疗策略(联合其他抗精神病药、心境稳定剂、抗抑郁药和促认知药物等);换为其他第二代抗精神病药治疗(可选用利培酮、奥氮平、喹硫平);换为电休克治疗;其他治疗策略等。

(四)精神分裂症的复发预防

精神分裂症患者最终结局多数表现为间断发作或持续病程两类。只有大约1/5的患者发作一次缓解后终生不发作,因此如何有效地预防复发对于精神分裂症的预后至关重要。目前的共识是,精神分裂症需要全病程的长期治疗,抗精神病药物的维持治疗对预防疾病复发非常重要,是决定疾病预后和社会功能损害程度的关键因素。药物治疗依从性差将会导致患者的症状多次复发。近年关于复发和服药依从性的研究发现,精神分裂症患者出院1年内的复发比例高达33.5%,1年内的再住院率18.9%,其中最主要的复发原因是中断治疗或自行减药。研究表明,首次发作的精神分裂症患者,5年内的复发率超过80%,中断药物治疗者的复发风险是持续药物治疗者的5倍,所以坚持服药和维持治疗是维持病情稳定的主要措施。维持治疗是指病情稳定状态下的持续治疗,一定要保持急性期治疗获得的临床治愈疗效,避免疾病复发与症状的波动。维持治疗的时间在首发患者至少需要2年,1次复发的患者需要3~5年,多次复发的需要维持治疗5年以上。维持期治疗的时间需要依据个体化原则。总体来讲,由于现代治疗学的不断进步,大约60%的患者是可以达到社会性缓解,即具备一定的社会功能。越来越多的证据表明,精神疾病的早期干预对于预后有着重要影响,因此,对于精神分裂症的预防显得尤为重要。目前对于精神障碍的预防遵循经典的"三级预防"制度。同时由于精神疾病的特点,预防也可分为三个层次:一般性预防干预,指对公众宣传普及精神卫生知识,提高公众的精神卫生水平;选择性预防干预,是具有精神障碍危险因素的高危人群进行心理危机干预,以避免或减少应激相关精神障碍的发生;指征性预防干预是针对具有精神障碍的先兆或前驱症状或具有明显的精神障碍素质因素但尚不符合诊断的人群进行的干预。

第二节　妄想性障碍

妄想性障碍又称偏执性精神障碍是指一组病因未明,以系统妄想为主要症状的精神障碍,若存在幻觉则历时短暂且不突出,病程演进缓慢,患者可在不涉及妄想的情况下,具有一定的工作和社会适应能力。

一、病因学

本病的病因不明。通常与病前人格和可以引起社会隔离的因素有关。常见于病前为偏执型人格的患者。表现为主观固执、敏感、多疑、好嫉妒、易激惹、自尊心强、自我中心、自我评价高、拒绝接受批评、有不安全感、好幻想等。社会隔离也与其发生有关。犯人、难民或移民都容易产生偏执。

二、临床表现

(一)偏执狂

本病常起病于中年,以男性较多(约占70%),病程冗长,可长久不愈。临床特点是出现一种或一整套相互关联的妄想,妄想往往持久,有时持续终身。妄想的内容变异很大,常为被害、疑病和夸大妄想,但也可与诉讼或嫉妒有关。多数患者临床表现开始以被害妄想为主,后来出现夸大妄想。这两种妄想是彼此影响互为因果的,妄想内容及出现时间常与患者的生活处境有关。妄想有一定的现实性,不经深入调查,难辨是非。患者的情感、言语和行为均正常。本病患者始终不出现幻觉,偏执狂患者的人格,即使病情已久仍然无衰退。

(二)偏执状态

又称偏执性精神病,是指类似偏执狂的一种状态,亦以妄想为主要特征,但系统性和牢固性不如偏执狂严重,而且病前人格特征不甚突出,多在生活事件后发病。本病好发于女性,多于30～40岁起病,病前性格多为主观、固执、好强等,约1/3起病前有心理因素。本病无明显遗传倾向,起病多徐缓。临床症状以妄想为主,常见的妄想为被害、嫉妒、诉讼、钟情、夸大、疑病等。妄想系统,但结构不严谨。妄想内容接近于现实,往往涉及家人、邻里和单位成员,一般不泛化。除妄想外无其他思维障碍没有幻觉。如不触及妄想内容,情绪反应是适当的。人格保持相对完整,工作、学习和适应良好。智能无损害,自知力缺乏,但很少衰退。

(三)一些特殊的持久的妄想性障碍

1.诉讼狂

诉讼狂是偏执狂中较为多见的一个类型。患病前往往具有强硬、自负、固执己见,同时又很敏感、脆弱的人格缺陷。妄想的形成以好诉讼性人格障碍为前提,在某些生活事件的作用下,部分人由好诉讼性人格转为诉讼妄想,其间并无明显的界限。诉讼妄想一旦形成,患者不再怀疑自己行为、态度的正确性和合法性。患者坚信自己受到不公待遇、人身迫害、名誉受损、权利被侵犯等,而采用上访、信访、诉讼等手段,即使内容被查明不属实、诉状被驳回,依然不肯罢休,给家庭、单位、社会带来极大的麻烦。

2. 嫉妒狂

坚信配偶或性伴侣对自己不忠,有外遇,常常千方百计地寻找配偶或性伴侣对自己不忠的证据,并由牵强附会、不可靠的证据得出不正确的结论,引证自己的结论。妄想常伴随强烈的情感反应和相应的行为。常对配偶或性伴侣进行质问,拷打,采取跟踪监视,偷偷检查对方提包、抽屉、信件或手机或通话记录,试图找到可靠的证据,甚至限制其自由。严重者可发生暴力行为。男性多于女性。

3. 夸大狂

患者自命不凡,坚信自己才华出众,智慧超群,能力巨大,或声称有重大发明,或者自感精力充沛,思维敏捷,有敏锐的洞察力,能预见未来等,到处炫耀自己的才华。

三、诊断与鉴别诊断

1. 诊断要点

妄想是最突出的或唯一的临床特征,妄想必须存在至少 3 个月,必须明确地为患者的个人观念,而非亚文化观念。可间断性地出现抑郁症状甚至完全的抑郁发作,但没有心境障碍时妄想仍持续存在。患者不应存在脑部疾病的证据,没有或偶然才有听幻觉,且无精神分裂症性症状(被控制妄想、思维被广播等)的病史。

2. 鉴别诊断

偏执型精神分裂症,患者也以妄想为主,但其内容荒谬且牵连较广,常伴有听幻觉、被动体验以及其他精神分裂症特点,晚期往往导致精神衰退,以上特征可与偏执狂和偏执状态区别。

四、治疗与预后

通常妄想性障碍的患者很难主动就诊,更不愿意服药治疗。医生需要先就患者的整体情况与患者商讨,尝试改善伴随的焦虑抑郁情绪和躯体不适,鼓励患者寻求帮助,减少伤害性行为,这些工作有利于与患者达成初步的合作,为患者接受系统抗精神病药治疗做准备。

妄想性障碍的首选治疗是抗精神病药治疗,目前缺乏抗精神病药治疗妄想性障碍的随机对照研究,病例报告显示药物治疗有显著效果,但多数患者的症状无法完全消失,因此治疗的目标是减轻症状,降低精神症状对心身状况和社会功能的影响。第一代和第二代抗精神病药均可减轻妄想性障碍的症状,但由于患者多对治疗疑虑,故药物选择和初始剂量需仔细权衡不良反应和获益,以免早期出现的不良反应增加患者的反感,造成治疗的中断。治疗过程中缓慢增加药量使得患者能够耐受药物,剂量和疗程应个体化。有报道显示长效抗精神病药注射针剂也可以适用于妄想性障碍的患者。心理干预常配合药物治疗进行,有效的心理干预有助于良好医患关系的建立,提高治疗的依从性。

可以给患者和家属进行疾病和治疗方面的家庭干预,包括健康教育,建立医患联盟,可以教育患者的家属和照料者不要就妄想观念的内容与患者辩驳,鼓励家庭以稳定患者情绪,配合治疗为主要目标。

此病病程多为持续性,部分患者可终生不愈。有些患者年老后由于体力和精力的日趋衰退,症状可有所缓解。少部分患者经治疗后可有较好的缓解。

第三节　急性短暂性精神病性障碍

急性短暂性精神病性障碍指一组起病急骤,以精神病性症状为主的短暂精神障碍,多数患者能缓解或基本缓解。临床表现为迅速变化的幻觉、妄想,伴短暂而强烈的情感改变,或存在典型的精神分裂症症状,可存在相应的急性应激。病程短,预后好。

一、病因学

研究表明分裂样精神障碍一级亲属罹患精神分裂症的危险性则小于精神分裂症。而大于情感障碍的一级亲属,原发性情感障碍一级亲属中罹患情感障碍的危险性高于分裂样精神障碍和精神分裂症的一级亲属,而分裂样精神障碍和精神分裂症患者一级亲属患情感障碍的危险性相差无几。分裂样精神障碍患者的亲属中精神分裂症的患病率,较精神分裂症的亲属要低,比情感障碍的亲属要高。对分裂样精神障碍的家庭研究表明,分裂样精神障碍属于"精神分裂症谱系疾病"。上述研究结果表明,分裂样精神障碍患者的亲属罹患精神分裂症和情感障碍的危险性,均介于精神分裂症和情感障碍患者的亲属之间,但与精神分裂症患者的亲属更为接近。

二、临床表现

(一)急性多形性精神病性障碍

这是一种急性精神病性障碍。临床表现多样,有明显的幻觉、妄想和各种知觉障碍,精神运动性兴奋,情绪扰乱,心情不稳,有短暂而强烈的欣快、焦虑、惶惑或易激惹。临床表现不稳定、易发生变化,常在一二周或几天之内发生明显改变。部分患者的幻觉、妄想的类型及其严重程度甚至每天或在同一天内不断变化,其情绪状态也有类似的变化,这种临床表现的多样性、不稳定性、变化性是其主要的特征。本病特别倾向于在两天内暴发性起病,且临床症状迅速多变,大部分患者没有促发的急性应激。病程在3个月以内,预后好。

(二)急性精神分裂症样精神病性障碍

这是一种急性精神病性障碍,临床表现相对稳定,其临床基本特征类似精神分裂症,但症状持续时间较短,不超过1个月;若持续超过1个月应更改为精神分裂症。具有以下特点:起病急,病程短,接触良好,临床表现阳性症状多,阴性症状少(情感淡漠少),联想障碍和原发性妄想及被动体验少,症状缓解快,社会功能好。

(三)急性妄想阵发

急性妄想阵发是一种发作性精神障碍。妄想多急骤出现,并快速充分发展,成为本病的主要临床相。妄想内容多样,可见被害、夸大、关系、中毒、嫉妒、被控制或神秘妄想等。患者完全被生动的妄想所吸引,妄想结构松散且不固定,但坚信不疑。

患者的心境多变亦是本病的症状特点,随着妄想内容的变化,患者的心境亦不稳定,有时从高涨到低落,或从紧张到茫然。心境的变化持续时间不长,较妄想占次要位置。

患者行为变化多与妄想或心境相关,可大声喊叫或沉默少语。意识方面未见明显障碍,外貌看来可接触,能交谈,定向力基本存在。一般在几天或几周内消失。个别患者经2个月演进后,突然迅速缓解,且缓解彻底,不遗留任何残留症状,预后良好。有个别病例在多次反复发作后,有可能发展为持久性妄想性精神障碍或精神分裂症。

(四)其他以妄想为主的急性精神病性障碍

这是一种以相对稳定的妄想或幻觉为主要临床特征,但不符合精神分裂症诊断标准的急性精神病性障碍。常见被害或关系妄想,幻觉通常为听幻觉。精神病性症状的起病必须为急性,在 2 周或更短的时间内从非精神病状态变成明显的精神病状态;在明显精神病状态出现后的大部分时间里必须存在妄想或幻觉;不符合精神分裂症和急性多形性精神病性障碍的症状标准。如果妄想持续 3 个月以上,诊断应更改为持久的妄想性障碍;如果仅幻觉持续 3 个月以上,则诊断应更改为其他非器质性精神病性障碍。

三、诊断与鉴别诊断

ICD-10 中有关急性短暂精神病性精神障碍诊断标准是:

1.急性起病

从没有任何精神病性症状到明显的精神病状态,时间在 2 周以内。其中有一部分病例起病突然,时间在 48 小时以内,甚至在几小时内。

2.病程短暂

精神病状态持续不超过 3 个月。即在 3 个月内,所有精神病性症状完全消失,但残留的神经症样症状可持续较久。

3.非器质性和非中毒性

精神障碍没有任何可证实的器质性病变作为基础,也不是酒精或药物或有毒性物质所致。

4.心理社会因素

起病的诱因常有明显的心理社会因素,但也有部分病例没有任何明显的心理社会因素作为诱因。

5.临床表现

为精神病性症状,即症状涉及幻觉、妄想、对环境有明显歪曲的认知或误解、显著的精神运动性兴奋、与思维障碍或意识障碍相联系的行为紊乱等。可有符合精神分裂症诊断标准的症状,若精神分裂症的症状持续 1 个月以上,诊断应更改为精神分裂症。

四、治疗与预后

对首发精神分裂症的药物和非药物治疗方案同样适用于对此类障碍的对症治疗,尤其需要注意冲动及自伤风险、躯体并发症的识别和处理。推荐首选抗精神病药治疗短暂性精神病,如果存在明显激越或情感症状也可以合并使用苯二氮䓬类药物和心境稳定药。急性应激性生活事件可能与该障碍的发作有关,和缓处理应激、对创伤进行稳定化处理、提供更多支持和资源的支持性心理治疗可能有益。在症状稳定后可以根据需要具体评估是否适合对创伤进行进一步的专业干预。

抗精神病药的用药剂量可以参考首发精神分裂症的治疗,应注意个体化的策略。急性治疗力图获得临床痊愈。痊愈患者在急性治疗后进行数月的巩固治疗,可以考虑缓慢停用药物;若存在残留症状则巩固治疗的时间更长。

经过巩固治疗痊愈的患者如果计划停药,需要在数周内逐渐将药物减量直至停用。在减量过程和停药后的数月内,均需要严密监护患者的精神状况,及时发现复发的迹象,如果一旦出现症状波动应及时处理,包括重新使用药物治疗。经过巩固治疗仍存在残留症状的患者则需要重新评估和诊断,优化治疗方案,进行更长时间的治疗。

该病病程短暂,大部分病例在2～3个月内完全缓解,预后较好。研究发现短暂精神病性障碍诊断的稳定性并不高,在3～12年随访期内,仅1/3的患者维持原有的诊断,而剩余的患者中大部分被更改诊断为双相情感障碍或精神分裂症。

第四节　分裂情感性障碍

分裂情感性障碍是一组精神分裂症状(幻觉、妄想等精神病性症状)和情感症状(躁狂、抑郁)同时存在或交替发生,症状又同样典型,常有反复发作的精神疾病。

一、病因机制

分裂情感性障碍的明确病因迄今仍未明确,其本身是否是一类独立的精神疾病目前尚存争议。分裂情感性障碍患者的一级亲属中,出现分裂情感性障碍的比例很小。但一级亲属发生精神障碍的比率大于精神分裂症和情感障碍一级亲属的比率,且一级亲属的情感障碍较高。

目前来自神经精神病学、神经影像学、分子神经病学、遗传流行病学以及包括激素、神经生化和神经心理学检测研究的资料并没有发现精神分裂症、分裂情感性障碍、情感障碍之间存在明确的分界。相反,趋同的证据支持精神病性障碍与情感障碍在遗传、病理生理上存在重叠。Meltzer等回顾了关于分裂情感性障碍的这类研究结果,发现分裂情感性障碍和情感障碍有一些相似之处,如5-HT重吸收减少,REM潜伏期缩短及生长激素对可乐定反应迟钝等。Krishnan等回顾DST(地塞米松抑制试验)研究,所有的结果均显示分裂情感性障碍的不发生抑制率介于精神分裂症和情感障碍之间。最近,Wahbv等使用了抑郁症的两种标记物进行研究,通过DST和TRH催乳素抑制实验,发现分裂情感性障碍患者的反应更接近于精神分裂症,与情感障碍相差较大。

有学者认为分裂情感性障碍是精神分裂症与情感障碍的共病体,而有的学者则把分裂情感性障碍看作是精神分裂症与情感障碍连续谱系上的一个中点。另有学者认为,分裂情感性障碍实际上是伴有精神病性症状的情感障碍,而并非一类独立的疾病。因此可见,分裂情感性精神障碍在疾病分类中的地位仍存较大争议。

二、诊断与鉴别诊断

(一)诊断要点

只有在疾病的同一次发作中,明显而确实的分裂性症状和情感性症状同时出现或相差几天,因而该发作既不符合精神分裂症又不符合抑郁症或躁狂发作的标准,此时可以做出分裂情感性障碍的诊断。

(二)鉴别要点

首先要排除器质性精神障碍、精神活性物质和非成瘾物质所致精神障碍。与精神分裂症或情感障碍的鉴别并不难,关键是对临床症状的认定及确认分裂症症状和情感性症状的主次地位。如果一个患者在不同发作中分别表现以分裂性症状或情感性症状为主要临床相,仍按每次发作的主要临床相做出各自的诊断。

1.精神分裂症青春型

分裂情感性障碍躁狂型需与精神分裂症青春型相鉴别。青春型患者以不协调的精神运动型兴奋为主要临床表现,但情感色彩不鲜明,不具有感染力,言语内容凌乱,令人费解,行为多具冲动性,知情意三者互不协调,无明显的间歇期或间歇期存在残留症状,病程迁延,可很快进入衰退。

2.精神分裂症后抑郁

分裂情感性障碍抑郁型需与精神分裂症后抑郁鉴别。部分精神分裂症患者在经过抗精神病药物治疗后,精神症状得到适当控制时,可出现持续时间较长的抑郁症状。患者抑郁症状的产生,可能与抗精神病药物的使用有关(药源性抑郁),或可能与患者的病情明显好转后出现对所患疾病的担心及考虑今后的前途等有关,也可能是精神分裂症症状的一部分。

3.躁狂症

分裂情感性障碍躁狂型需与躁狂症相鉴别。躁狂症患者的情感活跃、生动,有感染力,无思维逻辑障碍,无情感不协调或怪异行为。虽然躁狂症患者可出现类似精神分裂症症状,但其严重程度及特征并不成为主要的临床相,不足以诊断为精神分裂症。

4.抑郁症

抑郁症具有典型的情感低落、思维迟缓和言语行为减少等症状,整个病程中无情感不协调或怪异行为。虽然患者也可出现类似精神分裂症的症状,但无知情意三者的不协调表现,其严重程度及特征并不成为主要的临床相,不足以诊断为精神分裂症。

5.应激相关障碍

患者在不良的社会心理因素的影响下起病,可出现情绪低落,言行减少或兴奋冲动等症状,情感反应强烈且鲜明。精神症状与心理创伤密切相关,随不良的社会心理因素的消除而逐渐缓解,无间歇期,且在痊愈后极少复发。

三、治疗及预后

分裂情感性障碍作为一种慢性反复发作性的精神疾患,其特点在于同时出现精神分裂症和情感障碍(躁狂相或抑郁相)的表现。明确诊断、确定目标症状以及症状的严重程度、风险及功能损害是治疗前评估的重点。

分裂情感性障碍急性发作期需要快速控制精神病性症状和情感症状,首选药物治疗。但由于其临床表现的复杂性,治疗的目标多是针对目标症状,包括精神病性症状、躁狂症状和抑郁症状,药物治疗会采用抗精神病药、心境稳定药、抗抑郁药以及镇静催眠药的联合用药方案。药物治疗方案需要兼顾急性期的疗效和安全性以及长期维持治疗的安全性。

对于分裂情感性障碍躁狂相来说,现有证据显示第二代抗精神病药单药治疗或联合心境稳定药均有疗效。个体化治疗应考虑临床症状的严重程度,轻度患者可以采用 SGAs 单药治疗起始,足量足疗程,若疗效不佳可以考虑换用另一种 SGAs,或联合心境稳定药治疗。严重的患者推荐以联合治疗作为初始治疗。心境稳定药与抗精神病药联用时需要注意的是药物相互作用,如锂盐和氟哌啶醇合用可能会增加血清锂浓度,导致中枢神经系统中毒症状,而卡马西平、丙戊酸钠会对肝药酶有诱导或抑制的作用从而影响抗精神病药的血药浓度。

　　分裂情感性障碍抑郁相可以采用第二代抗精神病药单药治疗,或合并抗抑郁药或心境稳定药。若足量足疗程 SGAs 单药治疗后,抑郁症状仍突出,则可以考虑合并治疗。合用 SSRIs 或 TCAs 会与抗精神病药产生药代动力学和药效动力学两方面的相互作用,临床应用时应注意药物剂量,严密监测药物不良反应。病情严重的患者,如自杀风险高、拒食危及生命、伴有紧张症特征、严重兴奋或难治性的患者可以首选电休克治疗,研究显示 ECT 对于此类患者的疗效有优势。

　　分裂情感性障碍需要长期维持治疗,但由于治疗依从性不佳,维持期治疗期间应加强心理社会干预,包括健康教育、家庭干预等有利于改善治疗的依从性和长期预后。有研究显示抗精神病药的长效针剂单药治疗或联合心境稳定药对分裂情感性障碍维持治疗有疗效,且安全性好。

　　分裂情感性障碍预后介于情感性精神障碍和精神分裂症之间,预后不及情感性障碍,但较精神分裂症要好。存在与情感不协调的分裂症状、间歇期有残留症状、慢性迁延性病程、家族史阳性常常预示着预后较差。

第七章　双相情感障碍及相关障碍

第一节　概　述

一、历史及发展

古希腊人认为躁狂是一种疯狂乱语，情绪亢奋的状态。早在公元前一世纪就有对于躁狂和抑郁的关系的记载，Soranus 曾发现在一次发作中同时存在躁狂和抑郁，表现为愤怒、情感不稳、失眠，有时感到悲伤和自卑，还指出这些不同的情绪状态有交替发作的倾向。法国医生 Falret 曾描述躁狂和抑郁可在同一患者身上交替出现，命名为"环性精神病"，其症状表现为发作性，可自行缓解。

德国精神病学家 Kahlbaum 首先提出躁狂和抑郁不是两个独立疾病，而是同一疾病的两个阶段，并命名为环性精神障碍。1896 年，克雷丕林通过纵向研究，将躁狂和抑郁合二为一，命名为躁狂抑郁性精神病（MDI）。至 20 世纪中叶，德国医生 Leonhard 根据情感相位特征提出单、双相情感障碍的概念，既有躁狂又有抑郁发作者称为双相情感障碍。反复出现躁狂或只有抑郁发作而无相反相位者，称为单相障碍。其后，Angst 和 Perris 的研究进一步证实了 Leonhard 的分类观点，并逐渐被人们所接受。1970 年 Dunner 等将双相情感障碍分为 3 型：双相 I 型，患者因躁狂入院；双相 II 型，患者仅因抑郁入院，过去有无须治疗的轻度躁狂病史；双相 III 型，患者因抑郁入院，且有无须治疗的轻度躁狂发作。因为大约 80% 的非双相 I 型患者从未有过针对"轻躁狂"的治疗经历，进而将最初 II 型和 III 型合并为双相 II 型一个类别。1980 年，双相情感障碍被美国精神障碍诊断和统计手册（DSM）采用，取代了躁狂抑郁症。

在 ICD-10、DSM-Ⅳ 及 CCMD-3 等诊断体系中，双相情感障碍与抑郁障碍归属于心境障碍大类。国际疾病分类第 10 版（ICD-10）中，双相情感障碍被认为是一组情感性疾病，患者有时经历以情绪低落及与之相关的症状（丧失乐趣和精力减退）等为特征的抑郁发作；或是另一种高涨或者易激惹情感及相关症状（精力充沛、睡眠减少，或者症状较轻的轻躁狂）的躁狂发作。ICD-10 将双相情感障碍分为轻躁期，有/无精神病症状的躁狂期，轻度或中度抑郁期，伴/不伴精神病症状的重度抑郁期，混合期，缓解期，其他双相情感障碍，未明确的双相情感障碍等亚型。

鉴于双相情感障碍谱系与精神分裂症谱系在症状特点、家族史、遗传学的联系以及双相情感障碍和抑郁障碍在治疗选择、预后上的差异，2013 年发布的美国精神障碍诊断和统计手册第 5 版（DSM-5）将双相谱系障碍从心境障碍中独立出来。并将双相谱系障碍的内涵进一步扩大，规定曾有抑郁发作但未达到病程标准或症状标准的阈下轻躁狂发作患者，归为其他特定的双相情感障碍。DSM-5 中有关双相及相关障碍分为 7 个亚型：双相情感障碍 I 型、双相情感障碍 II 型、环性心境障碍、物质或药物所致双相及相关障碍、躯体疾病导致双相及相关障碍、其他特定的双相及相关障碍、非特定的双相及相关障碍。

DSM-5为了提高诊断的准确性和便于在临床背景上早期识别,躁狂和轻躁狂发作的标准A(核心症状)中在心境变化的基础上强调了能量水平的变化(将"活动与精力增加"作为核心症状),并将"混合状态"调整为"混合特征"。此外,DSM-5明确了更多的维度以适用于精神病理学的研究,同时能够更好地确认双相情感障碍、抑郁障碍特征的连续性。

二、流行病学

随着近百年来精神病学的发展,双相障碍概念的认识和诊断标准不断发生改变,影响双相障碍的流行病学研究结果。西方发达国家20世纪70~80年代的流行病学调查显示,双相障碍终身患病率为3.0%~3.4%,90年代则上升到5.5%~7.8%。

在美国与其他国家的社区样本中,按美国精神病学会制订的《精神障碍诊断和统计手册(第Ⅳ版)》(DSM-5)的诊断标准,双相Ⅰ型障碍、双相Ⅱ型障碍以及未特定的双相障碍的联合患病率达到1.8%,12岁或以上的年轻人中比例更高达2.7%。美国双相Ⅰ型障碍12个月的患病率估计为0.6%。其他11个国家,双相Ⅰ型障碍12个月患病率为0~0.6%。国际上,双相Ⅱ型障碍的12个月患病率为0.3%;美国12个月患病率为0.8%。2010年北京市精神障碍患病率调查显示,心境障碍的终身患病率为49.9‰,其中双相Ⅰ型障碍为1.5‰,双相Ⅱ型障碍为0.4‰,其他双相障碍为0.8‰。

双相障碍发病年龄高峰为15~19岁。首次多为抑郁发作,往往一至数次抑郁发作后出现躁狂或轻躁狂发作。男女间患病率相似。25%~50%的双相障碍患者有过自杀行为,11%~19%自杀身亡。年轻患者首次诊断后的第一年内尤其容易发生自杀。有资料显示,本病患者心血管疾病患病率较一般人群增加20%,约40%的患者同时合并有物质依赖。可见,双相障碍是一种严重危害人们心身健康的精神障碍。

第二节 病因和发病机制

病因仍不清楚。大量研究资料提示遗传因素、生物学因素和心理社会因素等都对其发生有明显影响,并且彼此之间相互作用,导致疾病的发生和发展。

一、危险因素

1.年龄

双相情感障碍主要发病于成人早期。一般而言,双相情感障碍的发病年龄早于抑郁障碍。调查资料显示,双相情感障碍Ⅰ型的平均发病年龄为18岁,而双相情感障碍Ⅱ型稍晚,平均约为22岁。也有研究提出,双相情感障碍发病的高峰年龄在15~19岁。我国双相情感障碍患者诊断评估服务调查(DASP)中发病年龄双相情感障碍Ⅰ型28岁,双相情感障碍Ⅱ型29岁,也明显早于抑郁症(35岁)。综观国内外调查数据,大多数患者初发年龄在20~30岁之间,25岁以前发病更多见,少数患者更早或更晚发病。

2.性别

双相情感障碍Ⅰ型男女患病机会均等,性别比约为1:1;而快速循环、双相情感障碍Ⅱ型则以女性常见。男性患者多以躁狂发作的形式发病,而女性患者首次发作大多表现为抑郁发作,或者病程中更多出现抑郁发作和混合发作,更易在更年期和产后发作,这种差异可能与包括内分泌系统(如性腺和甲状腺)功能紊乱等多种因素有关。因此,经前期紧张综合征、产后抑郁、闭经或多囊卵巢综合征等是双相情感障碍发病的危险因素之一。

3.地域、种族和文化

与抑郁障碍不同,不同国家或地区、不同的种族与文化背景之间,双相情感障碍的发病率、患病率和表现形式等都非常相似。近年来,不同国家或地区公布的双相情感障碍流行病学数据差异原因在于调查方法、疾病定义和诊断工具等不同,譬如传统双相情感障碍范畴与广义的双相谱系障碍、定式精神科检查与筛查量表等。

4.季节

部分双相情感障碍患者的发作形式可具有季节性变化特征,即初冬(10~11月)为抑郁发作,而夏季(5~7月)出现躁狂发作。有资料显示,女性患者具有夏季发作高峰的特点,而男性患者缺乏明显的高发季节。

5.社会经济状况

与抑郁障碍多见于社会经济地位较低人群不同,双相情感障碍发病似乎与社会经济状况缺乏明显的关系。但国外有少数调查结果发现,双相情感障碍较多发生在高社会阶层人群中。

6.婚姻及家庭因素

与普通人群相比,双相情感障碍在离婚或独居者中更常见,双相情感障碍患者离婚率比普通人群高3倍以上。一般认为,良好的婚姻关系有可能推迟双相情感障碍的发生,减轻发作时的症状,减少疾病的复发。

7.人格特征

虽然有较多的证据显示人格特质中的神经质对于抑郁的发病有预测作用,但目前仍缺乏证据显示有任何人格特质对于双相情感障碍的发病有影响,仍需要更多的研究。有学者提出,具有环型人格、情感旺盛性人格特征(明显外向性格、精力充沛、睡眠需要少)者易患双相情感障碍。临床上,遇有这类人格特征的患者出现抑郁发作时,应警惕是否属于双相情感障碍,或是否会发展成双相情感障碍,在使用抗抑郁药治疗时应特别注意诱发躁狂发作的可能,以按双相情感障碍处理为宜。

8.代谢综合征

双相情感障碍患者的代谢综合征(MS)共病率是普通人群的1.6~2.0倍,流行病学调查提示代谢异常导致双相情感障碍标准化病死率提高1.9~2.1倍,代谢综合征也会增加疾病的严重程度和自杀风险。双相情感障碍患者发生代谢综合征的可能原因是不良的生活方式、药物引起体重增加以及共同的病理机制,后者包括遗传因素、胰岛素抵抗和异常激活的免疫炎症信号传导级联等。

9.物质滥用

据2007年美国共病再调查报道,双相情感障碍与物质滥用共病率约42.3%,双相情感障碍Ⅰ型、Ⅱ型及阈下双相与物质滥用的共病率依次是60.3%、40.4%和35.5%。另一项美国酒精与相关疾病的流行病学调查结果显示,共病酒精使用障碍的双相情感障碍患者自杀未遂风险明显增加(OR=2.25),并且更可能共病尼古丁依赖和药物使用障碍。双相情感障碍系统治疗强化方案(STEP-BD)研究证实共病物质使用障碍的双相情感障碍患者更容易从抑郁发作相转至躁狂、轻躁狂或混合发作。共病物质使用障碍也会导致双相情感障碍患者的治疗结局产生不良影响,譬如治疗不依从性增加、发作和住院更频繁、低缓解率和生活质量下降等。

二、遗传学研究

1.家系调查

(1)重性抑郁症:研究表明,重性抑郁症并不是由单个基因所致,而是一种综合遗传特性的疾病。重性抑郁症的家系研究已经识别出与此障碍有关的染色体区域,其中一些位点在不止一项研究中得到重复,尽管目前并没有一个染色体区域在抑郁症每一个家庭的遗传连锁研究中得到重复。

(2)双相障碍:大约50%的双相障碍患者有此障碍的家族史,有些家系在几代内有多个成员患有此障碍,被称作多发家系。基于家系研究,双相障碍在儿童或者患者兄妹中的危险性大约为10%。双相障碍患者先证者一级亲属中双相障碍的发生率较正常人的一级亲属中双相障碍的发生率高8~18倍。

2.双生子和寄养子研究

(1)重性抑郁症:单卵双生子和双卵双生子重性抑郁症的一致率比较研究显示遗传率约为37%。尽管抑郁症部分是由于具有抑郁症倾向的个性特征,但它也是独立于个性的遗传因素的结果。早发、重性和复发性抑郁相比其他形式的抑郁症可能有更高的遗传度。双生子调查重性抑郁症同病率10%~25%。每个研究几乎均发现单卵双生子的同病率显著高于异卵双生子。研究发现女性抑郁症的发病与寄养家庭环境有密切关系,养父母患有抑郁症时,其寄养女儿患抑郁症的发病率要明显高于对照组。生物学父母正常或患有抑郁症的女儿寄养到养父母患有抑郁症的家庭易患抑郁症,证实了抑郁症发病的基因与环境的交互影响。

(2)双相障碍:双生子研究显示双相障碍在单卵双生子的一致性是40%~80%,双卵双生子为10%~20%,这一区别提示了双相障碍的遗传作用。然而,双相障碍的遗传并不是孟德尔遗传方式,统计分析也未显示是多基因遗传。双生子研究证实在双相情感障碍病因学中遗传作用的重要性,家庭中心境障碍的聚集在很大程度上归因于遗传因素,因为无论双相还是单相障碍,同卵双生子的同病一致率都比异卵双生子高。单卵孪生兄弟相比普通人群受影响的个体危险性增加45~75倍。大多数没有发展为双相障碍的单卵孪生兄弟会表现一些其他形式的抑郁。双生子研究的发现由进一步的寄养子研究所支持,研究认为双相情感障碍的危险性在与先证者有血缘关系的亲属相比寄养亲属危险性高。

3.分子遗传学研究

(1)重性抑郁症:目前并没有明确的危险因素被识别出。连锁分析显示等使用392个多态性位点,对81个抑郁症家系作全基因组连锁分析,平均间隔9cm。结果显示,复发性抑郁症患者有19个基因座包含高度连锁信息,经性别效应协同变异分析,其中6个与CREB1连锁,5个与CREB1存在交互作用,而位于CREB1附近121kb的D2S2321(2q33-34)的LOD值达8.19,另外有六个基因座可能与女性发病有关。

关联分析检测抑郁症易患基因,发现在(2q35)D2S2944的一个四核苷酸重复标记位点与早发的女性复发性抑郁患者间有连锁不平衡。5-羟色胺转运体连接的多态区域（5-HTTL PR），多态性赋予了抑郁症的患病潜质，但它同时也赋予了焦虑和悲观个性的潜质。一项大样本、前瞻性流行病学研究发现，5-HTTLPR 只有与确定的生活应激相结合才能预知抑郁症的发生。首次验证了抑郁症是环境及其他非遗传因素和潜在的患病风险基因共同作用的结果。5-HT 转运蛋白是 SSRIs 的作用位点，5-HTTLPR 基因型与 SSRIs 的疗效密切相关。但结果不太一致。5-HTT 基因的第二个内含子中有一个 17bp 可变数串联重复。目前仅一个报道发现携带 10/10 重复纯合子的患者的抗抑郁疗效优于其他患者。

色氨酸羟化酶（TPH）的 218A/C、1067G/A 和-347T/A 三个多态性位点存在紧密的连锁不平衡，其中在患者与对照组间 218A/C 的基因频率有显著差异，218A/A 基因型与躯体焦虑有显著的关联。TPH 基因多态性位点 A218C 研究显示，携 218A/A 纯合子患者氟伏沙明起效慢，这效应不依赖于 5-HTTLPR 多态性的影响；而帕罗西汀对 TPH218A 携带患者疗效优于其他变异型。下调 5-HT$_{2A}$ 受体是抗抑郁治疗的普遍机制，5-HT$_{2A}$ 受体基因有两个功能多态性位点（T102C 和 His452Tyr），有研究发现 T102C 位点携带 C 等位基因者对 SSRIs 或 TCA 抗抑郁治疗更敏感。

多巴胺羟化酶（DβH）是多巴胺生成去甲肾上腺素的关键酶，其活性的降低可能是精神病性抑郁症的危险因子。DβH 基因位于染色体 9q34，其外显子 2 的多态性（G444A）与血浆和脑脊液的 DβH 活性有显著相关性，对 164 例抑郁患者进行 SCl⁻90 评分，发现 GG 基因型患者的人际敏感和妄想观念分值较低，推测 GG 基因型可能是抑郁症患者不发生精神病性症状的保护性因子。

单胺氧化酶 A（MAOA）基因位于 X 染色体，有 I5 个外显子。对 191 例抑郁症患者与 233 例健康者的 MAO-A 基因上两个多态性位点 EcoRV 和 uVNTR 作对照分析。结果显示 EcoRV 位点与男性而非女性抑郁症相关，EcoRV2-uVNTR1 单倍体在男性抑郁患者的出现频率显著高于对照组，另外 HAMD 评分发现携带 EcoRV2 等位基因的男性患者的睡眠障碍分也显著高于对照组。

脑源性神经营养因子（BDNF），BDNF va166met 基因多态性，是由第 66 位密码子中 BDNF 前体位置的缬氨酸置换蛋氨酸形成，认为与前额叶的认知损害有关。BDNF、5-HTTLPR基因型、儿童受虐及预知重性抑郁症的社会支持之间存在高秩序的内部作用。另外，Wichers 等人的研究发现儿童期虐待和被疏忽对于 BDNFmet 承运体相比 BDNF non-met 承运体对于抑郁症的分值有更大的影响。这一相互作用在 5-HTTLPRs-承运体受试的研究中有更详尽的描述。

（2）双相障碍：对于双相障碍绝大多数的基因研究，只有较少的阳性发现，大多数是阴性结果。然而，功能多态性荟萃分析提示，有三种基因与双相障碍显著相关：单胺氧化酶 A（MAOA），儿茶酚胺氧位甲基转位酶（COMT）和 5-羟色胺转运基因（5-HTTLPR）。这些基因在精神障碍遗传学更加广泛的基因-环境（G×E）模型中起作用。BDNF、5-HTTLPR、COMT 和 MAOA 是双相障碍的功能候选基因。研究表明，5-HTTLPR 的功能短臂（s/s）与儿童、青少年、成人及老年群体经历负性生活事件后发生的抑郁症有关；当它与逆境相结合时是重性抑郁症和双相障碍发生的危险因子。证据表明，编码 COMT 的基因可能是影响双相障碍发生的危险因素。研究显示,COMT 基因的四个单核苷酸多态性与双相障碍和认知有关。在这项研究中,研究者发现,COMT 基因的一个单一单核苷酸多态性和双相障碍Ⅰ型有显著的相关。除此之外,COMT rs165599 基因型与言语记忆有关联,特别是有关基于前额叶皮质编码策略有关。MAOA 基因位于 X 染色体短臂 Xp11.12-Xp11.4;在去甲肾上腺素、肾上腺素、多巴胺和 5-羟色胺的降解过程中起重要作用。一项多中心的研究中,272 名双相障碍患者和 122 名健康对照,研究了 MAOA 基因的三个多肽性标志的基因表型,MAOA-CA 等位基因的分布在女性双相患者和对照组有显著区别。双相障碍和 MAOA 基因多态性之间的关系在另外的两项研究中也有发现。然而,有些研究却没能重复这些发现。临床前研究显示,BDNF 的表达已显示受到应激有关的皮质类固醇的调控。BDNF 和其他的神经营养因子可以抵消应激激素对于海马体积的负性影响。总起来说,BDNF 和糖皮质激素可能在环境介导的双相障碍认知损害的易感性起重要的作用。值得注意的是,与双相障碍相关的基因也在应激恢复力的下降中得到重复。

研究者认为生理节律的异常可能与情感障碍的发生有关系。通过重新调整生物钟,一些治疗如睡眠剥夺和光疗治疗情感障碍,也有证据推测许多用来治疗此类障碍的心境稳定剂和抗抑郁剂也可能通过影响生物钟来发挥治疗作用。最近的基因、分子和行为学研究个别与生物钟有关的基因在情绪调节中的作用。几项人类遗传学的研究提示构成分子生物钟的特定基因在情感障碍中的作用。一种氨基酸替代 Npas2(471 亮氨酸/丝氨酸)与季节性情感障碍的发生有关联。另外,在双相障碍患者中,在生物钟基因(3111 to C)3′侧翼区单核苷酸多态性(SNP)与双相障碍的高复发率有关。这一 SNP 也与双相障碍患者较多的失眠和睡眠需要的降低有关联。然而,重性抑郁症患者并没有显示与此 SNP 有关联。尽管 SNP 在 3′侧翼区,它可以影响聚腺苷酸化或者 RNA 稳定性,但是这些可能性还未得到验证。分子生物钟也提示与双相障碍有关。单倍型 Bmall 和 per3 在一项研究中显示与双相障碍显著相关。另外,Bmall SNP 和 timeless 基因的 SNP 也与双相障碍有关。生物中的一个调控子,GSK3 beta,或许是情感稳定剂锂盐最具特征的靶目标。因此,绝大多数的研究并没有发现此基因变异与双相障碍之间有关联就有些让人奇怪。两项研究发现在此基因启动子区的特定 SNP(-50 T to C)并没有显示与双相障碍患者预防疾病的锂盐反应有关。另外,一项韩国人群基因研究也没有发现 GSK3 beta 的 2 个 SNP(-1727 A to T,-50 T to C)与双相障碍或者精神分裂症有任何显著的相关。相似的是,其他的研究也没有显示这些 SNP 和双相障碍之间存在一般的关联,然而,其中一个 SNP(-50 T to C)较年长时发生的双相障碍以及对于长期锂盐治疗的较好反应有关系;这一基因多态性可能与双相Ⅱ型尤其是女患者的发生有关。研究发现氟西汀改变了鼠海马生物钟 Bmali 和 Npas2 的表达。海马被认为与双相障碍特别相关,因为应激和抗抑郁治疗对于此区域的神经发生起到相反的作用,此区域的结构改变在抑郁症患者中也有发现;海马特异性的。微点阵研究发现情感稳定剂丙戊酸钠,可以降低杏仁体 SK1 delata 和 Cry2 的表达,而杏仁体被认为是对焦虑和情感反应起重要作用的脑区。

关联研究主要集中在 5-HT 及多巴胺系统:5-HT2c 受体基因定位于 Xq24,目前唯一发现的多态性是 Cys23Ser 多态性。有研究发现该多态性与女性双相障碍易感性有关。等位基因 A1(即 Ser23)、基因型 A1/A1 是女性双相障碍的危险因子,尤其是有家族史的女性双相障碍的危险因子;D3 受体基因定位于 3q13.3,共发现有 5 种多态性,其中 BalⅠ多态性(第 1 外显子上第 25 位碱基存在内切酶 BalⅠ酶切位点)最常见。有研究发现双相障碍患者,该多态性的等位基因 A1(不能被内切酶 BalⅠ切开)和含 A1 的基因型频率明显比正常人升高,表明该多态性可能参与了双相障碍的病理生理过程;D4 受体基因定位于 11p15.5,目前共发现有 10 种多态性,第 3 外显子上的 48bp 重复序列多态性是该基因最常见的多态性。

5-HT2a 受体基因定位于 13q14-21,共有 5 种多态性,其中 T102C 二多态性(基因上第 102 位存在 T 与 C 的置换)最常见。有研究发现抑郁症患者中 5-HT2a 受体基因 T102C 多态性等位基因 A2(即 102C)频率占多数,而躁狂症患者中等位基因 A1(即 102T)频率占多数。

三、神经递质

迄今,双相情感障碍发病机制可能与中枢神经递质功能异常有关的理论得到学界重视。由于中枢神经递质系统本身非常复杂,且各神经递质之间的相互作用也非常复杂,目前研究认为与双相情感障碍相关的神经递质包括 5-羟色胺、去甲肾上腺素、多巴胺、乙酰胆碱、谷氨酸、γ-氨基丁酸、神经肽。

1.5-羟色胺

脑内 5-羟色胺(5-HT)具有广泛的功能,参与情绪调节、饮食、觉醒-睡眠周期、痛觉、体温、性行为、梦和下丘脑-垂体的神经内分泌活动的调节。双相情感障碍的 5-HT 假说越来越得到认可。该假说认为 5-HT 直接或间接参与调节人的情绪。5-HT 功能活动降低与抑郁发作患者的食欲减退、失眠、昼夜节律紊乱、内分泌功能失调、性功能障碍、焦躁不安、不能应对应激、活动减少等密切相关;而 5-HT 功能增高则与躁狂发作有关。

5-HT 缺乏可能是双相情感障碍(躁狂症状和抑郁症状)的神经生化基础,是易患双相情感障碍的素质标记;但仅有 5-HT 缺乏并不一定导致疾患,需兼有 NE 异常才会表现临床症状。

2.去甲肾上腺素

脑内的去甲肾上腺素(NE)参与体温、摄食调节,有助于觉醒的维持。研究发现双相抑郁患者尿中肾上腺素代谢产物 3-甲氧-4 羟苯乙二醇(MHPG)较对照组明显降低,转为躁狂时 MHPG 含量升高;酪氨酸羟化酶(TH)是 NE 生物合成的限速酶,而 TH 抑制剂 α-甲基酪氨酸可以控制躁狂症,导致轻度的抑郁,可使经地昔帕明治疗好转的抑郁症患者出现病情恶化。因此,NE 异常可能是双相情感障碍的状态标记,NE 不足出现抑郁症状,亢进则出现躁狂症状。但也存在与上述矛盾的研究报道。

3.多巴胺

双相情感障碍的发病可能与多巴胺(DA)系统功能紊乱有关。研究发现某些抑郁症患者脑内 DA 功能降低,躁狂发作时 DA 功能增高。其主要依据:多巴胺前体 L-DOPA 可以改善部分单相抑郁症患者的抑郁症状,可以使双相抑郁转为躁狂;多巴胺激动剂,如 Piribedil 和溴隐亭等有抗抑郁作用,可使部分双相患者转为躁狂;新型抗抑郁药,如安非他酮主要阻断多巴胺的再摄取。

4.乙酰胆碱

正常情况下,乙酰胆碱(Ach)能与去甲肾上腺素(NE)能神经元之间存在平衡。当脑内

Ach 能神经元过度活动、NE 能降低,可能导致抑郁;而 NE 能神经元过度活动、Ach 能降低,则可能导致躁狂。

5.谷氨酸

中枢神经系统中谷氨酸(Glu)是中枢神经系统主要的兴奋性氨基酸。谷氨酸受体分为离子型和代谢型,依据受体拮抗剂不同又可分为 NMDA 受体、AMPA 受体和 KA 受体三类。研究显示双相情感障碍患者谷氨酸能系统的异常,可能与额叶皮质甘氨酸高亲和力,NMDA 受体的下调和局部脑区谷氨酸转化率的改变有关;儿童与青少年双相情感障碍未治疗患者的脑内谷氨酸盐水平明显低于已治疗患者和健康者;锂盐及丙戊酸都能促进脑内谷氨酸释放增加,兴奋 NMDA 受体,导致钙离子内流;抗抑郁药物或 NMDA 受体拮抗剂可以抑制前额叶皮质谷氨酸释放,从而缓解抑郁症状。谷氨酸、NMDA 受体、钙离子通道、钠离子通道实质上构成了神经元之间信号传导的一个功能系统,并与 G 蛋白及 P1 系统有相互间的信号传递。

6.γ-氨基丁酸

γ-氨基丁酸(GABA)是中枢神经系统主要的抑制性神经递质,与谷氨酸系统具有相互制约作用。临床研究发现能提高脑内 GABA 浓度的抗癫痫药如丙戊酸、卡马西平具有抗躁狂作用,可以作为心境稳定药使用,其药理作用可能对脑内 GABA 含量的调控有关。有研究发现,双相情感障碍患者在治疗前其血浆 GABA 水平低于对照组,在治疗后升高。治疗前血浆 GABA 水平低的双相情感障碍患者,在丙戊酸治疗后躁狂症状改善更加显著,但是锂盐治疗的患者则无此相关性。抗抑郁药物及电休克治疗(ECT)也可以提高 GABA-β 受体数目。GABA 受体拮抗剂具有抗抑郁样特性,可能是由于 GABA 受体拮抗剂与 GABA 能、5-HT 能与 NE 能神经系统相互作用的结果。

7.神经肽

神经肽 Y(NPY)是一种含有 36 个氨基酸残基的多肽,广泛分布于哺乳动物中枢神经系统和胃肠道,神经肽 Y 除可收缩血管、升高血压、参与食欲调节外,还与应激反应有关。研究发现实验性抑郁大鼠血浆和部分脑区神经肽 Y 含量同步下降,抗抑郁药物治疗后神经肽 Y 含量显著升高,动物的抑郁行为也随之改善。另外,神经肽 Y 在下丘脑还参与摄食及昼夜节律的调节,在边缘系统参与情绪的整合。神经肽系统在情感障碍的发病机制中并不是独立发挥作用,而是和 5-HT 系统、NE 系统以及 DA 系统相互影响、相互依存,共同参与对情绪的调节,它们之间的具体作用机制目前仍然不清楚,尚需进一步的研究。

四、神经内分泌功能异常

认为内分泌异常可能是心境障碍的病因。近年来大量研究资料均证实某些内分泌改变确与心境障碍有关。

1.下丘脑-垂体-肾上腺(HPA)轴

下丘脑促肾上腺皮质激素释放激素(CRH)释放到垂体受体。这一刺激导致促肾上腺皮质激素释放进入血浆,促肾上腺皮质激素受体在肾上腺皮质的刺激,使得可的松释放进入血液。证据认为可的松,以及主要的促释放激素-CRH,与抑郁症有关。抑郁症患者血浆可的松水平升高,脑脊液中 CRH 水平升高,以及边缘系统 CRH 信使 RNA 和蛋白质水平升高。利用地塞米松评估下丘脑降低 CRH 释放的反馈信号的敏感性,正常的可的松抑制反应在大约一半的严重的抑郁症患者中是缺乏的,抗抑郁剂诱导临床缓解与这些异常的逆转相伴随。抑郁症患者不仅血浆皮质醇浓度增高,而且昼夜分泌节律也有改变。特定区域敲除糖皮质激素受体的鼠在成年阶段表现 HPA 轴活性的增强及强迫游泳不动的增加,上述两种情况可以由抗抑郁剂治疗逆转。外周可的松水平的增高也只是中枢 CRH 信号障碍的一种反映也是可能的,这调节环境应激对于情绪的作用。糖皮质激素水平的升高可以减少神经发生,这在许多抑郁症患者脑内 MRI 研究中海马体积的减少的机制起到提示的作用。抑郁症的尸检研究显示膝下前额叶皮质的细胞丢失、背外侧前额叶皮质和眶额皮质的萎缩、海马以及背核细胞数目的增多都有报道。这些影响类似于 Cushing 病患者脑内发生的萎缩性变化以及利用糖皮质激素治疗的啮齿类动物。然而,抑郁症可的松水平的增高远低于 Cushing 病。

2.下丘脑-垂体甲状腺(HPT)轴

研究发现抑郁症患者血浆 TSH 显著降低,游离 T_4 显著增加,而患者对抗抑郁药反应可能与游离 T_4 下降有关。抑郁症患者可以出现甲状腺素昼夜分泌节律的消失或平坦,其 TSH 和 L 血清浓度也可下降,TRH 兴奋试验阳性。

3.下丘脑-垂体-生长激素(GH)轴

可乐定所导致的 GH 分泌增加在抑郁症患者也变得迟钝,这种异常在治疗后仍持续存在,认为这是抑郁症的特征性标志。抑郁症患者 GH 对胰岛素的反应降低,在双相障碍的抑郁相及精神病性抑郁患者中更为明显。

五、生物节律

生物节律紊乱是双相情感障碍的病因机制之一。社会授时因子理论指出,生活事件可以扰乱授时因子,影响生物节律,从而导致情绪症状的出现。内部激发理论指出,双相情感障碍患者的生物节律系统较健康个体敏感,容易受到外界影响而紊乱,而紊乱后的体内生物节律可增强授时因子理论中生物节律的紊乱,进而共同引起情绪症状。

双相情感障碍患者存在各种生物节律的改变。躁狂或抑郁发作时,患者出现睡眠规律改变(躁狂发作时,睡眠需要量减少,睡眠总时长减少;抑郁发作时,睡眠总时间、入睡时间延长,而有效睡眠减少,呈现片段睡眠,睡眠质量差)。除了睡眠规律改变外,双相情感障碍患者还存在饮食规律改变(食欲减退)、兴趣活动改变(活动增大或减少),并有心率、血压、脉搏、血清皮质醇、甲状腺素、褪黑素水平等改变。且上述改变在双相情感障碍缓解期仍可能有不同程度的体现。

双相情感障碍的生物节律紊乱可能与某些生物钟基因的结构和功能有关。双相情感障碍的不同发作期,生物钟相关基因的表达水平可能不同。如 Novakova 等研究发现躁狂发作患者时,颊黏膜 Per1 和 NR1D1(REV-ERB-α)基因表达较抑郁发作患者高。

并且,生物钟基因的结构和功能与锂盐的疗效相关。如 NR1D1(REV-ERB-α)基因的结构和功能与锂盐疗效和作用机制有关。2014 年,Cell 杂志发表研究:当敲除小鼠 NR1D1(REV-ERB-α)基因或药物抑制 NR1D1(REV-ERB-α)功能,小鼠将出现类似躁狂发作的表现。而 2006 年,Science 杂志所发表研究发现锂盐可以抑制控制昼夜节律的酶 GSK3,而 GSK3 会抑制小鼠和人类细胞中受体 NR1D1(REV-ERB-α)受到破坏,从而让 BMAL 和 CLOCK 基因得以活化。同样,细胞培养研究发现锂盐能降低 NR1D1(REV-ERB-α)的表达。

六、神经可塑性与神经营养

双相情感障碍与多种生物学改变有关,其中神经可塑性研究越来越受人关注。神经可塑性或脑可塑性就是指中枢神经系统(CNS)在形态结构和功能活动上的可修饰性。即指在一定条件下 CNS 的结构和机能,能形成一些有别于正常模式或特殊性的能力。

神经营养失衡假说与神经可塑性密切相关。脑源性神经营养因子(BDNF)属于神经营养素家族,BDNF 与酪氨酸激酶 B(TrkB)结合,激活参与神经营养因子作用的信号转导途径,对发育过程中神经元的存活、分化以及成年神经元的存活、功能起重要作用。不少抗抑郁药物、电休克治疗和丙戊酸、碳酸锂等心境稳定药等均可以增加神经元的可塑性,从而产生神经保护作用。动物模型或尸脑研究发现,前额叶皮质、海马等关键脑区 BDNF 水平下降与抑郁发作、双相情感障碍均有关,心境稳定药、抗抑郁药物或电休克治疗能选择性上调关键脑区 BDNF 基因表达水平,从而调控神经元的生长、发育、轴突生长及新神经元连接的形成,逆转或阻断神经元萎缩及细胞凋亡,增强中枢神经元可塑性。

心境稳定药增加神经元可塑性可能与调控神经元内信号转导通路的变化有关。

1.磷酸肌醇-蛋白激酶-C 环路

心境稳定药可抑制磷酸肌醇-蛋白激酶 C 通路。锂盐和丙戊酸盐可以减少肌醇向胞内转运;同时锂盐作为肌醇磷酸酶的非竞争抑制剂,可阻止三磷酸肌醇转化为肌醇,从而影响了蛋白激酶 C 信号传导通路。

2.Wnt 信号通路

心境稳定药通过作用于 Wnt 信号通路提高神经元可塑性。Wnt 可激活散乱蛋白(Dsh),后者能抑制糖原合成激酶(GSK-3β)和蛋白激酶 A,GSK-3β 可以磷酸化 β-链蛋白,使其降解。锂盐通过抑制 GSK-3β 提高 β-链蛋白水平,产生抗凋亡效应,并通过 T 细胞因子/淋巴增强因子 1Tcf/Lef-1 刺激轴突生长。丙戊酸盐和其他抗惊厥药,也通过抑制 GSK-3β 或诱导 β-链蛋白来抗凋亡。

3.神经营养因子下游信号传导通路

心境稳定药可影响神经营养因子信号传导通路。脑源性神经营养因子(BDNF)信号传导通路可能参与电休克治疗和心境稳定药治疗的作用机制。

七、神经免疫

双相情感障碍共病率高是一个不争的事实,尤其是代谢和自身免疫性疾病。临床研究发现近 50% 双相情感障碍患者至少共病一种疾病,而这些疾病多为心血管疾病、糖尿病、血脂异常、肥胖、胰岛素抵抗等与免疫功能紊乱有关的疾病。因此,神经免疫功能紊乱被认为是双相情感障碍与上述疾病共病的主要机制。且一些自身免疫性疾病,如银屑病、克隆氏病、格林巴利综合征、自身免疫性肝炎、自身免疫性甲状腺炎、多发性硬化、类风湿性关节炎、系统性红斑狼疮等患者,共患双相情感障碍的患病率高于普通人群。

双相情感障碍患者存在免疫相关基因多态性、基因表达、促炎症因子上升、抗炎因子下降等改变。且炎症因子水平的改变在双相情感障碍的急性期和缓解期都存在不同程度异常,并可能与症状特征、病程、认知功能水平、治疗应答和预后相关。如研究发现双相情感障碍患者在躁狂急性期血浆 IL-23 和 TGF-β_1 水平显著高于正常对照组,治疗 8 周后,临床治愈患者的血浆 IL-23、TGF-β_1、TNF-α 以及 IL-17 水平均较基线显著下降。

目前,有关双相情感障碍的免疫功能失调假说主要认为双相情感障碍患者存在自身免疫功能失调现象,且激活状态与其严重程度、复发、预后、共病以及药物疗效等相关。但自身免疫功能失调可能并非病因,而只是起病后神经损伤的发展机制。双相情感障碍急性发作后,启动炎症反应信号和小胶质细胞活化,从而诱导细胞因子和炎症物质活化,改变或损伤神经元和突触,影响神经突触传递。经历多次病情反复后,免疫系统的负反馈机制将被抑制,从而产生系统毒性作用,导致大脑功能的不稳定,对外界应激事件更加敏感,引起情绪不稳定和认知功能损伤。

八、心理社会因素

研究发现,负性生活事件会增加双相抑郁发作,而某种类型的负性及正性生活事件则会增加双相躁狂发作。但绝大部分这些研究很难证实引起疾病发生的这些心理社会因素与该疾病发展有关。也就是说,在疾病发展过程中,生活应激事件与情绪之间的关系到底是持久的,还是多变的。发展精神病理学观点强调基因、神经生理、应激及心理因素之间这种相互作用关系在疾病进展过程中起着重要作用。

九、神经影像

近年来,双相情感障碍的神经影像学的研究进展非常快,相关研究结果对探索双相情感障碍的发病原因及其致病机制提供了重要的生物学证据。双相情感障碍的神经影像学检查技术包括结构性影像学和功能性影像学技术,前者包括计算机体层摄影术(CT)和磁共振成像(MRI),后者包括单光子发射计算机断层扫描(SPECT)、正电子发射计算机扫描(PET)和功能性磁共振成像(fMRI)、磁共振波谱(MRS)和弥散张量成像(DTI)等。前者主要反映脑部结构的形态学改变,而后者还可以显示脑功能状态的变化,可以通过检测局部脑血流、脑葡萄糖代谢、受体的功能状态、脑组织耗氧情况、脑组织生化代谢和神经纤维传导等来反映大脑的精神活动。虽然目前的研究结果仍不尽一致,但根据目前现有的研究结果,双相情感障碍的影像学改变主要涉及额叶、基底节、扣带回、杏仁核、海马等与认知和情感调节关系较密切的神经环路的损害,也涉及以上脑功能区皮质下白质的微观结构改变,这些改变可能是导致皮层和皮层下连接损害和脑功能连接损害,最终导致双相情感障碍的临床症状发生。

1.结构影像

双相情感障碍患者的大脑结构异常主要包括前额叶、边缘系统前部和中部脑区局部灰质的容积减少及白质结构变化,非特异性的脑室扩大,白质高信号增加等异常表现,发病年龄早的患者表现往往更为明显。碳酸锂对双相情感障碍患者大脑结构改变有显著作用,可以增加内侧颞叶和前扣带回的容积,但药物对局部大脑结构的具体作用机理尚未明确。Bora 等对双相情感障碍灰质异常研究进行了 Meta 分析,提示双相情感障碍患者存在左侧前扣带回皮质、右侧额叶-岛叶皮质的灰质减少,在疾病的早期阶段额叶-岛叶皮质异常不明显,而慢性患者中病程长的患者与基底神经节、前扣带回亚属和杏仁核的灰质增加存在相关性;而锂盐治疗可以逆转前扣带回灰质体积减小。Ellison-Wright 等 Meta 分析也表明,双相情感障碍患者的灰质减少部位为前扣带回和双侧岛叶,而精神分裂症患者则表现为额叶、颞叶、扣带回和岛叶皮层、丘脑的广泛下降,两者存在一定的重叠。DePeri 等 Meta 分析也支持双相情感障碍与精神分裂症之间脑结构异常存在重叠,总体上两者的首发患者都表现灰质和白质体积减小、侧脑室扩大,并且双相情感障碍患者白质体积减小更明显,而精神分裂症患者灰质体积减小和侧脑室扩大更明显。

　　2.功能影像

　　PET/SPECT 研究虽然结果各不一致,但是总体上显示双相情感障碍抑郁发作时全脑血流/代谢弥漫性降低,以额叶和前扣带回更为明显;而躁狂发作时全脑血流增加和代谢亢进的倾向。在受体水平,额叶、基底节部位的 D_2 受体结合状态和分裂症类似,在非精神病性双相情感障碍患者和健康者之间无差异,但在伴有精神病性症状的双相情感障碍患者存在 D_2 受体结合过度,与精神分裂症患者一致。

　　大多数 fMRI 研究结果显示,与情绪调节相关的皮质-边缘系统通路(包括前额叶皮质部分、前扣带皮质、杏仁核、丘脑和纹状体等)过度激活可能最终导致了双相情感障碍的情感症状发作,故有学者据此提出双相情感障碍前边缘系统过度激活模型的假说。

　　多数 MRS 研究显示双相情感障碍患者前额叶皮质 N-乙酰天门冬氨酸(NAA)浓度减低,有研究虽不支持该结论但发现基线 NAA 浓度可以预测药物疗效;也有研究发现双相情感障碍患者前额叶皮质的脂质水平和谷氨酸/谷氨酰胺水平增高。

　　DTI 研究发现双相情感障碍患者前额白质纤维束结合性降低,皮质与皮质下神经纤维功能连接异常。

　　综上,双相情感障碍的影像学改变主要涉及额叶、基底节、扣带回、杏仁核、海马等与认知和情感调节关系较密切的神经环路损害,也涉及这些脑功能区皮质下白质的微观结构改变,从而出现皮层和皮层下连接损害和脑功能连接损害,最终导致双相情感障碍的情感症状发作。

十、神经生理

　　1.神经细胞信息传递系统功能异常

　　研究发现,双相情感障碍患者存在鸟苷酸结合蛋白(G 蛋白)活性异常增强,可能意味着 G 蛋白高活性是双相情感障碍的一种素质标记,也可能是一种功能状态,表现为躁狂患者 Gp 蛋白活性增强,而抑郁患者 Gs 功能亢进。碳酸锂对 Gp、Gs 两种蛋白均有抑制作用,这可能是碳酸锂对双相情感障碍躁狂发作和抑郁发作都有治疗作用的机制。而拉莫三嗪可能是通过下调 $5\text{-}HT_{1A}$ 介导的腺苷酸环化酶活性起抗抑郁和稳定心境的作用。

　　另有研究发现双相情感障碍患者存在细胞内 Ca^{2+} 释放活动增加,未经治疗的双相抑郁患者细胞内的 Ca^{2+} 水平明显高于单相抑郁患者,但治疗后双相情感障碍患者的 Ca^{2+} 水平与健康对照无差异,由此推断认为细胞内 Ca^{2+} 水平升高可能是双相情感障碍的状态性标志。

　　2.点燃及敏感作用假说在双相情感障碍发病及复发或循环发作中的意义

　　许多双相情感障碍患者在遭遇精神创伤如考试失败、失恋、失业等之后发病,或者这些生活事件等应激因素导致病情恶化或引起疾病复发。1992 年 Post 提出了心境障碍点燃假说。该假说的理论基础是指,重大的心理社会应激因素在心境障碍发病起始阶段有着至关重要的作用。而这种点燃假说的提出正是运用发展精神病理学观点来解释应激和情感障碍之间存在着变化关系。另外,行为敏感性在疾病的复发、快速循环研究中也较为常见,有的学者在点燃假说基础上提出了敏感作用假说这一概念,另有学者认为无论是双相抑郁还是单相抑郁发作,之前住院治疗的次数可以高度预测之后疾病复发的可能性。在点燃效应模型中存在应激敏感作用这一元件，假说认为对应激源的敏感性可以促使双相情感障碍疾病的初发及快速循环，可以看出，点燃假说与敏感作用理论基础具有同源性。

但点燃假说及之后的敏感作用至今并未得到一致的认可，当然原因是多方面的，如样本量的选取及研究方法的局限与不同。另外双相情感障碍相关研究存在着与单相抑郁研究一样的不足之处，也就是说已有的这些研究更多是着重于生活应激事件的频率，而忽视了应激事件本身所产生的影响问题。相信，对这一理论的肯定还需要更多更完善的相关研究来加以证实。

十一、神经认知

随着双相情感障碍神经影像学研究的兴起，神经认知研究逐渐引起学界关注。截至目前，虽然国内已有部分研究显示出双相情感障碍患者存在某些特征性认知功能损害，但鉴于疾病的复杂性，这些结果尚不足以得出确切结论，尤其在与其他精神障碍的鉴别方面，结论并非一致。双相情感障碍可能存在着广泛的认知功能损害，且急性发作期的广泛认知功能损害可持续至缓解期。此外，也有研究从认知遗传学角度对双相情感障碍 I 型认知功能与 G72 基因 rs947267 多态性关联进行了研究，结果显示稳定期双相情感障碍 I 型患者存在注意、记忆和执行功能损害，未发现 G72 基因 r9947267 多态性与双相情感障碍 I 型存在关联，但该基因多态性与某些认知功能可能存在关联。

第三节 临床表现

双相障碍的临床表现复杂，常被误诊、漏诊。

一、躁狂发作

躁狂发作典型临床表现是情感高涨、思维奔逸、活动增多的"三高"症状，可伴有夸大观念或妄想，冲动行为等。

1. 情感症状

情感高涨是躁狂发作的主要原发症状。典型表现为患者自我感觉良好，主观体验特别愉快，生活快乐、幸福，整日兴高采烈，得意扬扬，笑逐颜开。其高涨的情感具有一定的感染力，言语诙谐风趣，常博得周围人的共鸣；部分患者可表现为易激惹、愤怒、敌意为特征，尤其当有人指责其不切实际的想法时，动辄暴跳如雷，怒不可遏，甚至可出现破坏及攻击行为。有的患者尽管心境高涨，但情绪不稳，时而快乐愉悦，时而激动易怒。

2. 认知症状

患者联想速度明显加快，思维内容丰富多变，自觉脑子聪明，反应敏捷。语量大、语速快，口若悬河，自感语言表达跟不上思维速度。联想丰富，概念一个接一个地产生，或引经据典，或高谈阔论，信口开河，严重时可出现"音联"和"意联"。患者讲话时眉飞色舞或手舞足蹈，常因说话过多而口干舌燥，甚至声音嘶哑。所谈内容常随周围环境变化而频繁转移，呈现随境转移现象。在心境高涨的背景上，会出现夸大观念（常涉及健康、容貌、能力、地位和财富）；严重时可达妄想的程度，如关系妄想、被害妄想等，但内容多与现实接近，持续时间也短。急性期躁狂患者常无自知力。

3.意志行为症状

多为协调性精神运动性兴奋,即认知过程、行为方式与心境协调。患者自觉精力旺盛、能力强、兴趣范围广,想多做事、做大事、想有所作为,因而活动明显增多,整日忙碌不停,但多虎头蛇尾,有始无终。患者无疲倦感,声称"全身有使不完的劲"。有的表现为喜交往,爱凑热闹,与人一见如故,爱与人开玩笑;爱管闲事,爱打抱不平,爱接近异性,注重打扮装饰,但并不得体。严重时,自控能力下降,行为轻率或鲁莽,可出现攻击和破坏行为。患者活动过多,可能会导致虚脱、衰竭,尤其是年老、体弱及进食差的患者。

4.生理症状

表现为睡眠减少或根本不睡觉,而患者仍然会感到已经休息好了。而睡眠少或不睡眠又可加重躁狂发作症状。睡眠减少有可能是躁狂发作的前兆。患者可有交感神经功能兴奋症状,如面色红润、双目有神、心率加快、瞳孔轻度扩大等。不过患者由于自我感觉良好而较少诉说躯体不适,终日奔波但无困倦感,是躁狂发作特征之一。

5.精神病性症状

躁狂患者伴精神病性症状,常见的有夸大妄想、被害妄想及关系妄想等,幻觉相对少且短暂。患者精神病性症状内容常与心境高涨等躁狂发作症状有联系,如夸大基础上认为被他人嫉妒、谋财害命或夸奖等。ICD-10中"广泛的兴奋和活动过多""显著的精神运动性迟滞"也被认为是精神病性症状。极少数患者出现木僵症状,患者表现不语不动,他们面部表情却显得很高兴;缓解后,患者会述说思维联想加快等典型的躁狂思维(即躁狂性木僵)。

6.其他症状

患者的外表通常也反映了他的优势心境,衣服可能色彩鲜亮,但搭配不当,当病情更为严重时,患者的着装可能邋遢而凌乱;可有食欲增加、性欲亢进、交感神经兴奋症状等。多数患者在疾病早期即丧失自知力。少数严重患者可以出现定向障碍、视幻觉等意识障碍,称之为谵妄性躁狂。

儿童、老年患者常不典型。儿童患者思维活动较简单,情绪和行为症状较单调,多表现为活动和要求增多。老年患者多表现为夸大、狂傲和易激惹,而情感高涨、意念飘忽及活动增多不明显。

若躁狂发作较轻,无幻觉、妄想等精神病性症状,轻度或不影响社会功能者称为轻躁狂。若躁狂发作较重,可伴有精神病性症状(多与心境协调,但也可不协调),明显影响社会功能者,称为伴有精神病性症状的躁狂。

二、抑郁发作

无论是 ICD-10,还是 DSM-5,均未强调双相障碍抑郁发作与单相抑郁障碍(典型抑郁障碍/抑郁症,MDD)抑郁发作的区别。但二者实际上有较多不同的临床特征。典型的重度抑郁发作的症状表括为"三低",即情绪低落、思维迟缓和意志减退,但并非全部出现于所有患者;抑郁发作的表现可分为核心症状、心理症状群与躯体症状群。

三、双相情感障碍发作形式

(一)双相Ⅰ型障碍

典型的双相Ⅰ型障碍通常在青少年起病,第一次发作的平均起病年龄接近18岁。首次发作可以是躁狂发作,也可以是抑郁发作或者混合发作。发作的常见形式,开始为轻度抑郁或轻躁狂,数周或数月后转相为躁狂发作。也可以有幻觉妄想等症状的精神病性躁狂发作。根据DSM-5描述,60%的躁狂发作紧接在抑郁发作之后;90%以上的单次躁狂发作者以后会有复发。有的躁狂发作可能在3次抑郁发作后发生,有些患者在抑郁发作数年后才有躁狂发作,故仔细采集病史非常重要。双相Ⅰ型障碍患者一年内有4次及以上的发作(抑郁发作、躁狂或轻躁狂发作),称为快速循环性。

双相Ⅰ型障碍发作形式在年轻人中多见躁狂发作,年龄大者以抑郁发作为多。双相Ⅰ型障碍可以发生在任何年龄的人群,包括老年人,但60岁以上老年人首次躁狂症状发作需要排除是否躯体疾病状况所致,或者物质使用或截断所致的可能性。双相Ⅰ型障碍的性别比例相近,但男性以躁狂发作为多,女性则以抑郁发作和混合发作为多。

1.急性躁狂

通常,急性躁狂发作在1~2周到高峰,起病突然,发展迅速。易激惹患者有爱发脾气,尤其在受到阻止时容易发生,甚至有攻击行为。大约一半的患者有物质滥用(如酒精等),主要在躁狂发作时使用,这更增加了患者的攻击行为,造成家人和患者本人的伤害。急性躁狂发作时,可以出现幻觉、妄想、Schneidler一级症状、其他思维障碍,妄想尤以夸大妄想、被害妄想为常见。严重的急性躁狂患者可出现紧张型躁狂,表现为特殊的姿势或违拗,犹如木僵。

2.慢性躁狂

大约5%的双相Ⅰ型障碍患者为慢性躁狂发作病程,这些患者通常由于反复躁狂发作,呈现衰退的病程。治疗不依从性是慢性躁狂的特点,自知力严重受损。反复发作和慢性酒精滥用是慢性化的原因之一。有人认为共病脑部病理改变是老年躁狂兴奋不能痊愈、增加病死率的原因。慢性躁狂患者中合并夸大妄想是很常见的,可能导致医生将患者诊断为精神分裂症。器质性因素如脑外伤或慢性酒精滥用是导致衰退的原因。

3.抑郁发作

双相Ⅰ型障碍抑郁发作时除了典型的抑郁发作症状外,也可以有精神运动行迟滞,可有睡眠增加。也可以有木僵,多见于青少年。但幻觉、妄想少见,不如躁狂发作或混合发作。双相Ⅰ型障碍的抑郁发作可以突然发生,突然消失。抑郁发作可以紧接在躁狂发作后,也可以在缓解的间隙期发生。有些患者在抑郁发作抗抑郁药物治疗后转相躁狂。有些患者表现为激越性抑郁发作。

4.混合发作

在许多双相Ⅰ型障碍患者可见混合发作。混合发作指患者符合躁狂或轻躁狂发作诊断标准时的多数日子里,存在抑郁症状。或者在符合抑郁发作诊断标准的大多数日子里,存在躁狂/轻躁狂的症状。如果患者的症状同时符合躁狂发作诊断标准和抑郁发作诊断标准,则应诊断双相情感障碍躁狂发作,伴混合特征。混合发作的特征是兴奋心境、易激惹、愤怒、惊恐发作、言语压力感、激越、自杀意念、严重失眠、夸大和性欲增加被害妄想等症状同时存在。根据研究报告,躁狂发作伴有下列2~4条症状时,可以考虑为混合发作,如绝望、无助感、疲劳、动力缺乏、自责、自杀念头、冲动。50％的双相情感障碍患者在一身的某个时段会发生混合发作。混合发作多见女性,尤其有抑郁素质和心境恶劣者。

(二)双相Ⅱ型障碍

双相Ⅱ型障碍是双相情感障碍的另一个亚型,临床主要表现为反复的抑郁发作和轻躁狂发作,以抑郁发作频繁为多。有资料显示,双相Ⅱ型障碍比双相Ⅰ型障碍更常见,大约30％～50％的抑郁症患者报道为双相Ⅱ型。Benazzi 和 Akiskal(2005)研究显示,心境波动在双相Ⅱ型障碍中为62.9％,在抑郁症中为37.2％;并且与双相Ⅱ型障碍、起病年龄早、反复抑郁发作、不典型特征以及抑郁混合状态有关。

大多数双相Ⅱ型患者在抑郁发作结束后的轻躁狂持续时间并不长,通常只有几天。Memphis 和 Zurich 的研究显示,轻躁狂持续2天。双相Ⅱ型障碍的轻躁狂可定义为轻微躁狂发作。一旦有躁狂发作,应该为双相Ⅰ型障碍。因为早期识别双相情感障碍,对今后合适的治疗和预后至关重要。但是,正确及时诊断双相情感障碍目前在临床上仍是一个巨大挑战。

双相Ⅱ型障碍的抑郁发作常常是混合性的,如抑郁心境时有意念飘忽。抑郁发作时或发作后的不典型轻躁狂发作,使得假性单相抑郁症的患病率增加。双相Ⅱ型障碍的另一个常见现象是抑郁发作附加环性心境障碍。

(三)环性心境障碍

环性心境障碍的基本特征是指反复出现轻度情绪高涨或低落,但不符合躁狂发作或抑郁发作的症状条目数、严重程度和病程的诊断标准。患者的心境不稳定至少两年,期间有轻度躁狂或轻度抑郁的周期,轻躁狂症状和抑郁症状快速转换,每个时相仅仅持续几天。心境正常期一般不超过2个月。患者的社会功能基本保持。一旦患者的抑郁或躁狂符合相应的症状发作标准,应做出相应的诊断。

(四)特殊人群的临床表现

1.儿童青少年期双相情感障碍

儿童青少年双相情感障碍的临床特点是易激惹、环性心境改变和共病注意缺陷多动障碍(ADHD),较少典型的躁狂/抑郁发作病程。儿童青少年期双相情感障碍的抑郁发作时,症状较易识别;但躁狂发作时,症状则复杂多形,易造成漏诊。如儿童中快乐、愚蠢和发呆在某些场合是正常的;但如果这些症状反复发生,与现实状况不协调,超出儿童发育水平的预期,应考虑这些症状符合躁狂发作的 A 标准。如果儿童同时做许多工作,开始设计复杂的非现实的计划,发生以前缺乏的、不相宜的性的先占观念,应考虑符合躁狂发作的 B 标准。

儿童青少年躁狂发作的主要特点是症状不典型,行为障碍突出,常具攻击性行为,同时伴有精神病性症状,但随着时间推移,情感症状越来越明显。

2.老年期双相情感障碍

双相情感障碍老年患者抑郁发作时,除了情绪低落外,多有显著的焦虑、易激惹和敌意,躯体不适及精神运动性抑制也较年轻患者明显,并可出现认知功能损害症状;严重时类似痴呆,称为抑郁性假性痴呆。老年患者躁狂发作时,多起病急骤,常以激惹性增高,兴奋躁动,到处乱跑,爱管闲事等为主要表现。情感高涨、意念飘忽、性欲亢进等症状表现不典型。患者表现为易激惹、情感活动不稳定,情感缺乏感染力;偏执症状多为敌对性和迫害性内容。老年患者的夸大妄想常表现幼稚、愚蠢。对65岁以后首次出现躁狂发作的患者,应排除脑器质性病变可能,常需做影像学及实验室检查,以助诊断。

3.妇女妊娠期、产后及绝经期双相情感障碍

双相情感障碍Ⅱ型在女性中更常见,女性双相情感障碍患者在妊娠期易出现病情恶化,而双相情感障碍妇女产后的复发风险很高。女性进入更年期后,也容易出现双相情感障碍病情复发。较之男性患者,女性双相情感障碍患者的临床特征存在一些特殊性。如发作形式:女性患者抑郁发作次数多,躁狂发作次数少。抑郁发作持续时间长,更难治,同时经历更多的混合发作和快速循环的病程特点。临床表现:女性在躁狂发作时的症状更多表现为思维奔逸和随境转移,有别于男性患者的夸大、冒险行为及过度活跃。共病情况:女性患者更易共患其他疾病,合并焦虑障碍的比例尤其高。

(五)双相情感障碍共病

1.与其他精神障碍共病

双相情感障碍共病现象十分突出,共病对双相情感障碍的病程和预后产生很多不良影响,故需关注重视。研究报道,双相情感障碍共病其他精神障碍的比例高达90%以上,双相情感障碍与焦虑谱系障碍共病最为常见,共病率约为74.9%;其次是物质滥用障碍,共病率为42.3%;双相情感障碍与冲动控制障碍的共病率为62.8%。双相情感障碍与边缘型人格障碍共病率20%,明显高于其他人格障碍。

双相情感障碍共病的临床特点:①共病焦虑障碍的双相情感障碍患者发病年龄更早,平均为15.6岁,而无焦虑障碍共病的患者发病年龄为19.4岁;②有焦虑障碍、物质滥用障碍共病的双相情感障碍患者其心境发作更加频繁,容易出现快速循环发作;③共病焦虑障碍、物质滥用障碍使双相情感障碍患者的自杀未遂、自杀观念风险增加1~1.5倍,且自杀与药物/物质滥用之间形成恶性循环;④共病焦虑障碍、物质滥用障碍的患者,对心境稳定药的反应较差,常需3种以上药物联合治疗,临床疗效不佳,缓解期短,生活质量和社会功能受损更明显。

2.与躯体疾病共病

双相情感障碍常与躯体疾病共病,包括内分泌疾病(如糖尿病、肥胖、代谢综合征)、心血管疾病、疼痛障碍、自身免疫性疾病等。双相情感障碍共患代谢综合征相当常见,是普通人群的1.6~2.0倍。流行病学调查显示,代谢异常将导致双相情感障碍标准病死率提高1.9~2.1倍,而代谢综合征也会增加疾病的严重程度和自杀风险。

第四节　诊断和鉴别诊断

在抑郁症中识别出双相情感障碍与双相情感障碍的治疗和预后密切相关。双相情感障碍的诊断原则与思路主要应根据病史、精神检查发现的临床症状群、病程、体格检查和实验室检查。典型病例诊断一般不困难,密切地临床观察、重复检查,结合患者的横断面及纵向的主要症状特点,是减少双相情感障碍漏诊的基础。目前国际上通用的诊断标准有ICD-10和DSM-5,但任何一种诊断标准都难免有其局限性。

一、诊断要点

(一)早期正确诊断

双相情感障碍的临床表现隐匿,从首次出现症状到被确诊平均需要 7～10 年以上。双相情感障碍诊断的关键是对躁狂和轻躁狂发作的临床表现的识别,有些患者如儿童、青少年和老年人早期躁狂或轻躁狂发作常不典型,很容易被漏诊。在美国有 69％的双相情感障碍患者曾被诊断为其他疾病,其中单相抑郁最为常见,其他疾病包括焦虑障碍、精神分裂症、人格障碍和精神活性物质滥用等。

双相情感障碍首发抑郁发作时,如不规范检查患者是否有躁狂发作,常被诊断为单相抑郁障碍。当患者使用抗抑郁药物治疗出现躁狂发作时,应及时诊断双相情感障碍。如果不及时识别和改变诊断,可能会加重病情,增加患者负担。

(二)躁狂识别的困难

综合研究结果,躁狂识别困难的常见原因包括:患者常否定或忽略躁狂症状,因为轻躁狂时患者感到愉悦,功能保持较好,没有痛苦感。轻躁狂很少被及时就诊和治疗,通常到严重躁狂发作才得到就诊和治疗。部分混合发作因没有规范检查和识别,常被作为激越型抑郁治疗。部分破坏性症状和易激惹性被看成异常性人格处理。儿童期躁狂常被诊断为注意缺陷与多动障碍。躁狂发作时伴发的精神病性症状有时被当成精神分裂症的诊断依据。物质滥用在年轻双相情感障碍患者中很常见,它所引起的躁狂发作常被视为欣快,而错过双相情感障碍的诊断,因为患者常表现为混合发作和烦躁。

(三)双相抑郁的特点

双相情感障碍各种类型中最易被漏诊和误诊的是双相Ⅱ型障碍。双相Ⅱ型障碍通常以抑郁发作为首次发作,且抑郁病程持续的时间和发作的次数都远远多于轻躁狂发作。医生如不仔细探索轻躁狂病史,常常造成双相情感障碍漏诊。但是双相抑郁发作在临床特征上有别于单相抑郁发作,研究发现与单相抑郁发作比较,双相抑郁发作具有以下特征:嗜睡或日间瞌睡,食欲增加或贪食,精神病性症状,突然起病或病程迁延,产后抑郁,季节性症状群,情绪不稳、易激惹或阈下躁狂症状,双相情感障碍家族史,精力旺盛型人格特征等。了解这些特征可能有助于我们早期识别和及时诊断双相情感障碍。

二、ICD-10 躁狂发作诊断标准

ICD-10 中对躁狂发作与轻躁狂发作的标准进行了分别描述。

(一)轻躁狂(F30.0)

症状学标准同样可以分为核心症状 A(即情感增高或易激惹)和附加症状 B。

A.情感增高或易激惹,对个体来讲已达到肯定异常的程度,并且持续至少 4 天。

B.必须具备以下至少三条,且对日常的个人功能有一定影响。①活动增多或坐卧不宁。②语量增多。③注意力集中困难或随境转移。④睡眠需要减少。⑤性功能增强。⑥轻度挥霍,或其他类型轻率的或不负责任的行为。⑦社交性增高或过分亲昵(见面熟)。

C.不符合躁狂发作(伴有或不伴有精神病性症状)和双相情感障碍、抑郁发作、环性心境或神经性畏食的标准。

D.不是由于精神活性物质使用所致。

(二)躁狂,不伴有精神病性症状(F30.1)

A.情感明显高涨,兴高采烈,易激惹,对个体来讲已属异常。此种情感变化必须突出且至少持续1周(若严重到需要住院则不受此限)。

B.至少具有以下三条(如果情感仅表现为易激惹,则需有四条),导致对日常个人功能的严重影响。

①活动增多或坐立不安。②言语增多("言语急促杂乱")。③观念飘忽或思想奔逸的主观体验。④正常的社会约束力丧失,以致行为与环境不协调和行为出格。⑤睡眠需要减少。⑥自我评价过高或夸大。⑦随情境转移或活动和计划不断改变。⑧愚蠢鲁莽的行为,如挥霍、愚蠢的打算、鲁莽的开车,喊着不认识这些行为的危险性。⑨明显的性功能亢进或性行为失检点。

C.无幻觉或妄想,但可能发生知觉障碍,如主观的过分敏锐、感到色彩格外鲜艳。

D.除外发作不是由于酒精或药物滥用、内分泌障碍、药物治疗或任何器质性精神障碍所致。

(三)躁狂,伴精神病性症状(F30.2)

A.发作符合不伴精神症状躁狂除标准C之外的标准。

B.发作不同时符合精神分裂症或分裂情感障碍躁狂型的标准。

C.存在妄想和幻觉,但不应有典型精神分裂症的幻觉和妄想(即:不包括完全不可能或与文化不相应的妄想,不包括对患者进行跟踪性评论的幻听或第三人称的幻听),常见的情况为带有夸大、自我援引、色情、被害内容的妄想。

D.除外发作不是由于精神活性物质使用或任何器质性情感障碍所致。

使用第五位数字标明幻觉或妄想与心境是否相协调。

F30.20 躁狂,伴有与心境相协调的精神病性症状(如夸大妄想,或听到告知他/她有超人能力的声音)。

F30.21 躁狂,伴有与心境不相协调的精神病性症状(如对患者的说话声,内容为无情感意义的话题,或关系、被害妄想)。

三、ICD-10双相情感障碍诊断标准

注:界定为一次发作后需有反相或混合相发作,或继以缓解状态。双相情感障碍(F31)的诊断需符合两条标准:本次发作符合上述某种发作的标准;既往至少有过一次其他情感障碍发作。如本次为某种类型的抑郁发作,则既往需要至少一次轻躁狂、躁狂或混合性情感障碍发作。

F31.0 双相情感障碍,目前为轻躁狂发作。

F31.1 双相情感障碍,目前为不伴有精神病性症状的躁狂发作。

F31.2 双相情感障碍,目前为伴有精神病性症状的躁狂发作。

F31.20 与心境相协调的精神病性症状。

F31.21 与心境不协调的精神病性症状。

F31.3 双相情感障碍,目前为中度或轻度抑郁发作。

F31.30 不伴躯体症状。

F31.31　伴有躯体症状。

F31.4　双相情感障碍,目前为重度抑郁发作,不伴精神病性症状。

F31.5　双相情感障碍,目前为重度抑郁发作,伴有精神病性症状。

F31.6　双相情感障碍,目前为混合状态。

A.本次发作以轻躁狂、躁狂和抑郁症状混合或交替(即在数小时内)为特点。

B.至少在 2 周期间的大部分时间内躁狂和抑郁症状必须同时突出。

C.既往至少有过一次确定无疑的轻躁狂或躁狂发作、抑郁发作混合性情感发作。

F31.7　双相情感障碍,目前为缓解状态。

A.目前状态不符合任何严重度的抑郁或躁狂发作的标准,也不符合任何一种其他的情感障碍标准(可能因为在接受降低复发危险的治疗)。

B.既往至少有过一次确定无疑的轻躁狂或躁狂发作,同时外加至少一种其他的情感发作(轻躁狂或躁狂、抑郁或混合型发作)。

四、DSM-5 双相情感障碍诊断标准

DSM-5 中对双相Ⅰ型障碍和双相Ⅱ型障碍有具体的诊断标准和亚型标注。

1.双相Ⅰ型障碍

A.至少一次符合了躁狂发作的诊断标准。

B.这种躁狂或抑郁发作的出现不能用分裂情感性障碍、精神分裂症、精神分裂症样障碍、妄想障碍或其他特定的或未特定的精神分裂症谱系及其他精神病性障碍来更好地解释。

2.双相Ⅱ型障碍

A.至少一次符合了轻躁狂发作和至少一次抑郁发作的诊断标准。

B.从未有过躁狂发作。

C.这种轻躁狂发作和抑郁发作不能用分裂情感性障碍、精神分裂症、精神分裂症样障碍、妄想障碍或其他特定的或未特定的精神分裂症谱系及其他精神病性障碍来更好地解释。

D.轻躁狂和抑郁发作交替常不可预测,且抑郁症状引起具有临床意义的痛苦,导致社交、职业和其他重要功能的损害。

五、鉴别诊断

双相障碍患者的误诊中,除了常被误诊为抑郁症(即单相抑郁障碍)、精神分裂症之外,双相Ⅱ型障碍患者常被误诊或漏诊为焦虑障碍、人格障碍等。由于双相障碍的共病现象常见,如存在多种临床综合征,且达到各自诊断标准,应分别做出诊断。

1.继发性心境障碍

脑器质性精神病、躯体疾病、某些药物和精神活性物质等均可引起继发性心境障碍,需要鉴别。

2.精神分裂症

双相障碍患者躁狂、典型抑郁发作时常伴有精神病性症状,包括 Schneider 一级症状群。因此,双相障碍易被误诊为精神分裂症。精神分裂症的早期可出现精神运动性兴奋,或出现抑郁症状,或在精神分裂症恢复期出现抑郁,类似于躁狂或抑郁发作。其鉴别要点为:①精神分裂症以思维障碍为原发症状,情感症状为继发症状;而相反,双相障碍则以心境高涨或低落为

原发症状,精神病性症状是继发的。②精神分裂症精神活动是不协调的,而双相障碍精神活动协调。若伴有精神病性症状,则其出现在情绪症状的高峰阶段。③精神分裂症的病程多数为持续进展或发作性进展,缓解期常有残留精神症状或人格缺损;而双相障碍是间歇性病程,间歇期基本正常。

3.其他

还要注意与分裂情感性精神障碍、注意缺陷与多动障碍、边缘性人格障碍、自恋性人格障碍、应激相关障碍鉴别。

第五节　双相情感障碍药物治疗及转归

一、药物治疗基本原则

总体而言,双相情感障碍的治疗应遵循以下原则。

1.安全原则

药物治疗必须在确保患者安全的情况下进行。双相情感障碍急性期患者往往具有冲动性、攻击性,对周围或自身安全构成一定威胁,暴力、自伤甚至自杀的风险较大。因而,对于这类病情严重的患者应选择住院治疗。此外,急性期患者往往抗拒住院或他人的照护,不服从治疗,存在逃离医院或家庭、脱离监护的风险,治疗时要妥善安置。缓解期患者,应注意药物不良的监测,使药物治疗安全稳妥。

2.共同参与原则

双相情感障碍治疗的成功,既需要精神科医师、临床药师、护士、心理治疗师、康复治疗师、职业治疗师、社会工作者等专业人士的通力合作,也需要患者、患者家属及重要关系人士如其雇主、房东、老师、同事等的配合。在患者同意的基础上,让相关方共同参与治疗过程,可以使治疗取得更好效果。

3.综合治疗原则

包括生物学(如化学药物、物理方法如磁、光、电等)、心理学、社会学等手段在内,综合治疗更有利于患者康复。

4.联合用药原则

由于双相情感障碍病情的复杂性、临床现象的多相性、病程的长期性等原因,目前还没有一种药物可以完美地满足一个患者各个治疗阶段、各种临床相的所有治疗需求。因而,除了少数症状十分轻微的患者外,绝大多数双相情感障碍患者的药物治疗往往是联合用药治疗,涉及的药物包括:心境稳定药、抗惊厥药、抗精神病药、抗抑郁药、抗焦虑药以及催眠药、甲状腺制剂等。需要指出的是,即便联合用药,药物种类还是宜少不宜多;同时,在联合使用的多种药物中,心境稳定药应该是基础用药。即双相情感障碍的药物治疗,是以心境稳定药为基础的联合用药治疗。

5.以心境稳定药为主

不论双相情感障碍为何种临床类型,都必须以心境稳定药为主要治疗药物。双相情感障碍抑郁发作时,在心境稳定药使用的基础上可谨慎联用抗抑郁药如安非他酮和 SSRIs 类,但是对同时作用于 5-HT 和 NE 的抗抑郁药最好禁用。

6.足剂量足疗程

要判断一种心境稳定药无效,应排除依从性和血药浓度过低等因素,且用药时间应>3周。如排除以上因素仍无效,可换用或加用另一种心境稳定药。

7.联合用药治疗原则

根据病情需要可及时联合用药。药物联用方式有 2 种或多种心境稳定药联合使用,心境稳定药与抗精神病药物、苯二氮䓬类、抗抑郁药联合使用。在联合用药时,应密切观察药物不良反应,药物间相互作用,并进行血药浓度监测。

8.定期检测血药浓度原则

锂盐的治疗量和中毒量接近,应定期对血锂浓度进行动态监测。卡马西平或丙戊酸盐治疗躁狂也应达到抗癫痫的血药浓度水平。

二、双相躁狂发作的药物治疗

1.以心境稳定药为主

目前比较公认的心境稳定药主要包括锂盐(碳酸锂)、卡马西平、丙戊酸盐。其他抗癫痫药(如拉莫三嗪)、第二代抗精神病药物(如氯氮平、奥氮平、喹硫平和利培酮等),也具有一定的心境稳定作用,可作为候选的心境稳定药使用。

(1)锂盐:临床上常用碳酸锂,是治疗躁狂发作的首选药物。它既可用于躁狂的急性发作,也可用于缓解期的维持治疗,有效率约 70%。

(2)抗惊厥药:主要有丙戊酸盐(钠盐或镁盐)和卡马西平。丙戊酸盐对急性躁狂发作的疗效与锂盐相当,对快速循环发作及混合发作效果优于锂盐,并可预防双相情感障碍复发;锂盐治疗无效的躁狂发作换用卡马西平可能有效。

2.抗精神病药物

对严重兴奋、激越、攻击或伴有精神病症状的急性躁狂患者,治疗早期可短期联用抗精神病药物。第一代抗精神病药物氟哌啶醇和第二代抗精神病药物奥氮平、利培酮、氯氮平等均有较好疗效。抗精神病药物剂量个体化,视病情严重程度及药物不良反应而定。

3.苯二氮䓬类药物

躁狂发作治疗早期常联合苯二氮䓬类药物,以控制兴奋、激惹、攻击、失眠等症状。对不能耐受抗精神病药物的急性躁狂患者可代替抗精神病药物与心境稳定药合用。在心境稳定药疗效产生后即可停止使用该类药物,因其不能预防复发、长期使用可能成瘾。

三、双相抑郁发作的药物治疗

1.单独使用心境稳定剂

在双相抑郁发作中,心境稳定药不仅对躁狂发作具有治疗和预防作用,对双相抑郁同样有效,且极少引起转相或者导致发作变频。故对双相抑郁特别是双相Ⅰ型抑郁发作的急性期治疗应单独使用心境稳定药治疗。锂盐、丙戊酸盐及拉莫三嗪均可选用。

拉莫三嗪为抗惊厥药,是一种新型心境稳定剂,主要用于双相抑郁急性期及维持期的治疗。

2.有心境稳定作用及安全性高的抗精神病药物

喹硫平、奥氮平。

3.心境稳定药与抗抑郁药药物联合使用

严重双相抑郁发作时在心境稳定药的基础上联合抗抑郁药。抗抑郁药均有转躁风险,尽量避免选用转躁风险大的抗抑郁药,SSRIs 中的氟西汀半衰期特别长,也尽量避免使用。转躁风险从小到大依次为安非他酮、SSRIs、NaSSAs、SNRIs、TCAs。

四、急性躁狂新的五线治疗方法

五线方法在已出版的《双相障碍诊断与治疗手册》中更新。该系统是一种混合近似法,关于有效性和安全性/耐受性的,循证医学证据和更多的经验性概念相结合,如熟悉程度和患者接受性,优先考虑与美国的临床实践和治疗指南大体一致的治疗方案。

一线治疗选择,是截至 2015 年初 FDA 批准的急性躁狂治疗药物,最有力的证据已证明其疗效。但是,受某些一线治疗药物耐受性的限制(特别是双相障碍预防治疗)可能会导致临床医生和患者在比较风险和获益后考虑其他治疗。

截至 2015 年初,二线治疗选择卡利拉嗪未获得 FDA 批准用于急性躁狂的治疗,但是具有疗效、安全性/耐受性方面的强有力证据,如果最终获得批准,至少适用于某些双相障碍患者。

截至 2015 年初,三线治疗选择未获得 FDA 批准用于急性躁狂的治疗,和(或)存在实质性的耐受性限制,和(或)疗效证据说服力较一线或二线选择的药物小。总之,治疗指南并未将这些治疗看作一线治疗措施,但是认为其是中等优先级选择。然而,某些三线治疗有一定的优势,可能适用于一些特定患者。在某些特定的情况下,一些干预可能适宜早期选择(如电休克治疗妊娠期患者)。

截至 2015 年初,四线治疗选择未获得 FDA 批准用于急性躁狂的治疗,并且有效性局限较一线、二线、三线治疗更多。实际上,某些治疗已经证实对急性躁狂无效,但是主要用于治疗共病情况。一般来说,治疗指南认为这些治疗是低优先级的干预措施。

五线治疗选择是创新治疗,研究表明这些治疗可能有希望,但是迄今为止由于研究都是最近的以及具有太多实质性的安全性/耐受性风险,而不能作为临床治疗工具(与研究不同),因此仅包括他莫昔芬。

(一)一线:FDA 批准用于急性躁狂的治疗药物

截至 2015 年初,FDA 批准的急性躁狂治疗包括 3 种心境稳定剂(锂盐、双丙戊酸钠和卡马西平)、6 种 SGAs(奥氮平、利培酮、喹硫平、齐拉西酮、阿立哌唑和阿塞那平),以及第一代抗精神病药氯丙嗪。最近,FDA 批准洛沙平吸入剂用于急性激越相关的双相障碍(和精神分裂症)治疗。FDA 批准治疗急性躁狂的药物中只有极少数是三线(例如,卡马西平的药物交互作用,氯丙嗪和洛沙平吸入剂的不良反应),多数是一线用药。《双相障碍诊断与治疗手册》出版后,FDA 批准阿塞那平(作为单药治疗和联合锂盐或丙戊酸盐治疗)用于治疗急性躁狂,并因此从二线用药升级到一线用药。一线用药具有良好疗效(一位数 NNT),尽管其中一些药也有安全性/耐受性的问题。因此,某些一线药物耐受性的限制可能会导致临床医生和患者比较其风险和获益后考虑其他治疗方案。

1.心境稳定剂

心境稳定剂是治疗双相障碍的传统药物,其中 3 种药物(锂盐、双丙戊酸钠和卡马西平)是 FDA 批准用于急性躁狂的治疗。急性躁狂治疗的一线选择,锂盐和双丙戊酸钠将在此讨论,卡马西平稍后在三线治疗部分讨论。其他的心境稳定剂如拉莫三嗪,对急性躁狂无效,将在四线治疗部分讨论。

(1)锂盐:John Cade 1949 年首次报道锂盐对治疗急性躁狂有效。20 世纪 60 年代它广泛应用于躁狂症的治疗。1970 年基于随机和非随机交叉设计的安慰剂对照试验,被 FDA 批准用于躁郁症单药治疗躁狂发作。另外,6 项早期随机试验比较了锂盐和 FGA 中氯丙嗪治疗急性躁狂的疗效。氯丙嗪于 1973 年被 FDA 批准用于急性躁狂单药治疗。早期研究比较锂盐和 FGAs 治疗急性躁狂的疗效,锂盐的优势体现在患者治疗后期出院时临床症状有效缓解,但是治疗早期缺乏对高度活跃患者激越症状的快速控制。但是,一项 Meta 研究分析 5 项急性躁狂的对照试验,结果发现锂盐的有效率(89％)高于 FGAs(38％)。少数研究探索了 FGAs 和锂盐联合应用的治疗效果,似乎比单药治疗能增强治疗效果。

(2)双丙戊酸钠:1994 年抗惊厥药双丙戊酸钠(丙戊酸钠的专利配方)获得 FDA 批准用于单药治疗双相障碍的躁狂发作。20 世纪 90 年代后期,双丙戊酸钠已经超过锂盐成为急性躁狂最常见的治疗药物,部分原因是耐受性较强,部分是由于疗效范围更广。2005 年,双丙戊酸钠的缓释剂获批用于单药治疗急性躁狂和混合状态,2003-2009 年,SGAs(奥氮平、利培酮、喹硫平、阿立哌唑和阿塞那平)也获批用于联合双丙戊酸钠(或锂盐)治疗急性躁狂。

2.第二代抗精神病药

20 世纪七八十年代,第一代抗精神病药(FGAs)常用于(联合锂盐)治疗急性躁狂,但是由于越来越多的证据显示 FGAs 的耐受性的限制和新治疗方法的出现,这种联合用药方式发生了改变。从 20 世纪 90 年代末到 21 世纪初,第二代抗精神病药(SGAs)即非典型抗精神病药,取代了 FGAs 用于治疗急性躁狂,这主要是由于对 FGAs 耐受性的担忧,此外,SGAs 强有力的疗效的循证证据也越来越多。2000-2009 年,6 种 SGAs(奥氮平、利培酮、喹硫平、齐拉西酮、阿立哌唑和阿塞那平)获得 FDA 批准用于急性躁狂单药治疗,而 2003-2009 年,5 种 SGAs(奥氮平、利培酮、喹硫平、阿立哌唑和阿塞那平)也获得 FDA 批准用于急性躁狂的联合(联合锂盐或丙戊酸钠)治疗。

(1)奥氮平:2000 年奥氮平获得 FDA 批准用于单药治疗成人双相障碍相关的急性躁狂或混合发作,2003 年批准用于成人的联合治疗(联合锂盐和丙戊酸钠),2004 年用于成人长期单药治疗。2009 年,虽受安全性/耐受性的限制,奥氮平还是获得 FDA 批准用于单药治疗年龄 13～17 岁青少年双相障碍相关的急性躁狂或混合发作。2000 年 FDA 批准奥氮平口腔崩解片用于治疗急性躁狂,2004 年奥氮平快速起效的肌内注射针剂用于成人双相障碍Ⅰ型躁狂(和精神分裂症)相关的激越治疗。

(2)利培酮:2003 年利培酮获得 FDA 批准用于单药和联合锂盐或丙戊酸钠治疗成人双相障碍Ⅰ型有关急性躁狂或混合发作,2007 年批准用于单药治疗 10～17 岁儿童和青少年双相障碍Ⅰ型有关的急性躁狂或混合发作。2009 年利培酮长效针剂获批用于单药和联合治疗(联合锂盐或丙戊酸钠)双相障碍的预防性干预。

（3）喹硫平：2004 年喹硫平被 FDA 批准用于单药或联合锂盐或丙戊酸钠治疗双相障碍相关的急性躁狂发作。喹硫平速释剂治疗急性躁狂研究中并未包括快速循环型和混合发作的患者，所以喹硫平速释剂对快速循环型和混合发作的疗效尚有待证实。但是，2008 年喹硫平缓释剂（XR）被 FDA 批准用于单药或联合（联合锂盐或丙戊酸钠）治疗急性躁狂和混合发作。2009 年 FDA 也批准了喹硫平单药治疗 10～17 岁儿童和青少年双相障碍相关的急性躁狂发作。

3 项喹硫平速释剂和喹硫平 XR 单药治疗急性躁狂的多中心、随机、双盲、安慰剂对照研究的汇总分析显示，采用 YMRS 评分反映喹硫平的有效 NNT 与安慰剂相比（$N=357$，平均剂量$=586mg/d$）为 5，镇静或嗜睡的 NNH 与安慰剂相比为 6，体重增加至少 7% 的 NNH 与安慰剂相比为 9。

另外，多中心、随机、双盲、安慰剂对照试验的数据也支持喹硫平联合（联合锂盐或双丙戊酸钠）治疗急性躁狂的疗效。

总之，无论单药治疗还是联合治疗（联合锂盐或双丙戊酸钠），喹硫平对急性躁狂有效。但是，嗜睡/镇静、体重增加和代谢问题可能大大影响其应用。

（4）齐拉西酮：2004 年齐拉西酮被 FDA 批准用于单药治疗双相障碍相关的伴有或不伴有精神病性特征的急性躁狂或混合发作。虽然一些对照试验的数据支持齐拉西酮单药治疗10～17 岁儿童和青少年双相障碍相关的急性躁狂发作，但是截至 2015 年初，齐拉西酮尚缺乏该适应证。与其他 SGAs 不同，齐拉西酮联合治疗（联合锂盐或丙戊酸钠）急性躁狂无效，FDA 未批准这一适应证。2002 年齐拉西酮快速起效的肌内注射针剂批准用于治疗精神分裂症的急性激越，但是截至 2015 年初，未批准用于双相障碍。

（5）阿立哌唑：2004 年阿立哌唑被 FDA 批准用于单药治疗成人双相障碍相关的急性躁狂或混合发作，2008 年被批准用于 10～17 岁儿童和青少年的治疗，2008 年被批准用于成人、儿童和青少年的联合治疗（锂盐或丙戊酸钠）。2006 年 FDA 分别批准阿立哌唑口腔崩解片和快速肌内注射针剂用于治疗急性躁狂和双相障碍、躁狂或混合（或精神分裂症）相关的激越。

（6）阿塞那平：2009 年 FDA 批准阿塞那平用于单药和联合治疗急性躁狂。因此，阿塞那平在《双相障碍诊断与治疗手册》中原为二线用药，本书将其列为一线用药。

两项阿塞那平单药治疗急性躁狂的多中心、随机、双盲、安慰剂对照注册试验的汇总分析显示，采用 YMRS 评分显示与安慰剂相比阿塞那平的有效 NNT（$N=357$，平均剂量$=18mg/d$）为 8，镇静的 NNH 与安慰剂相比为 6，体重增加至少 7% 的 NNH 与安慰剂相比为 17。头对头对照试验表明，奥氮平疗效较阿塞那平更好（$N=11$，$P<0.01$），但是体重增加也更明显（$N=11$，$P<0.0001$）。

总之，阿塞那平治疗急性躁狂有效，虽然阿塞那平出现镇静、体重增加和代谢问题较某些其他 SGAs 少，但是这些不良反应还是会限制其在某些患者中的应用。

（二）二线治疗：高优先级选择但未获批准的急性躁狂治疗药物

如上所述，一些批准用于治疗急性躁狂的一线药物由于其安全/耐受性的限制，可能会导致医生和患者考虑其他选择。当评估治疗选择时，一种方法是考虑对照试验推荐的有效药物，这些药物可能（也可能不会）最终获得 FDA 批准治疗急性躁狂。事实上，自从《双相障碍诊断与治疗手册》出版以来,阿塞那平(作为单药治疗或联合锂盐或丙戊酸钠治疗)获得 FDA 批准治疗急性躁狂后,就从手册中的二线用药提升到本书中一线用药。截至 2015 年初,卡利拉嗪尚未被 FDA 批准用于治疗急性躁狂或在美国上市,因为下面提到的重要的试验仍在接受FDA 审查。预计不久 FDA 将就卡利拉嗪在急性躁狂的适应证做出最终决定。

新型的 SGA 卡利拉嗪是多巴胺($D_3 > D_2$)和血清 5-HT_{1A} 受体的部分激动剂,截至 2015年初,FDA 尚在审查其单药治疗急性躁狂的适应证(以及急性精神分裂症)。这种审查是基于两项急性躁狂的为期 3 周的、多中心、随机、双盲、安慰剂对照试验(RGH-M32 和 RGH-M33)。

两项卡利拉嗪单药治疗急性躁狂的多中心、随机、双盲、安慰剂对照试验的汇总分析显示,采用 YMRS 评分反映卡利拉嗪的有效 NNT 与安慰剂相比($N = 492$,平均剂量 $= 7.2$mg/d)为6,静坐不能的 NNH 与安慰剂相比为 7。重要的是,卡利拉嗪产生嗜睡(NNH $= 50$)和体重增加$\geqslant 7\%$(NNH $= -944$,即体重增加与安慰剂相比并不明显)的倾向较小。因此,卡利拉嗪单药治疗最终被证明具有足够的耐受性,与 SGAs 如奥氮平、利培酮和喹硫平相比,其不良反应更像阿立哌唑。急性躁狂试验的汇总分析显示,静坐不能通常不足以导致停药,因此卡利拉嗪单药治疗时停药的 NNH 与安慰剂相比为 34。实际上,在一项为期 20 周的研究中,402 例双相障碍 I 型患者接受了开放性的卡利拉嗪治疗($3 \sim 12$mg/d,平均 6.2mg/d),32.6% 出现静坐不能,但是不良反应导致停药仅占 4.7%,嗜睡和体重增加 $\geqslant 7\%$ 的发生率(如其他 SGAs 关注的不良反应)分别为 5.7% 和 9%。

(三)三线治疗:中等优先级选择但未获批准的急性躁狂治疗药物

急性躁狂治疗面临极大的挑战,因为临床对治疗的需要可能超过了循证治疗方案。在本部分中,我们考虑了其他(大多数情况是未批准的)治疗方案及耐受性限制和(或)较上述一线和二线治疗药物有效性更受限的证据。这包括心境稳定剂卡马西平,第一代抗精神病药氯丙嗪、硫利达嗪、替沃噻吨、匹莫齐特、氟哌啶醇、洛沙平吸入剂,第二代抗精神病药齐拉西酮、帕利哌酮、氯氮平联合治疗,苯二氮䓬类药物联合治疗,ECT。总体来说,治疗指南并未将这些疗法看作一线治疗措施,但是将其作为中级选择。然而,一些三线药物疗效适中,可能适用于某些患者,并且在特殊情况下,一些干预可能会在早期考虑使用(如 ECT 治疗孕妇)。

1.其他心境稳定剂

虽然卡马西平被 FDA 批准用于治疗急性躁狂,但是由于其药物交互作用和耐受性的限制,以及缺乏维持治疗的有力证据,导致卡马西平作为备选而非一线抗躁狂用药。然而,一线或二线药物疗效不佳和(或)耐受性限制时,卡马西平是值得考虑的选择。

卡马西平:20 世纪 80 年代,阳性药物和自身停药对照的卡马西平研究均提供了治疗急性躁狂的初步证据。由于经济问题如专利保护的限制,以及 FDA 批准的高成本,最初没有试图在美国申请卡马西平治疗急性躁狂的适应证,而是在其他一些国家的机构获得其适应证。缺乏 FDA 适应证以及使用的复杂性是卡马西平作为备选而非一线治疗急性躁狂药物的原因。

以前的研究表明卡马西平联合锂盐或抗精神病药治疗急性躁狂的疗效。但是,卡马西平可以促进许多其他药物的肝脏代谢,潜在影响联合治疗的疗效。后来的研究再次强调了这一点,卡马西平会显著降低利培酮的血药浓度,从而影响急性躁狂的联合治疗疗效。另一项联合治疗证实卡马西平降低奥氮平血药浓度比预期还要低,即使某种程度上奥氮平的剂量加得很快,奥氮平和卡马西平联合治疗急性躁狂的疗效仍未明显优于卡马西平单药治疗。并且,奥氮平联合卡马西平与卡马西平单药治疗相比,三酰甘油水平增高,有临床意义的体重增加(≥7%)更多(奥氮平联合卡马西平为24.6% vs.卡马西平单药治疗为3.4%)。

总之,卡马西平是急性躁狂治疗的选择之一,但是存在药物相互作用和耐受性限制。因此,卡马西平在多个急性躁狂治疗指南中是中等优先级别的药物。然而,卡马西平可能在特定的急性躁狂患者中仍是有效的治疗药物,特别是那些未合并多种其他药物或者对一线或二线药物疗效不佳和(或)耐受性差的患者。

2.第一代抗精神病药

FGAs也被称为典型抗精神病药,已经被SGAs所替代,主要因为后者不良反应更小。20世纪50年代至70年代,FDA批准了多个FGAs治疗精神分裂症,但是仅一个药物,氯丙嗪最终批准用于急性躁狂的治疗。早期的个案研究发现,FGAs的总体疗效通常与锂盐相当,FGAs优势为针对高度活跃的患者可以早期快速控制激越症状,但后期在躁狂症状完全缓解达到出院标准的治疗上不具备优势。一些研究中,FGAs联合锂盐似乎能够增强疗效。

20世纪70年代至80年代FGAs常用于(常联合锂盐应用)治疗急性躁狂,但是由于FGA耐受性以及新型治疗方案的出现限制了其应用,耐受性限制如EPS、迟发性运动障碍、静坐不能。

FGAs速效肌内注射给药起效迅速。实际上,直到SGAs的时代,人们还一直持续使用氟哌啶醇速效肌内注射剂型(常联合劳拉西泮肌内注射剂型来增强疗效,联合苯海拉明肌内注射剂型来减少EPS),因为它是一种有效、廉价、普遍耐受性较好的治疗双相Ⅰ型障碍急性激越的药物。2012年,FGA洛沙平吸入剂被FDA批准用于治疗双相Ⅰ型障碍急性激越(以及精神分裂症)。

(1)氯丙嗪:氯丙嗪,经典的FGA,1954年被FDA批准用于治疗精神分裂症,1973年批准用于治疗急性躁狂发作。对照试验证实了氯丙嗪单药治疗和联合锂盐治疗急性躁狂的疗效。但是,这种低效价FGA的临床应用受限主要是由于显著的镇静和低血压作用,导致中等效价和高效价药物的使用增加,特别是氟哌啶醇。

(2)氟哌啶醇:高效价FGA氟哌啶醇出现镇静和低血压基本上较氯丙嗪少,但是发生EPS更加频繁。早期试验表明氟哌啶醇单药和联合锂盐治疗急性躁狂均有效。

精神分裂症或躁狂中的急性激越,按需每30~60分钟快速肌内注射氟哌啶醇5mg与肌内注射劳拉西泮2mg相比似乎疗效类似,虽然氟哌啶醇会产生更多的EPS。这些药物联合应用较单药治疗会更快获益,可能会较氟哌啶醇单药治疗产生更少的EPS。

3.其他第二代抗精神病药

截至2015年初,齐拉西酮是唯一获得FDA单药治疗急性躁狂指征的SGA,但是不用于联合治疗(联合锂盐或丙戊酸盐)。氯氮平、伊潘立酮、帕利哌酮和鲁拉西酮仅被FDA批准用于治疗精神分裂症,而无急性躁狂用药指征。有限的数据显示帕利哌酮有疗效问题,而氯氮平有安全性/耐受性的限制。相反,尚缺乏有关鲁拉西酮和伊潘立酮治疗急性躁狂的疗效和安全性/耐受性的系统数据。

4.联合苯二氮䓬类药物

联合苯二氮䓬类药物具有抗激越效应,常在急性躁狂的对照试验中用于减轻激越症状,并未系统地与已批准药物和安慰剂区分开。总的来说,在当代急性躁狂对照试验中,按需给予劳拉西泮、精神病住院治疗和安慰剂后总的有效率大约30%;添加一个已批准的抗躁狂药物后会使总的有效率增加至约50%。

苯二氮䓬类药物具有催眠和抗焦虑的作用,适用于双相障碍患者。因此,与加巴喷丁和托吡酯一样,虽然苯二氮䓬类药物不是治疗双相障碍的主要有效药物,但是可能有利于处理常见的共病问题,如失眠和焦虑障碍。虽然总的来说,苯二氮䓬类药物耐受性较好,但应谨慎选择,因为这类药物会潜在导致滥用,并可能引起脱抑制效应。

5.电休克治疗

支持ECT治疗急性躁狂的对照数据有限。鉴于病例报道中谵妄、癫痫发作和呼吸暂停延长的风险,不建议锂盐合并使用ECT。并且,由于对认知功能的不良影响、病耻感、知情同意的挑战和照料方面的顾虑,ECT通常是对药物疗效不佳的难治性躁狂患者备选的治疗方案。

(四)四线治疗:新型联合治疗

四线治疗包括新型联合治疗,即比一至三线治疗的疗效证据更为有限。四线治疗包括其他心境稳定剂、其他抗惊厥药和联合心理治疗。双相障碍患者使用上述药物时应当非常谨慎。例如,这些干预中的一些药物,对照试验表明其治疗急性躁狂无效,但是在双相障碍的其他阶段具有潜在的疗效(如拉莫三嗪用于预防复发)或者用于常见共病的处理(如加巴喷丁和托吡酯分别用于焦虑和酒精使用障碍)。总的来说,治疗指南认为这些药物属于低优先级干预方式或者不推荐用于急性躁狂的治疗。然而,考虑一至三线治疗之后,一些四线选择可能对某些特定患者的联合治疗还是有价值的(如伴有显著的共病)。

1.其他心境稳定剂

与其他心境稳定剂相比,抗癫痫药拉莫三嗪具有独特的精神科应用范畴,包括双相障碍的预防治疗指征,但是缺乏急性治疗指征,并且与情绪高涨症状相比,它似乎对抑郁症状更为有效。由于缺乏急性治疗指征,临床医生可能会考虑开始使用拉莫三嗪治疗的最佳时机。大多数情况,在情绪恢复正常或抑郁综合征或亚抑郁综合征时使用(有时急性躁狂发作后立即使用)而不是急性躁狂发作时使用。

拉莫三嗪:截至2015年初,与其他抗惊厥药双丙戊酸钠和卡马西平不同,拉莫三嗪似乎对急性躁狂发作无效,并且缺乏FDA用于治疗急性躁狂的指征。然而,虽然拉莫三嗪对于急性躁狂无效,一些研究者认为偶尔在急性躁狂治疗一开始就将其作为标准化治疗手段,用于联合治疗还是值得的,尽管这一方法的优势和局限性仍需在个体化治疗的基础上慎重考虑。

2.其他抗惊厥药

由于锂盐和抗精神病药存在有效性和耐受性的局限性,丙戊酸盐、卡马西平以及拉莫三嗪在双相障碍中的应用,导致对一些其他抗惊厥药在急性躁狂中应用进行评估。其他这些抗惊厥药似乎具有不同的精神药理作用。这些抗惊厥药,除奥卡西平可能存在例外情况,其他均发现对急性躁狂无效,但这些药物中的一些(如加巴喷丁、托吡酯和唑尼沙胺)值得考虑用于一些有选择性的双相障碍患者治疗共病情况(如焦虑障碍、酒精使用障碍、肥胖或疼痛综合征)。但是,其他抗惊厥药缺乏治疗上述共病有效性的证据和(或)具有实质安全性的局限性以及美国处方信息中指出行为毒性的警告(如噻加宾、左乙拉西坦、依佐加滨和吡仑帕奈),所以应当谨慎开具这些药物。

(1)奥卡西平:奥卡西平是药物不良反应和相互作用更多的一种卡马西平同源药。与其他抗惊厥药不同,它可能对急性躁狂有效。

(2)加巴喷丁:加巴喷丁治疗双相障碍的随机、双盲、安慰剂对照试验结果并不理想,所以截至2015年初,加巴喷丁缺乏FDA治疗急性躁狂的指征。但是,加巴喷丁似乎对双相障碍患者的一些共病情况有效,有双盲、安慰剂对照试验显示对酒依赖、焦虑障碍如社交恐怖、中度至重度惊恐障碍(事后分析)的患者有效,同样对疼痛综合征如神经性疼痛、慢性每日头痛和带状疱疹后遗神经痛也有效。FDA批准其用于治疗腰背疼痛综合征。虽然加巴喷丁对急性躁狂无效,但是仍值得考虑用于联合治疗某些特定的双相障碍患者的共病情况。

(3)托吡酯:虽然早期研究报道托吡酯治疗双相障碍是令人鼓舞的,但是随后的多中心、随机、双盲、安慰剂对照研究结果令人沮丧。因此,截至2015年初,托吡酯缺乏FDA治疗急性躁狂的指征。但是,托吡酯似乎对双相障碍患者的共病情况有效,有随机、双盲、安慰剂对照试验表明其对进食障碍,如伴有或不伴有糖尿病的肥胖症、伴有双相障碍的肥胖症、奥氮平相关的体重增加和食欲亢进有效,以及对酒精依赖、特发性震颤、慢性腰背痛、边缘型人格障碍和偏头痛的预防也有效。对照试验证实进食障碍、双相障碍躁狂和抑郁的患者服用托吡酯后体重相应下降。因此,托吡酯虽然对急性躁狂无效,但是仍值得考虑用于联合治疗某些特定双相障碍患者的共病情况。

(4)噻加宾:噻加宾缺乏双相障碍的对照试验以及FDA用于双相障碍治疗的指征。虽然一些开放性的研究将低剂量噻加宾应用于双相障碍患者,结果令人鼓舞,但其他公开报道称存在有效性和(或)耐受性的问题。相反,一项小样本的对照试验报道低剂量噻加宾总体耐受性较好,对广泛性焦虑障碍有效。因此,同加巴喷丁和托吡酯一样,噻加宾对双相障碍的初步治疗无效,但是可能会对共病问题有效,如广泛性焦虑障碍。但是,关于耐受性问题的报道提示对于双相障碍患者使用噻加宾时应该非常谨慎。

(5)唑尼沙胺:截至2015年初,尚没有对照试验研究唑尼沙胺在双相障碍的应用,仅有极少的相关报道。但是一些对照数据表明,唑尼沙胺同托吡酯一样,可能对肥胖和进食障碍有用。

3.联合心理治疗

对照试验的数据表明在双相障碍中联合心理治疗干预及其重要,在疾病稳定期或抑郁发作时是最佳干预时间,而非躁狂发作,因为躁狂发作是存在显著认知和行为紊乱的心境状态,心理干预可能并不适宜。

(五)五线治疗:正在研究中的治疗

截至2015年初,研究表明有一些非常新的治疗模式可能有希望用于治疗急性躁狂,但是迄今为止,这些治疗太新和(或)存在太多实质性的安全/耐受性风险,以至于不能应用于临床(相对于研究)。这里我们将讨论一种此类治疗--他莫昔芬。

五、他莫昔芬

他莫昔芬是一种用于治疗乳腺癌的非类固醇抗雌激素药物（通常剂量为 $20\sim40mg/d$），也是蛋白激酶 C 抑制剂，可能具有抗躁狂作用。两项小样本的双盲、安慰剂对照急性躁狂试验中，其中一项有 32 例患者服用他莫昔芬最高剂量至 $80mg/d$，另一项 8 例患者最高服用剂量为 $140mg/d$。他莫昔芬单药治疗似乎有效，汇总的有效性 NNT 与安慰剂相比为 3，而且一项研究显示耐受性良好，但另一项显示降低食欲的 NNH 与安慰剂相比为 2。同样，在一项小样本双盲、安慰剂对照急性躁狂试验中，20 例患者使用锂盐 $1.0\sim1.2mEq/L$ 时联合他莫昔芬治疗最高至 $80mg/d$。他莫昔芬似乎是有效的，有效 NNT 与安慰剂相比为 4，但是疲劳的 NNH 与安慰剂相比为 3。在两项更小样本的双盲、安慰剂对照联合治疗急性躁狂的试验中，一项 5 例受试者服用锂盐和他莫昔芬 $40mg/d$，另一项 15 例受试者服用锂盐、丙戊酸钠或卡马西平±抗精神病药和他莫昔芬 $40mg/d$，结果分别显示有效和无效。

这些研究主要的局限性包括他莫昔芬有力的抗雌激素作用，这一作用混淆了其公认的蛋白激酶 C 抑制剂的精神药物机制；尚不确定其治疗急性躁狂的最佳剂量；并且缺乏更多双相障碍患者使用他莫昔芬的安全性/耐受性数据。乳腺癌女性患者使用他莫昔芬，虽然通常耐受性较好（除了产生绝经症状以外），意味着罹患子宫内膜癌和脑血管病/肺栓塞的风险较小（每患者·年 NNH 与安慰剂相比为三位数到四位数）。因此，对安全性/耐受性的担忧建议将他莫昔芬作为急性躁狂临床干预的三线用药还为时尚早。这些方面的考虑与急性躁狂所列出的 Ⅰ～Ⅳ 级的其他治疗广泛结合后表明，他莫昔芬暂时仍然是急性躁狂的一个研究（而非临床的）工具，所以将此药物放至 Ⅴ 级。

第六节　双相情感障碍的物理治疗

当前物理治疗（非药物性躯体治疗）与药物治疗、心理治疗合称现代精神病治疗学的三大领域。被美国 FDA 批准用于抑郁障碍的物理治疗有电休克治疗、重复经颅磁刺激治疗、迷走神经刺激、脑深部电刺激等，临床中物理治疗几乎不被单独运用，常常与药物治疗或心理治疗联用。

一、电休克治疗

电休克治疗（ECT）是用短暂适量的电流刺激大脑，引起患者意识丧失，皮层广泛性脑电发放和全身抽搐，以达到控制精神症状的一种治疗方法。在电休克前加用静脉麻醉药和肌肉松弛剂，使患者抽搐明显减轻和无恐惧感，称这为改良电休克治疗。

（一）适应证

1.躁狂发作

电休克治疗已被广泛用于治疗躁狂发作，回顾性研究显示 ECT 对急性躁狂发作总有效率为 80%。

（1）鉴于许多药物能有效控制躁狂，建议 ECT 用于其他治疗方式的充分治疗后无效的伴严重症状和（或）存在潜在生命危险的患者的快速起效治疗：①难治性躁狂发作；对合适药物

(如锂盐等)治疗无效的少数难治性躁狂发作。②严重躁狂发作:极度兴奋躁动、冲动伤人患者,电休克治疗对急性重症躁狂发作和极度兴奋躁动有一定的治疗效果,并起效迅速,可单独应用或合并药物治疗。

(2)ECT可用于治疗有下列情况的躁狂发作:①存在生命危险的躯体耗竭,某些患者的极端耗竭状态(如致死性紧张症或恶性高热)。②伴有内科并发症或不能耐受药物治疗的躁狂发作。

2.抑郁发作

ECT是所有抗抑郁治疗中,缓解速度最快和有效率最高(至少在短期如此)的治疗,ECT治疗的患者70%～90%病情改善,对重度抑郁发作的疗效可达90%,ECT治疗抑郁发作的有效率高于抗抑郁药物治疗。

(1)重度抑郁发作患者,通常在存在下列情况时首选ECT:①高自杀危险:有强烈自伤、自杀行为或明显自责自罪者。②由于拒绝进食和进饮而威胁到生命安全。

(2)重度抑郁发作患者,存在下列情况时可以考虑ECT:①抑郁性木僵。②ECT的最佳治疗效见于重度抑郁障碍,尤其是那些有明显体重减轻、早醒和明显的精神运动性迟滞患者。③抑郁性幻觉和妄想:并发精神病性症状或病情严重患者ECT似乎比药物治疗更有效。一些证据显示,伴有精神病性症状的抑郁症患者易对ECT起反应。

(3)ECT可以作为对抗抑郁药无效的难治性抑郁患者的二线或三线治疗方式:心理治疗和(或)药物治疗无效,特别是多种药物治疗无效且功能严重损害的抑郁症患者可选用ECT治疗,ECT通常对那些足量、足疗程用药无效的抑郁症患者有效,尽管这些患者的复发率较高。ECT对药物抵抗的抑郁患者的有效率(50%)低于那些没有药物抵抗的患者(约80%)。

(4)患有明确躯体疾病又不适于应用抗抑郁药的患者,或年老体弱者。ECT在老年人中使用并非不当,而对于这类人群可能是更加有效更加安全的手段。

(二)禁忌证

1.电休克治疗的禁忌证

(1)急性全身感染性疾病。

(2)颅内高压:包括颅内占位病变、脑血管意外、颅脑损伤和炎症等情况以及其他情况所引起的颅内高压。

(3)严重的肝脏疾病、营养不良或先天性的酶缺陷(ALT>80U/L,A<25g/L):可能会造成血清假性胆碱酯酶水平下降或缺乏,从而导致琥珀酰胆碱作用的时间延长而发生迁延性呼吸停止。

(4)严重心血管疾病:包括冠心病、原发性高血压(血压>150/95mmHg)、高血压性心脏病、主动脉瘤、严重心律失常(心电图示频发房早、室早、左束支传导阻滞等)。

(5)严重的肾脏疾病。

(6)严重的呼吸系统疾病:包括严重支气管炎、哮喘、活动性肺结核等。

(7)严重的消化系统疾病:如严重消化道溃疡。

(8)严重电解质紊乱(血钾>5.0mmol/L、<3.3mmol/L)、内分泌疾病(血糖>10mmol/L)。

(9)严重的青光眼和先兆性视网膜剥离。

（10）新近或未愈的骨关节疾病。

（11）严重的血液系统疾病：如贫血（血红蛋白＜80g/L）、血小板的严重减少等。

（12）其他严重躯体疾病，对丙泊酚或赋形剂过敏者。

2.电休克治疗的相对禁忌证

（1）体温＞37.5℃。

（2）14岁以下儿童、65岁以上老年和妊娠期的妇女，如出现严重的自杀企图、严重的兴奋躁动或严重的冲动伤人行为、木僵等情况可权衡利弊后，作出是否对患者施行电休克治疗。

（三）电休克治疗的疗程

1.疗程

电休克治疗的疗程在学术界有不同的看法。有学者认为，每个疗程应为6～10次，有的认为10～20次，还有的认为根据病情可以做20次以上。国内电休克治疗的疗程一般在8～12次。一般前3～6次，每周3次，以后每周2次至治疗完成。

2.预防性治疗

ECT的短期抗抑郁作用效果较好，但6个月的复发率较高。目前对复发的研究主要集中于急性期ECT疗效好的患者是给予抗抑郁药治疗，还是ECT维持治疗。O'Leary等在英国诺丁汉ECT组评估患者的7年病死率、再入院率结果时发现，患者的病死率是一般人群的2倍，16周的再入院率为79％，随访7年再入院率为27％，妄想可作为临床预测复发的指标。Aronson等报道，伴有精神病性症状的抑郁，1年的复发率为68％。对伴有精神病性症状的抑郁，ECT急性期治疗1年后，复发率为68％。Spiker报道，1年的复发率在50％。Aronson随访伴有妄想的抑郁患者，且急性期对药物与ECT有效，住院后1年，药物治疗组的复发率为80％、ECT组的复发率达95％。Sackeim等观察58例重度抑郁在ECT前药物治疗无效的患者，行ECT1年后复发率在64％。相反，未使用过药物治疗的患者给予ECT，1年后的复发率在32％。ECT后，适当的药物维持治疗与复发并不相关。也就是说，ECT前对抗抑郁药无效的患者复发率较高；伴有精神病性症状的患者几乎有2/3复发。Sackeim等进行随机双盲试验，24周的随访研究发现，安慰剂组的复发率为84％，去甲替林组为60％，而去甲替林加锂盐组为39％，提示合并治疗具有明显的疗效。一项前瞻性研究对患者在急性期先给予ECT，再给予锂盐维持治疗6个月。

1980年前，一些研究集中于ECT后，寻找生物学标志预测复发。如地塞米松抑制试验（DST）、促甲状腺素释放激素（TRH）刺激试验、睡眠EEG中REM期缩短等。以往的研究存在许多方法学问题，如回顾性、非双盲和样本量小。这种预测因子和抑郁症一致，如DST试验阳性，复发率高较高。Bourgon报道，9个研究中有6个使用DST试验，4个研究中有2个选用TRH试验和睡眠EEG，在ECT治疗后生物学方面有明显的异常，可以预测复发。

3.抑郁症患者的持续治疗和维持治疗

抑郁症患者在使用ECT后接受抗抑郁药物治疗，仍然存在高复发率，临床医师常选择ECT持续治疗或ECT维持治疗，ECT持续治疗是指经过ECT急性期治疗后，继续ECT达6个月；ECT维持治疗其维持期的时间要更长，要大于6个月。

预防性的ECT通常指ECT持续治疗或维持治疗。尽管两种预防性ECT的治疗指征、不良反应和结果有所不同,但以往的回顾性研究很难区分。选择预防性 ECT 的指征包括心境障碍复发,且既往对 ECT 效果好;患者对抗抑郁药难治、不耐受和依从性差。Levy 等报道,1985年,私立医院使用预防性 ECT 的比例达 64%。Bourne 等提出伴有精神病性症状的抑郁患者对抽搐有依赖,需要逐渐减少 ECT 的次数预防复发;对药物难治的患者对 ECT 有效,预防性的 ECT 可能和药物的作用机制不同,可以推论适合 ECT 治疗的患者给予预防性的治疗其复发率较药物治疗低,预防性的 ECT 并不提高治疗的效果,也不会优于药物疗效,但接受 ECT 的依从性比接受药物维持治疗的依从性要好。Clarke 等指出,持续 ECT 不足 6 个月,其复发的比率仅是药物维持治疗的 50%。

ECT 持续治疗的方法:在 ECT 持续治疗过程中,电极的放置和电量参数是不变的。ECT 持续治疗的最佳频率标准是以保持情绪稳定为准,有关 ECT 的间隔时间,有报道认为 3~5 周或 4~8 周 1 次。另有专家认为应逐渐减少治疗次数,根据临床反应从每周 1 次到每月 1 次。Kramer 调查 24 个国家 51 位专家有关 ECT 持续治疗的频率和持续时间,频率变化很大,从每周 2 次到每 3~4 周 1 次、持续超过 30 个月或每 6 个月 1 次、持续超过 60 个月,甚至 48 年。个别患者根据临床情况,可以缩短维持时间(每周 1~2 次、维持 4~12 周),或足疗程持续治疗(逐渐减少到每月 1 次、持续超过 3 个月,或每月 1 次、持续超过 6 个月)。当患者的症状对药物无反应持续超过一年,或在接受 ECT 有效治疗后复发,或耐受药物的维持治疗时,可以缩短维持时间。ECT 后,尽管有药物治疗但仍复发的患者,可选择足疗程连续治疗。Vanelle 的前瞻性研究显示,ECT 维持治疗的频度在 3.5~3.9 周 1 次,维持 1 年,有 64% 的患者需要缩短间隔时间来预防抑郁复发,尤其是老年、病程长的患者。

因此,多数专家建议,ECT 持续治疗应从最初的每周 1 次、连续 4 次,到每 10 天 1 次、连续 3 次,再到每 2 周 1 次直至最后 4 个月。在 6 个月的治疗中,间隔时间最长不超过 2 个月。如果在治疗过程中,又有症状出现,可以缩短间隔时间至病情稳定,通常在整个疗程中需增加 3~4 次治疗,通常不需要超过 6~10 次,然后再恢复到 ECT 持续治疗的最长间隔期。持续治疗应至少 6 个月,在治疗的最后一个月可以加用抗抑郁药。在 ECT 持续治疗中断后,导致病情迅速复发时,应建议及时采取 ECT 维持治疗。

二、改良电痉挛治疗

(一)治疗方法

1.治疗前准备

①详细的体格检查,实验室检查和辅助检查。②获取知情同意。③治疗前 8 小时停服抗癫痫药和抗焦虑药或治疗期间避免应用这些药物,禁食、禁水 4 小时以上。治疗期间应用的抗精神病药或抗抑郁药或锂盐,应采用较低剂量。④准备好各种急救药品和器械。⑤治疗前测体温、脉搏、血压。如体温在 37.5℃ 以上,脉搏 120 次/分以上或低于 50 次/分,血压超过 150/100mmHg 或低于 90/50mmHg,应禁用。⑥通常于治疗前 15~30 分钟皮下注射阿托品 0.5~1.0mg,防止迷走神经过度兴奋,减少分泌物。如第一次治疗呼吸恢复不好,可以在以后每次治疗前 15~30 分钟皮下注射洛贝林 3.0~6.0mg。⑦排空大、小便,取出活动假牙,解开衣带、领扣,取下发卡等。

2.操作方法

在麻醉师参与下,治疗前肌内注射阿托品 0.5mg。按年龄、体重给予 1％硫喷妥钠 1.0～2.5mg/kg诱导患者入睡,待出现哈欠、角膜反应迟钝时,给予 0.2％氯化琥珀酰胆碱(司可林)0.5～1.5mg/kg静脉注射,观察肌肉松弛程度。当腱反射消失或减弱,面部、全身出现肌纤维震颤,呼吸变浅,全身肌肉放松(一般为给药后 2 分钟左右)时,即可通电 2～3 秒。观察口角、眼周、手指、足趾的轻微抽动,持续 30～40 秒,为一次有效的治疗。

3.治疗次数

1 个疗程 6～12 次。一般每日 1 次过渡到隔日 1 次或者一开始就隔日 1 次。一般躁狂状态 6 次左右即可;幻觉妄想状态多需要 8～12 次;抑郁状态介于两者之间。

(二)并发症及其处理

常见并发症有头痛、恶心、呕吐、全身肌肉酸痛、焦虑、可逆性的记忆减退,无须处理。关节脱位和骨折需立即处理。年龄偏大者较易出现意识障碍和认知功能受损,可停用电休克治疗。改良电痉挛治疗并发症较传统电痉挛治疗低,且程度较轻,但可出现麻醉意外、延迟性窒息、严重心律失常等。

三、重复经颅磁刺激治疗

重复经颅磁刺激治疗(rTMS)利用特殊设计的刺激线圈,放置于头皮上,在刺激线圈上通以高强度的脉冲电流产生一个短暂的磁场,这个磁场穿过头骨,该磁场在神经组织中诱发感应电流或使神经元去极化,对大脑皮层神经细胞产生电刺激,从而产生神经心理学效应。适当形状的线圈会在主要的特殊皮质区域产生局部刺激。TMS 脉冲被有节律的连续应用,则称这为重复性 TMS。

(一)适应证

1.躁狂发作

有采用右前额叶 20Hz 与 1Hz 的对照研究,结果显示出抗躁狂疗效和较好的耐受性,但需进一步研究。目前研究认为,rTMS 的高频刺激(＞5Hz)可以易化局部神经元活动,提高大脑皮质的可兴奋性;而低频刺激(≤1Hz)可以抑制局部神经元活动,降低大脑皮质的可兴奋性。有研究认为,对躁狂发作患者的右侧背外侧前额叶皮质进行 rTMS 的效果明显优于左侧背外侧前额叶皮质。

2.抑郁障碍

一些临床研究证实 rTMS 对抑郁发作(包括难治性抑郁症)有明确疗效,但亦有研究结论对此提出质疑。Meta 分析的结论支持左侧背外侧前额叶皮层高频率 TMS 的抗抑郁作用,急性期治疗效果好。Meta 分析亦发现,rTMS 在改善抑郁方面只有较弱的暂时作用,但此方面所有研究的质量都较低。将 TMS 与功能影像学相结合,直接监控 TMS 在大脑中产生的作用,是一个极其重要的领域,TMS 能增加大部分抑郁症的扣带回及其他大脑边缘区域的活动。

重复经颅磁刺激治疗每天治疗一次,时间约 30 分钟,10 次为一个疗程,一般连续治疗 1～2 个疗程。

(二)不良反应

TMS 所诱导的痉挛比 ECT 更聚集,能让大部分大脑不必接受不必要的电流,rTMS 容易耐受好。轻微的不良反应包括肌肉紧张性头痛和由设备产生足够强度的噪音所致的短期听力阈值改变,可通过使用耳塞来预防。rTMS 最主要的危害就是有诱发癫痫的危险性,故有高危因素(如癫痫家族史)不建议做 rTMS 治疗。

四、迷走神经刺激

迷走神经刺激(VNS)指的是刺激颈部的迷走神经,为植入性治疗。此技术将一个发生器植入左侧胸壁,一根导线连接至左侧颈部迷走神经,传入迷走纤维投射至多个与神经精神疾病相关的脑区,包括边缘系统,作用机制包括单胺神经功能递质的改变、继发于抗癫痫效果的抗抑郁效果以及大脑解剖学的长期改变等。

(一)适应证

精神病学研究早就发现抗惊药物(如卡马西平)具有情绪稳定作用,VNS 作为癫痫的治疗手段已被广泛应用,有研究发现 VNS 植入抑郁发作患者一年后预后优于接受常规治疗的患者。VNS 有显著的抗抑郁作用,迷走神经刺激(VNS)可能有远期效果,2005 年美国 FDA 批准用于难治性抑郁症患者的慢性治疗。没有资料证实它有快速的效果,不能用于抑郁症的急性期治疗。心理治疗、药物治疗甚至 ECT 很容易开始,若无效也能很容易放弃。然而 VNS 需要植入一个仪器,因此它在开始治疗前需要经过慎重考虑。

(二)不良反应

最常见的不良反应是噪音改变或嘶哑,通常很轻并与输出电流强度有关。唯一有效预测因子是初期抗抑郁治疗抵抗。

五、脑深部电刺激

脑深部电刺激(DBS)是一种神经外科手术疗法,最具侵入性,它需要将刺激器或刺激电极植入大脑深部(基底神经核区或背侧丘脑或底丘脑核区)并且连接到位于胸壁内的发生器上,由发生器持续不断地发送电流进入大脑。

六、光照治疗

光照治疗引起昼夜节律提前而具有抗抑郁效果,足够强度的亮光能抑制人类褪黑素分泌而发生治疗作用。

(一)适应证

(1)季节性情感障碍:是主要和最佳适应证,这类患者出现冬季抑郁症。

(2)非典型抑郁症:临床表现表现为睡眠增加、渴求糖类食物(碳水化合物)、精力缺乏等。光照治疗对非典型抑郁症更为有效。当患者有更加典型的抑郁症状时,如失眠、体重减轻,即使情感症状有季节性特征,单用光照疗法的效果也不好。

(3)对其他以抑郁心境和食欲改变为特征的障碍(如经前综合征和神经性贪食)也有效。

(二)临床应用

光照治疗冬季抑郁症在早上患者清醒后数分钟内开始效果最好,治疗时间多在 6:00～8:00am。一般应用白色光,使用 10000Lux 的光照治疗 30～45 分钟,或 2500Lux 的光照治疗 1～2 小时,10 天为一疗程。患者距离光照盒荧光屏 30～40cm,患者不直接注视屏幕,而应以 45 度角面对并每分钟扫视 1～2 遍。亮光的抗抑郁作用一般 2～5 天起效,对 50% 以上的复发冬季抑郁障碍患者有效。为了避免复发,光照治疗通常需要维持至自然缓解的时候,即早春。

(三)不良反应

(1)通常光照治疗的耐受性较好,但在治疗早期约有 45% 的患者可能出现轻度不良反应,包括头痛、视疲劳、视物模糊、眼睛刺激感和血压升高,还可能出现失眠,特别是在晚上接受治疗的患者,故治疗不宜在晚间进行。

(2)罕见的不良反应:包括躁狂性心境不稳和自杀未遂,可能是由于光诱导的警觉性和活跃反应在心境改善之前就出现的缘故,但此推测目前还不能肯定。通常可通过减少暴露时间减少不良反应。

第七节　双相情感障碍心理治疗及康复

双相情感障碍的心理治疗历史由来已久,在精神药物出现以前,心理社会治疗曾是双相情感障碍的唯一选择;但随着电休克治疗和精神药物的出现,心理社会治疗的发展及其临床应用研究在双相情感障碍中不再被重视。尽管现在越来越多的研究倾向支持双相情感障碍是一种"生物学的疾病",需要生物学的治疗,即精神药物治疗为主,但心理社会治疗在实际工作中仍是重要的有效辅助治疗手段之一,其中包括心理健康教育、传统的各种心理治疗方法,以及社会环境改变等。

一、在药物治疗基础上进行心理社会干预的必要性

综合国内外的许多临床研究结果和已出版的欧美国家双相情感障碍治疗指南,心理社会治疗均作为辅助药物治疗的重要措施之一。心理健康教育和认知行为治疗作为精神药物的辅助治疗,可降低双相情感障碍患者的住院率、复发率,并可以提高患者药物治疗的依从性,全面改善临床症状。20 世纪 90 年代以来发表的一系列长期随访研究显示,双相情感障碍复发率较高,其中 1 年复发率平均为 40%,2 年复发率为 60%,5 年以上复发率则高达 73%。许多国家的临床治疗指南已将心理社会治疗列入其中,并有学者提出,对于双相情感障碍的抑郁发作,心境稳定剂为首要或基本治疗,但还需包括恰当使用抗抑郁药物及心理社会治疗。

有研究显示,双相情感障碍病程与心理社会因素之间存在着相互影响。这些心理社会因素包括家庭内情感表达情况、负性生活事件,以及不良的应对态度和归因方式等。综合相关研究结果,目前比较一致的观点有:①高情感表达家庭中患者的复发率增高;②有负性生活事件经历的患者其恢复期延长;③有不良社会适应方式及遭受环境应激的患者发生严重情感症状或情感障碍的危险性增加;④生活缺乏规律的患者在面对负性生活事件或难以有效应对时病情容易发作。

具体来说,以药物治疗为基础,综合应用心理社会治疗提高对治疗的依从性、改善对应激性生活事件的应对策略、预防复发以及全面改善社会功能和提高生活质量。

二、与双相情感障碍相关的心理社会因素

心理治疗的应用与发展源于人们对社会、心理危险因素在疾病进展中作用的理解与认识。有研究表明,25%～30% 的双相情感障碍症状是由个人日常生活中的社会、心理因素引起的,包括缺乏社会支持、家庭环境不良、日常生活和睡眠不规律以及负性社会事件等,其中负性社

会生活事件对双相情感障碍的影响在症状出现初期尤为明显。新近有研究证实,社会环境应激还与双相情感障碍患者的缓解-复发循环相关,相关因素有家庭情感高表达水平、低父母关爱和那些可能会扰乱患者日常生活或引发动机冲突的生活事件均可能会是双相情感障碍患者症状恶化的危险因素;其他一些社会、心理变量,如缺乏社会支持、单身或离异、低文化水平与社会经济地位、患者对社会应对技巧的应用能力不足等也与对照组存在明显差异。

有关对药物治疗依从性影响因素的研究发现,对疾病知识的缺乏、主观上否认疾病的存在均会影响患者对药物治疗的依从性。患者之所以不能坚持长期治疗,还与家庭因素有关,如家庭成员对患者表达消极情绪、歧视患者、患者及家庭成员缺乏有关该类疾病的信息等均会对患者坚持接受治疗产生不利影响。

综合相关研究资料,与患者复发密切相关的社会、心理因素主要有对疾病与治疗的认知不足、缺乏有效的社会支持系统、家庭的情感过度卷入(高情感表达)、个体负性认知模式、自我调节与控制能力不良以及缺乏有效的应对方式和技巧等。有学者据此推测,社会、心理因素在双相情感障碍患者的转归和结果中所起的作用,即使保守估计也应有 25%～30%。

三、心理教育干预

心理教育干预主要针对患者及其家属,内容包括双相情感障碍的相关知识、治疗选择,以及如何识别复发的早期征象等,旨在症状加重或疾病复发前可以得到及时诊断与治疗。另外,家属学习应对策略和问题解决技术,可以帮助其更有效地帮助及处理患者的病情。

目前认为,对双相情感障碍的心理社会治疗强调对各种疗法的整合,根据疾病情况和患者的性格特点,心理教育有不同的侧重点。例如,若患者经常不能遵嘱服药,则心理教育的重点就是帮助其提高服药的依从性(如使用定时器提醒服药、药盒上写明服法、在家中显要位置放置服用药物清单等)。

心理教育治疗策略着重于以下一个或几个方面:

1.提高药物依从性

帮助患者理解遵嘱用药可以改善症状、延长缓解期,以及减轻情感症状。另外,心理教育还包括分析讨论患者中断药物和其他治疗的原因,以及中断治疗可能会导致的后果。

2.了解复发的危险因素

让患者了解促使病情复发的关键事件和情境,如中断药物治疗、显著应激性生活事件(如搬家),可以在早期症状出现时识别并主动应对。

3.识别复发的预兆征象

学会识别患者自身的那些预示发作的早期征象,如某些患者或家属可能会发现,即每晚睡眠超过 10 小时或少于 4 小时可能预示着新的一次抑郁发作。

4.应对应激性生活事件

帮助患者识别显著应激性生活事件,以及制订更好的应对策略(如体育锻炼、朋友支持、改变思考方式等)。

5.保护性因素

学会识别有助治疗和改善症状的生活中的保护性因素(如每天与家人联系或参与朋友的交往,获得支持)。

当然,心理教育的形式是多种多样的,可以是简单、直接的,如患者与治疗医师讨论某种治疗新药,也可以是比较复杂的、涉及多个方面内容,如编制一个心理教育"包"其中包括有关疾病和治疗的一系列书画、录像和医患互动教育资料等。美国的德州精神障碍药物治疗方案(TAMP)就拟定了一个这样的心理教育"包",包括书面材料、一盘录像、知识图片、平等互动小组的活动指导。这个心理教育"包"与药物治疗指南配合使用,已在抑郁障碍、双相情感障碍和精神分裂症患者中推广。TAMP 的病案处理中项目包括循证药物指南、定式检查量表(如 IDS-SR、YMRS、BPRS 等),以及标准化临床记录(包括常规临床评定量表,提高治疗一致性并指导临床决策和治疗的计划等。通过心理教育干预,患者可以学会识别疾病的预兆征象和症状,采取一系列步骤预防发作。写日记是一个很有帮助的方式,可以监测和记录日常情绪变化,并发现这些变化与日常主要事件的关联。作为心理教育的一种手段,写日记可以帮助患者学会识别他们自己的情绪模式以及情绪变化和生活事件的关系。例如,患者发现在每次月经期抑郁症状都会加重,就可以预期症状发生的时间并进行处理。

四、认知行为治疗

认知行为治疗(CBT)是一种短程心理治疗方法,最初设计主要是用于治疗单相抑郁。其基础是认知重建,目的在于减轻抑郁症状与提高自尊,通过自我监控、自我审查与自我调节来纠正患者的自动化非理性认知,它常常与行为技术结合使用以减轻环境应激和增强社会适应性。由于 CBT 用于治疗双相情感障碍取得令人鼓舞的研究成果,极大地加强了人们对 CBT 研究使用的兴趣,而且近期还出版发行了有关专著来介绍 CBT 在双相情感障碍中的应用。

大量临床随机对照研究显示,CBT 组与对照组相比有明显少的双相发作、短的发作天数、少的住院率、少的亚综合症状、良好的前驱症状应对和高的社会功能。研究还发现,CBT 还可改善患者的整体功能,增加药物治疗的依从性和减少住院需求。

CBT 以 Lam 提出的双相情感障碍患者的"素质-应激"理论为基础。该理论认为,双相情感障碍患者因生物与遗传因素而存在生理易患性,这种生理易患性主要表现在在某种外界应激因素的作用下会引起双相情感障碍的前驱症状,如较轻微的类躁狂和(或)类抑郁症状,而此类患者又缺乏有效的应对策略或存在有不良的应对模式,患者这种消极的应对策略会加重与恶化情感症状群,最终导致疾病发作。反过来,情感障碍的发作又会引发和加重患者的社会人际关系与职业问题,如此又更易使患者遭受新生活事件或引发过度补偿行为,最后会使患者的社会日常生活陷入混乱及出现睡眠障碍,而这又会加重和放大患者的生理易患性,如此形成疾病的恶性循环而反复发作。

Scott 指出,CBT 被认为是双相情感障碍患者心理治疗的理想选择,有如下 6 条理由:①CBT 已被证实对单项情感障碍是有效的,并可消除抑郁的残留症状,预防复发;②有较为广泛的适应证;③是一种成熟的结构式治疗;④使用方法较灵活;⑤患者合作度高;⑥最终目的是使患者获得自我改变与自我调节的能力。

在 Scott 等的研究中,CBT 方案分为 3 个阶段:第 1 阶段,主要针对有关双相情感障碍及 CBT 治疗框架的教育;第 2 阶段,利用已获得的综合信息,进行自我监控与自我调节技巧训练,以监控原有不良应对模式和调节提高应对策略,纠正自动化非理性认知,保持规律的行为活动模式、规律的睡眠模式,训练应激处理、时间管理能力等;第 3 阶段,处理药物依从性以及其他与治疗相关的问题,如早期复发征兆的应对技术。在整个治疗过程中,鼓励患者自我监测其症状,记录排列复发的危险因素,并对每一危险因素制定出相应的应对策略。需要注意的是,CBT 应根据患者的不同状态(如情绪变化、自我需求等)灵活应用。

CBT 的应用形式一般为个体干预,通常 10～25 次,每次 30 分钟～2 小时,每周 1 次或每 2 周 1 次,治疗期 3～6 个月。

除了个体 CBT 外,CBT 也可用于小组治疗。Patelis 等对此进行了研究,每组患者 7～12 人,治疗共 14 次,每次 2 小时,每周 1 次,治疗的前 2 次为心理教育,后 12 次为 CBT。结果显示,患者的社会适应与生活质量均有改善。尽管此类研究报道较少,而且也缺乏足够的随访资料,但已有的结果仍然令人鼓舞。

五、家庭焦点治疗(FFT)

家庭焦点治疗也是一种心理教育治疗方法,但其理论假设是环境因素对患者的复发起着重要的决定作用。因此,一旦患者从急性发作期进入稳定期,就应该施行家庭心理教育。目的是给予患者及家属心理健康教育,减少家庭环境中的关系紧张,内容包括有关双相情感障碍的特点、症状、病程及治疗,以及处理家庭成员间的沟通和提高问题解决的技能。

家庭焦点治疗大约安排 21 次门诊治疗性会谈,持续 9 个月左右,一般与药物治疗同时合用。治疗对象至少要有一个重要的家庭成员(父母、配偶、兄弟姐妹、亲密好友、监护人)陪同患者参加。一般家庭焦点治疗包括以下 3 个阶段:

1.家庭心理教育

这个阶段包括回顾有关疾病、症状、危险因素、保护因素、病因、药物及心理治疗、自身管理的教育材料。临床治疗医师认为生物和遗传因素是发病的基础,环境应激是诱发因素,可促发疾病发作并影响疾病的严重程度;另外,患者的治疗依从性亦是影响预后的重要因素。因此,心理教育内容还包括有关预防复发的教育、识别早期发病征象并制订相关的预防计划。

2.沟通技能训练

帮助患者或家人学习有效的沟通技能来处理家庭问题。有关的沟通技能训练包括:①主动倾听,旨在让被治疗者学会专心倾听,并把措辞的含义、潜在的感觉、情绪、以及躯体语言的含义结合起来理解。主动倾听包括解释、复述别人的表达以确保理解正确。例如,可以说"我想确定我已经理解了你说的话。你是想让我在你花钱超过 100 元的时候提醒你一下,对吗?"②学会既要表达不良感觉,同时也要表达良好感觉;例如,许多家庭成员之间习惯仅表达自己的不良感觉,即忽视了提及他人的行为所带来的良好感觉。交流技能训练强调表达这些信息,例如,"你今天早上未及时叫醒我,让我上班迟到了,不过却让我感到你很体贴我。"③彼此行为的适应性改变,帮助患者学会要求所爱的人做出改变,但避免使用攻击性和责难性语言。例如,避免说"你从没帮我做过家务,你总认为我懒惰",改为一种更好的表达方式"我感到情绪低落,有点力不从心。在这种困难时期,我想让你分担一部分家务,否则我会被压垮的"。

3.问题解决技能训练

这是家庭焦点治疗的最后阶段,包括训练患者与家人学会识别、明确和解决有关双相情感障碍的家庭特殊问题。例如,家庭可能遭遇重大生活事件而导致患者失业等,这时的干预包括制定相应策略来应对家庭收入的减少,如如何节约开销、讨论患者可以承担的兼职或新的就业机会等。

家庭焦点治疗过程中需安排治疗会谈间隙期的家庭作业,使得患者和家人在家中能练习新的应对技能。例如,要求在实际生活中学会使用"自信沟通技术"(即用不侵犯他人权利的方式来坦诚表达自己的观点、感受、态度和权利),并汇报所取得的成功和存在的问题。

六、人际和社会节律治疗(IPSRT)

人际和社会节律治疗(IPSRT)是一种着重此地、围绕目前问题的短期心理治疗的方法,源于治疗抑郁症的人际心理社会治疗。传统的人际治疗理论基础是有双相情感障碍遗传易感性的个体在遭遇应激性人际关系事件时,触发了情感症状的发作,尤其是抑郁症状。因此,针对这些常见的人际关系情境,帮助患者学习辨别和认识到其不恰当的社交方式与其抑郁症状有密切联系,从而改善患者的人际交往技能。

一般来说,主要有下述 4 种常见的人际问题与抑郁症状密切相关:①对丧失或失落的悲伤(包括为自己患病、不再健康而表现的悲伤);②人际关系矛盾;③角色转变;④人际交往技能缺陷。如果患者能够学会解决或有效应对这些问题,则可以达到预防其再次出现和导致情感症状的复发。

双相情感障碍的人际和社会节律治疗与人际心理治疗不完全一样,更强调和关注生活事件在患者的社会和生理节律中所起的作用。其基本的理论假设为症状是由作息惯例的改变、社会刺激的变化以及神经递质的失调所导致的。患者应该学会监测日常生活规律、作息节律、社会刺激水平等与情绪之间的内部联系和相互影响。例如,患者可能会发现当睡眠不规则或每昼夜不足 8 小时睡眠,就会出现轻躁狂症状等。针对这个现象,可以帮助患者制订各种相关的应对策略,包括药物、睡前洗个热水澡,或其他能保证每夜 8 小时睡眠的措施。

在治疗的后期,帮助患者学习调节日常生活规律,作息节律、并寻求这些因素之间的最佳平衡。有时某些生活事件可能会打破已建立的规律,因此需要患者学会防患于未然,设想可能的变化和如何应对。例如,1 例长期有规律倒班工作的工人,领导临时要求其连续加班,则可能会打破他原来的作息习惯;那么,他可以和治疗医师一起研究对策,预先演习,包括对领导的要求做出礼貌地回应、说明情况,或要求减少额外的工作时间等。

参考文献

1.田金洲.中国痴呆诊疗指南(2017年版).北京:人民卫生出版社,2018.

2.张美增,李鑫,刘涛.老年神经病学.北京:科学技术文献出版社,2017.

3.王丽芹,张俊红,谢金凤.老年专科护士临床实用手册.北京:科学出版社,2020.

4.刘智胜.儿童抽动障碍(第2版).北京:人民卫生出版社,2015.

5.陈生弟,高成阁.神经与精神疾病.北京:人民卫生出版社,2015.

6.侯泉.神经系统疾病与精神疾病.北京:中国医药科技出版社,2019.

7.赵芳,何金爱,陈炜.精神疾病护理安全防范.北京:科学出版社,2018.

8.梁龙腾.常见精神疾病的诊疗与护理.上海:上海交通大学出版社,2015.

9.姚贵忠,孙路路.实用临床药物治疗学·精神疾病和物质滥用.北京:人民卫生出版社,2020.

10.戴尊孝,杨旭,行养玲.精神疾病司法鉴定.西安:陕西科学技术出版社,2019.

11.邓云龙,赵敏.精神疾病专辑.北京:人民卫生出版社,2014.

12.郝伟,陆林.精神病学(第8版).北京:人民卫生出版社,2018.

13.陆林.沈渔邨精神病学(第6版).北京:人民卫生出版社,2018.

14.马存根,朱金富.医学心理学与精神病学(第4版).北京:人民卫生出版社,2019.

15.乔明琦.中医情志学.北京:中国中医药出版社,2020.

16.张玉梅,宋鲁平主编.认知障碍新理论新进展.北京:科学技术文献出版社,2020.

17.张雪娟.失眠症中医治疗与心理治疗.北京:科学技术文献出版社,2020.

18.肖然.中医心理学.北京:世界图书出版社,2020.

19.王丽娜.儿童精神卫生.杭州:浙江大学出版社,2020.

20.徐学兵.现代精神疾病与心理障碍.北京:科学技术文献出版社,2020.

21.郑英君,宁玉萍.精神分裂症的疾病管理与康复技术.北京:人民卫生出版社,2019.

22.徐华春.青少年抑郁易感人格研究.北京:科学出版社,2020.

23.彭洪兴,刘陈,赵亮.精神科常用药物手册.北京:中国医药科技出版社,2020.

24.成蓓,曾尔亢.老年病学(第3版).北京:科学出版社,2019.

25.雷秀雅,丁新华,田浩.心理咨询与治疗(第2版).北京:清华大学出版社,2017.

26.张亚林,曹玉萍.心理咨询与心理治疗技术操作规范.北京:科学出版社,2019.

27.曹玉萍.心理咨询与治疗:临床研究与分析.北京:人民卫生出版社,2020.

28.赵虎,蔡伟雄.法医精神病司法鉴定理论与实践.北京:人民卫生出版社,2015.

29.唐宏宇,方贻儒.精神病学(第2版).北京:人民卫生出版社,2020.

30.肖然.中医心理治疗.北京:世界图书出版社,2020.